AF403492

CONFÉRENCES DE THÉRAPEUTIQUE DE L'HOPITAL COCHIN
1887-1888

L'HYGIÈNE PROPHYLACTIQUE

MICROBES, PTOMAÏNES, DÉSINFECTION
ISOLEMENT, VACCINATIONS ET LÉGISLATION

PAR

LE DOCTEUR DUJARDIN-BEAUMETZ
Membre de l'Académie de médecine
et du Conseil d'hygiène et de salubrité de la Seine
médecin de l'hôpital Cochin.

AVEC FIGURES DANS LE TEXTE
ET UNE PLANCHE CHROMOLITHOGRAPHIÉE

PARIS
OCTAVE DOIN, ÉDITEUR
8, PLACE DE L'ODÉON, 8

1889
Tous droits réservés.

L'HYGIÈNE PROPHYLACTIQUE

PARIS. — TYPOGRAPHIE A. HENNUYER, RUE DARCET, 7.

L'HYGIÈNE PROPHYLACTIQUE

MICROBES, PTOMAINES, DÉSINFECTION
ISOLEMENT, VACCINATIONS ET LÉGISLATION

PAR

LE DOCTEUR DUJARDIN-BEAUMETZ

Membre de l'Académie de médecine
et du Conseil d'hygiène et de salubrité de la Seine
médecin de l'hôpital Cochin.

AVEC FIGURES DANS LE TEXTE
ET UNE PLANCHE CHROMOLITHOGRAPHIÉE

PARIS

OCTAVE DOIN, ÉDITEUR
8, PLACE DE L'ODÉON, 8

1889
Tous droits réservés.

PRÉFACE

Sous ce titre d'*Hygiène prophylactique*, je publie aujourd'hui les conférences que j'ai faites à l'hôpital Cochin pendant l'année 1887-1888.

Les années précédentes, j'avais déjà consacré mes leçons à l'étude de l'hygiène alimentaire, puis à celle de l'hygiène thérapeutique proprement dite, c'est-à-dire de la massothérapie, de l'hydrothérapie, de la kinésithérapie, de l'aérothérapie et de la climathérapie. Ces conférences sur l'hygiène prophylactique complètent donc tout ce qui a trait à l'étude des agents hygiéniques dont le médecin peut disposer pour combattre les maladies ou en empêcher la propagation.

Dans ces conférences, je me suis efforcé de montrer les voies nouvelles que la prophylaxie est appelée à suivre, voies qui lui ont été ouvertes par la microbiologie d'une part et par la découverte des alcaloïdes organiques de l'autre.

Depuis vingt ans, les recherches de Pasteur, si elles ont profondément modifié nos connaissances médicales, nous ont permis de donner à l'hygiène prophylactique les bases scientifiques qui lui manquaient. La théorie du germe, opposée à la théorie aujourd'hui abandonnée de la génération spontanée, a permis de repousser la spontanéité dans les maladies infectieuses et a montré par cela même que nous pouvions nous opposer au développement de ces affections.

Par la découverte des leucomaïnes, ces alcaloïdes que

l'économie fournit incessamment, Armand Gautier a bien mis en lumière l'utilité d'éliminer au dehors ces toxines, et Bouchard et ses élèves nous ont donné la preuve expérimentale de ces intoxications et le moyen d'y remédier.

Enfin, la découverte des poisons sécrétés par les microbes a permis d'établir un troisième groupe de maladies contre lesquelles l'hygiène prophylactique peut lutter, ce sont les toxi-infections, comme je les ai appelées, infections par les microbes qui les produisent, intoxications par les toxines que ces microbes sécrètent.

Dans cette grande question de la prophylaxie, les pouvoirs publics doivent marcher d'accord avec l'hygiéniste, et si c'est le médecin qui doit dicter ces mesures hygiéniques, elles doivent être exécutées et ordonnées soit par l'Etat, soit par les communes. La législation joue donc un rôle considérable en pareil cas. Aussi, ai-je terminé ces leçons par une conférence sur la législation de l'hygiène prophylactique, et je tiens ici à remercier M. le docteur A.-J. Martin qui a bien voulu se charger de ce soin; il a montré avec une lucidité parfaite quelles sont nos lois de police sanitaire et combien sont nombreuses les revisions qu'elles doivent subir.

J'espère que l'accueil si bienveillant qu'ont reçu mes précédentes leçons sera réservé à ces conférences d'hygiène prophylactique et que le médecin trouvera dans les développements dans lesquels je suis entré des enseignements utiles.

Dujardin-Beaumetz.

Mai 1889.

SOMMAIRE DES CONFÉRENCES

HYGIÈNE PROPHYLACTIQUE

PREMIÈRE CONFÉRENCE

CONSIDÉRATIONS GÉNÉRALES SUR LA DOCTRINE MICROBIENNE

MESSIEURS,

L'année dernière, j'ai consacré mes leçons à l'hygiène thérapeutique (1) proprement dite, dont j'avais exposé une partie déjà l'année précédente en parlant de l'hygiène alimentaire (2). Je veux aujourd'hui compléter ce sujet en consacrant ces conférences à l'hygiène prophylactique. Nous aurons ainsi successivement passé en revue, dans ces trois années, toutes les ressources que l'hygiène peut fournir à la thérapeutique pour la cure et la préservation des maladies.

La prophylaxie est entrée dans une voie scientifique nouvelle, basée tout entière sur les deux grandes découvertes suivantes : d'une part, sur la découverte des micro-organismes pathogènes, de l'autre, sur la production incessante faite par l'économie d'alcaloïdes toxiques, ptomaïnes ou leucomaïnes. Aussi, pour que vous puissiez bien saisir les développements dans lesquels j'entrerai dans la suite de ces conférences, je me propose d'étudier d'une manière générale ces microbes pathogènes et ces alcaloïdes toxiques, puis une fois ces données acquises, nous verrons comment nous devons aujourd'hui comprendre les mots *infection* et *intoxication*, et je m'efforcerai d'établir que si l'infection est le résultat des microbes pathogènes, l'intoxication résulte,

---

(1) Dujardin-Beaumetz, *Hygiène thérapeutique (gymnastique, massage, hydrothérapie, aérothérapie, climatothérapie)*, Paris, 1888.

(2) Dujardin-Beaumetz, *Hygiène alimentaire (aliments, alimentation, régime alimentaire dans les maladies)*, 2ᵉ édition, Paris, 1888.

au contraire, de la présence en trop grande quantité de ces pto-maïnes et leucomaïnes.

Mais avant d'aller plus loin, il me paraît nécessaire de jeter un coup d'œil d'ensemble sur les progrès imprimés à la thérapeutique et à l'hygiène par les découvertes de Pasteur, et je consacrerai cette première conférence à des considérations générales sur la doctrine microbienne.

De toutes les découvertes déjà si importantes de notre illustre compatriote, il n'en est pas de plus utiles que celles qui trouvent leur application dans le domaine hygiénique et médical, et, par le seul fait de ces découvertes, Pasteur doit être considéré comme l'un des hommes qui ont le plus fait pour l'humanité et dont le nom doit être placé bien au-dessus de celui de Jenner ; car, comme on l'a fort bien dit, si celui-ci a fait une rencontre de génie, Pasteur, par l'ensemble de ses découvertes, a trouvé une méthode de génie.

De la santé et de la maladie.

On a défini de façons bien différentes la santé et la maladie, et ces définitions reflètent les opinions dominantes des diverses écoles médicales qui les ont données. Spiritualistes et dynamiques avec les vitalistes, ces définitions sont devenues iatro-chimiques, solidistes avec les organiciens et organo-vitalistes avec les éclectiques. Je ne veux pas ajouter une définition nouvelle à celles qui ont été déjà données, mais pour que vous saisissiez bien le rôle que jouent les micro-organismes pathogènes dans l'économie, il me paraît nécessaire de vous montrer comment nous pouvons comprendre, de nos jours, l'état de santé.

Les immortels travaux de Bichat avaient déjà porté un coup sensible aux adeptes de la doctrine barthézienne, qui voulait que la maladie fût une affection du principe vital. Mais ce fut surtout le perfectionnement apporté aux études histologiques qui modifia le plus profondément cette doctrine éminemment vitaliste. L'histologie montra que nous pouvons ramener la constitution vivante de nos tissus à une seule unité, la cellule ; cette cellule qui a sa vie propre, son mode d'alimentation spécial, ses produits d'excrétion, nous la retrouvons dans les organismes rudimentaires comme dans les êtres les plus perfectionnés.

De la doctrine cellulaire.

Ces unités vivantes, selon l'heureuse comparaison que Duclaux en a donnée dans son beau livre sur *le Microbe et la Maladie*, constituent par leur agglomération un véritable empire, réunion de cités plus ou moins florissantes, ayant chacune leur vie propre, mais exigeant pour leur existence des conditions spéciales. Cellules policées, elles réclament une nourriture particulière qui doit leur être apportée d'une façon suffisante par les nombreux vaisseaux qui relient ces cités entre elles, comparables à nos routes et à nos canaux. Il faut aussi que le produit excrémentitiel de chacune d'elles trouve une issue rapide et qu'un système d'égout, permettez-moi l'expression, conduise au dehors leurs excrétions journalières. Il faut enfin qu'elles puissent communiquer les unes avec les autres et qu'elles obéissent au pouvoir central qui les dirige; ce rôle est dévolu au système nerveux dont les branches représenteraient, dans la comparaison que je viens de vous faire, les fils télégraphiques d'un réseau admirablement organisé.

La santé résulte du bon fonctionnement de chacune de ces cités, de l'harmonie des concours que chacune y apporte, et de l'appui réciproque qu'elles se prêtent l'une à l'autre. Examinons maintenant quelles sont les circonstances qui viennent rompre cette harmonie. D'abord, c'est l'âge même de ces cellules, et cet empire, si florissant au début de la vie et à l'âge adulte, verra ses forces s'amoindrir à mesure que les années s'avanceront; puis les périodes de déclin et de décrépitude se feront sentir, la mort surviendra et, de cet empire puissant, il ne restera plus que les parties minérales, vestiges de la grandeur du passé, comparables à ces monuments que l'explorateur découvre par des fouilles persévérantes et qui indiquent, par leur présence, qu'une grande cité ou qu'un grand peuple a existé sur ce sol aujourd'hui désert.

Dans d'autres circonstances, c'est la nourriture nécessaire à la vie de chacune de ces cellules qui ne lui parviendra pas en quantité suffisante; la route destinée à les faire arriver s'oblitérant, la cité succombera.

Ou bien ce seront les voies d'excrétion qui seront bouchées, et, de même que nous voyons nos grandes villes infestées par le mauvais fonctionnement de leurs égouts, de même l'économie sera empoisonnée plus ou moins rapidement par cette rétention des produits excrémentitiels.

Enfin, il peut arriver que certaines cités rompront le pacte qui les unit entre elles; elles voudront vivre d'une vie indépendante; leurs cellules prendront un développement anormal et, n'obéissant plus au pouvoir central, elles constitueront une cause d'affaiblissement et de mort pour l'organisme tout entier ; c'est ce qui arrive pour les tumeurs de nature maligne.

Des microbes pathogènes.

Cet empire, si bien organisé, a sur ses frontières de nombreux ennemis qui l'attaquent incessamment. Ces ennemis, ce sont les barbares qui ne connaissent qu'une loi, la loi de la multiplication ; ils ont une existence individuelle, vivant d'ailleurs de peu, de rien pour ainsi dire, ce sont les microbes pathogènes.

Que la moindre fissure se fasse à l'extérieur, ces microbes pénétreront dans l'économie, et il leur suffira de quelques heures, dans certains cas, pour détruire à jamais cet organisme si résistant. Mais il n'en est pas toujours ainsi, et par bonheur, grâce à la bonne organisation de l'économie tout entière, grâce à la surveillance si active qu'elle exerce sur toutes ses frontières, l'invasion ne pourra se produire, ou si elle se fait, les premiers occupants seront rapidement expulsés au dehors ou détruits.

Dans certaines circonstances, la résistance fléchira sur quelques points et nous verrons alors les micro-organismes occuper, soit à titre permanent ou passager, soit à titre définitif, certains points du territoire. Ainsi cantonnés, les micro-organismes tendront à faire des excursions nouvelles sur le pays ennemi, mais si les mesures sont bien prises, si les nouvelles frontières sont bien gardées, l'infection restera toute locale, et même l'organisme, ayant pris de nouvelles forces et ayant rassemblé de nouveaux éléments de combat, pourra chasser hors de son territoire les barbares qui l'occupent. C'est ce qui arrive pour bien des affections, pour la tuberculose, par exemple, que nous voyons rester pendant des années, pendant toute la vie, localisée en un point du corps et pouvant même guérir sans que pour cela les bacilles aient envahi l'économie tout entière.

Dans d'autres circonstances, la multiplication incessante des micro-organismes, qui a été une des causes de la victoire qu'ils ont remportée sur l'organisme qu'ils attaquent, est aussi une cause de leur déchéance. Au début, ils trouvaient dans le pays conquis une nourriture abondante ; mais leur nombre toujours croissant diminue rapidement cette prospérité passagère ; la misère et la mort les frappent bientôt à leur tour, et si l'économie a encore quelques cités non compromises, nous verrons l'empire renaître de ses cendres et, après avoir passé par des phases diverses, reprendre l'activité et la splendeur des temps de prospérité. C'est ce qui arrive dans les cas de maladies où la guérison survient après un temps plus ou moins long.

Enfin, quelquefois pour combattre l'ennemi envahisseur, l'économie peut lever, pour ainsi dire, des troupes spéciales et faire, comme l'a dit très spirituellement notre collègue Legroux, une *mobilisation cellulaire,* composée d'unités connaissant la tactique de l'ennemi envahisseur et qui, habituées par des attaques antérieures au mal qui veut les frapper, résistent à l'invasion et la rejettent hors des frontières. Metschnikoff a donné à ces troupes spéciales le nom de *phagocytes,* et vous verrez le rôle important qu'on leur a fait jouer dans l'immunité que confèrent soit des vaccinations antérieures, soit des atteintes antérieures de certaines maladies infectieuses ou virulentes.

D'autres fois, l'économie peut appeler à son aide des micro-organismes qui viendront combattre l'ennemi envahisseur. C'est ce que l'on a décrit sous le nom de bactériothérapie. Cantani, Emmerich, et plus récemment Paulowski, ont montré sur quelle base pouvait être établie cette nouvelle thérapie.

Dans cette lutte que soutient chaque jour et à chaque instant l'économie contre l'élément envahisseur, la thérapeutique et l'hygiène peuvent-elles intervenir et aider l'organisme à se débarrasser de ces éléments divers qui concourent à sa perte? Assurément oui, et j'espère vous montrer par la suite de ces leçons, combien peut être active et profitable notre intervention, et cela sous des formes bien diverses.

Mais avant d'aller plus loin, il me paraît nécessaire, dans cette nouvelle stratégie, de bien connaître l'ennemi auquel on va s'attaquer, et c'est ce que je me propose de faire dans la seconde partie de cette leçon, en vous résumant aussi brièvement que possible ce que nous savons sur l'histoire et la physiologie, ou plutôt la biologie de ces micro-organismes.

Un physicien anglais qui vivait au dix-septième siècle, Robert Boyle, qui fut, on peut le dire, un des précurseurs de la méthode expérimentale et positive et qui voulut soumettre tous les phénomènes du monde physique à ses investigations et à ses expériences, a écrit ces mots :

« Celui qui pourra sonder jusqu'au fond la nature des ferments et des fermentations sera sans doute beaucoup plus capable qu'un autre de donner une juste explication des divers phénomènes morbides, aussi bien des fièvres que des autres affections. Ces phénomènes ne seront peut-être jamais bien compris sans une connaissance approfondie de la théorie des fermentations. »

Ces paroles mémorables trouvent leur entière confirmation dans l'histoire de la découverte des micro-organismes. Après ses beaux travaux sur les acides tartrique et paratartrique, Pasteur, à l'âge de trente-deux ans, était nommé doyen de la Faculté des sciences de Lille. Dans ce pays où la production des alcools joue un rôle industriel si important, Pasteur pensa intéresser son auditoire en faisant des fermentations l'objet de son cours.

Des ferments et des fermentations. La théorie de Liebig était alors triomphante et cette théorie était admise sans conteste et sans discussion. Pour Liebig et son école, le ferment était une substance albuminoïde plus ou moins altérée qui agissait par contact sur les substances liquides ou solides et permettait leur fermentation. Ces substances jouissaient d'une force spéciale dite force catalytique ou de présence qui leur permettait d'agir sans perdre de leur activité.

Cagniart de Latour avait bien constaté que la levure de bière était constituée par un organisme se multipliant par bourgeonnement et il s'était demandé, sans résoudre toutefois la question, si cette végétation n'était pas en rapport avec la fermentation. Liebig, tout en reconnaissant l'existence de ces organismes, montra que s'ils jouaient un rôle dans cette fermentation, c'était les portions qui avaient cessé de vivre auxquelles pouvaient être attribuées ces propriétés, comme à toute substance albuminoïde en voie de décomposition.

Pasteur résout le problème et montre que la fermentation est en rapport direct avec le développement de ces organismes et qu'il suffit d'empêcher leur reproduction pour s'opposer à la fermentation. Il multiplie de toutes façons ses preuves démonstratives, et pour saper la théorie de Liebig par sa base, il détermine la fermentation dans un milieu minéral où les substances albuminoïdes font absolument défaut.

Puis il approfondit ce problème et en montre toute l'étendue en découvrant que chaque fermentation a son organisme spécial. C'est ainsi qu'il découvre la fermentation acétique, le ferment de l'acide lactique, puis celui de l'acide butyrique, découvertes qui devaient en entraîner d'autres encore plus importantes. Le ferment butyrique, le *bacillus amylobacter*, montre en effet à Pasteur que certains de ces organismes peuvent vivre sans air et constituent une exception à cette loi que l'on croyait générale que tout être vivant a besoin d'oxygène, et cela lui permet d'établir cette distinction si importante des microbes aérobies ou vivant dans l'air et des microbes anaérobies ou vivant sans air.

La fermentation lactique et la fermentation butyrique sont produites par des organismes ayant une apparence différente de ceux de la fermentation alcoolique ; ils constituent des bâtonnets auxquels on a donné le nom de bacilles et de bactéries : de *bacillus lacticus*, pour le ferment lactique et de *bacillus amylobacter* pour le ferment butyrique. C'est l'analogie existant entre ces micro-organismes de la fermentation lactique et butyrique avec ceux qu'avait découverts Davaine dans le sang charbonneux qui conduisit Pasteur à passer du domaine des fermentations à celui des maladies.

Ces micro-organismes, causes des fermentations, dont Pasteur étudia la culture et le mode de développement, de manière à régulariser les fermentations et à repousser de ces milieux de culture les autres organismes causes de fermentations vicieuses, vivent au même titre que les grands végétaux et de même, par exemple, que la betterave tire de sa racine les éléments qui serviront au développement de ses feuilles et de ses tiges, de même ces micro-organismes vivent en soustrayant aux liquides, avec lesquels ils sont en contact, certains éléments propres à leur existence et qui transforment ainsi le sucre en alcool, l'alcool en vinaigre, l'urée en ammoniaque, etc., etc.

Deux découvertes importantes firent suite à ces premières recherches : ce fut d'une part la démonstration de l'identité de la putréfaction et de la fermentation, et d'autre part la solution de cette grande question des générations spontanées. Ces micro-organismes facteurs de la fermentation sont aussi ceux de la putréfaction.

De la putréfaction.

Lorsque la vie a cessé dans les organismes vivants, elle fait place à une autre vie ; le corps est envahi par des microbes aérobies et anaérobies qui donnent lieu à des générations successives amenant peu à peu la combustion de tout l'organisme et, comme l'a dit, il y a bien des années, Hameau :

> Partout la vie est dans la vie
> Et partout la vie dévore la vie.

De toute cette organisation, il ne reste plus que des spores ou des germes, des micro-organismes qui ont amené cette destruction et cette putréfaction, germes et spores qui resteront à l'état latent, jusqu'à ce qu'ils trouvent un nouveau terrain favorable à leur œuvre de destruction et de combustion. Comme le dit fort bien l'auteur du beau livre de l'*Histoire d'un savant, racontée par un ignorant*, que je voudrais voir entre toutes les mains, ces micro-organismes sont les maîtres du monde et si par la pensée on les supprimait, la surface du globe encombrée de matières organiques deviendrait inhabitable.

La question des générations spontanées fut résolue avec la même rigueur scientifique qui avait été appliquée à la question des fermentations. Les idées les plus étranges régnaient sur la génération spontanée et l'on n'était pas loin d'adopter l'idée de Van Helmont qui avait donné des formules pour la production spontanée des souris. « Prenez, disait le célèbre professeur de Louvain, une chemise sale, placez dans cette chemise des grains de blé, mettez le tout à la chaleur et au bout d'un certain temps il y aura transmutation du blé en souris. » Si pour les êtres élevés ces idées avaient été reconnues fausses, il n'en était plus de même des organismes inférieurs, et malgré les expériences si intéressantes faites en 1668 par un des médecins du grand-duc de Toscane, Francesco Redi, qui montra que les vers qui paraissent se développer dans la viande en putréfaction provenaient en réalité des larves que les mouches y déposaient, on était cependant prêt à admettre cette génération spontanée.

Pouchet, alors directeur du Muséum d'histoire naturelle de Rouen, publiait en 1859 un livre sur l'*Hétérogénie*, qui était un plaidoyer éloquent sur la génération spontanée, plaidoyer qu'il appuyait sur des expériences qu'il croyait irréfutables. Dans ces recherches, la théorie avait devancé les démonstrations expérimentales, car dans la préface l'auteur s'exprime ainsi : « Lorsque par la méditation il fut évident pour moi que la génération spontanée était encore un des moyens qu'emploie la nature pour la reproduction des êtres, je m'appliquai à découvrir par quels procédés on pouvait parvenir à en mettre les phénomènes en évidence. » Voici l'expérience fondamentale de Pouchet :

Dans une cloche, placée sur une cuve à mercure, il introduisait de l'oxygène, puis de l'azote de manière à constituer un air artificiel, puis il prenait du foin qu'il avait soin de placer dans une étuve de 100 degrés et même 200 degrés et l'introduisait dans la cloche à travers le mercure, et au bout d'un certain temps on voyait se développer des micro-organismes en grand nombre sur ce foin. Qu'objecter à une pareille expérience?

Pasteur montra par quel point péchait cette expérience soi-disant irréfutable et fit voir que c'était le mercure qui renfermait les germes des organismes, causes de cette génération spontanée et que c'était en traversant ce mercure que le foin entraînait ces germes. Il varia d'abord à l'infini ses expériences, répondant à chaque séance de l'Académie des sciences aux objections qui lui étaient opposées, et triompha à ce point de ses adversaires, qu'aujourd'hui le fait est admis sans conteste, il n'existe pas de génération spontanée.

Cette théorie des germes que Tyndall, de son côté, en Angleterre, appuyait de ses ingénieuses expériences à l'aide des pinceaux lumineux traversant des espaces clos, avait une importance capitale, car elle ne détruisait pas seulement une erreur dans le domaine des sciences naturelles, mais une doctrine médicale s'écroulait sous l'influence de ce fait, la doctrine de la spontanéité. *De la théorie des germes.*

Le moment était proche où Pasteur devait passer, comme l'avait prévu Boyle, du domaine des fermentations dans celui de la pathologie. Déjà, la théorie des germes qu'il venait d'appuyer de ses célèbres expériences avait été un trait de lumière pour la chirurgie ; le dernier assaut que livraient les hétérogénistes ayant à leur tête Pouchet en France, Bastien en Angleterre, venait d'être repoussé et l'on vit alors les pansements ouatés appliqués par notre maître Alph. Guérin et surtout les beaux travaux de Lister s'appuyer entièrement sur ces nouvelles doctrines, et alors commença cette révolution qui devait transformer la chirurgie moderne et lui faire obtenir des succès qu'elle n'eût jamais osé espérer autrefois.

Ce fut le charbon qui servit d'intermédiaire entre l'étude des fermentations et celle des maladies, et ce lien fut dû à une découverte que firent Davaine et Rayer. Davaine écrivait ces mots dans une communication faite à la *Société de biologie* en 1850 : *Des micro-organismes pathogènes.*

« On trouve, dit-il, dans le sang des animaux qui meurent du charbon, de petits corps filiformes ayant environ le double en longueur des globules sanguins. »

La similitude entre ces petits corps filiformes et ceux que

Pasteur avait découverts, de 1857 à 1860, comme les agents de la fermentation lactique et butyrique, amena Davaine à étudier de nouveau cette question en 1863, et il se demanda alors si ces petits corps ne joueraient pas le même rôle que ces ferments et si leur développement ne serait pas la cause de la mort de l'animal. La démonstration fut pour lui évidente, et il s'efforça de démontrer que la bactérie était la cause essentielle de la maladie.

Pasteur appliqua alors à cet organisme, si analogue aux ferments lactique et butyrique, les procédés de culture qu'il avait mis en usage pour l'étude de ces ferments, et, grâce à cette méthode, il démontra d'une façon irréfutable le rôle de cette bactérie, cause essentielle de la maladie, et non seulement il signala le mécanisme de la mort déterminée par cette bactérie, mais encore les voies de contagion du charbon. Toutes ces communications, qui furent faites à partir de 1877, eurent pour collaborateurs les aides dévoués que Pasteur avait appelés autour de lui : Joubert, Chamberland et Roux. Ces aides lui étaient nécessaires, depuis l'attaque d'apoplexie qui l'avait atteint en 1868.

Les découvertes à partir de ce moment se succédèrent rapidement. Pasteur, après avoir démontré l'existence de la bactérie charbonneuse, découvre ensuite le microbe de la septicémie, puis celui d'une maladie qui décimait les poulaillers et qu'on décrivait sous le nom de *choléra des poules*. Cette dernière découverte devait en entraîner une beaucoup plus importante, celle des virus atténués.

Signalé par un vétérinaire de la haute Alsace, Moritz, en 1878 par Péroncito, reconnu par Toussaint en 1879, le micro-organisme du choléra des poules fut cultivé par Pasteur à l'aide du bouillon de muscles de poule. Grâce à ces cultures, qui permettaient à Pasteur d'isoler, pour ainsi dire, le germe de la maladie des autres micro-organismes, Pasteur montra que lorsque ces cultures étaient anciennes, au lieu de provoquer la mort de l'animal, elles lui donnaient une affection passagère, mais que ces poules, ainsi inoculées, étaient préservées, par cela même des atteintes du mal et résistaient à des inoculations faites avec un liquide très virulent.

Des
virus atténués.

Ainsi donc Pasteur était arrivé, suivant l'heureuse expression de Bouley, à domestiquer ces micro-organismes, et, grâce à cette découverte, le micro-organisme, agent virulent de la maladie, devenait cultivable et au gré de l'expérimentateur il en augmentait ou en diminuait la virulence. C'était, on peut le dire, la plus grande découverte de ce siècle, celle des virus atténués, et ce fut au milieu des applaudissements des médecins du monde entier, réunis à Londres au Congrès international de 1881, que Pasteur prononça ces paroles :

« J'ai prêté à l'expression de vaccination une extension que la science, je l'espère, consacrera comme un hommage aux immenses services rendus par un des plus grands hommes de l'Angleterre, Jenner. »

Puis, Pasteur appliqua cette même donnée au traitement du charbon, et ce fut le 5 mai 1881 qu'eut lieu à 3 kilomètres de Melun, à Pouilly le Fort, la célèbre expérience qui montra que, désormais, grâce au virus atténué, l'art vétérinaire était en possession d'une méthode préservant les animaux du terrible fléau qui chaque année s'abattait sur eux. La doctrine des virus atténués était désormais un fait acquis et elle devait aussi, quelques années plus tard, servir de base aux inoculations anti-rabiques.

Chacun des chaînons de cette chaîne qui commence à la fermentation pour se terminer à l'application des virus atténués, constitue un progrès incontestable, indiscutable, et c'est avec le sentiment d'un juste patriotisme que je tenais à vous montrer l'admirable ensemble de toutes ses découvertes. Avant de terminer, il nous faut jeter un coup d'œil général sur ces micro-organismes, qui jouent un rôle si important dans la pathologie, et que le docteur Dubief, dans ses leçons successives, vous fera connaître d'une manière précise et approfondie.

Ces migro-organismes, ces barbares, comme nous les avons appelés, qui assiègent de toutes parts notre organisme, se présentent sous des formes différentes, aujourd'hui bien connues, et dont l'histoire naturelle est faite d'une manière complète ; ce sont tantôt des petits corps sphériques auxquels on donne le nom de *micrococcus*, ou des corps plus allongés, que l'on décrit sous le nom de *bactéries*, de *bacilles* ou de *spirilles*, si leur volume est encore plus considérable. D'ailleurs, la morphologie de ces micro-organismes n'a qu'une importance secondaire dans la question qui nous occupe. Les récentes expériences de Charrin sur un microbe qu'on trouve dans le pus coloré, le microbe de la pyocyanine, montrent qu'en modifiant le bouillon de culture, non seulement on modifie la sécrétion de la matière colorante par ce microbe, mais encore sa forme, et selon le liquide ajouté à ce bouillon de culture, on voit la forme ainsi varier : tandis qu'avec l'acide borique, on obtient des filaments droits allongés, avec d'autres substances, ce sont des spirilles ou des bacilles en croissant, ou en virgule et même des bâtonnets très courts, voire des micrococcus. Cette expérience si intéressante montre le polymorphisme accusé de ces microbes.

Reproduction des micro-organismes.

Ces micrococcus, ces bactéries, ces bacilles se développent avec une extrême rapidité, et, pour vous donner une idée de ce développement fantastique, je vous citerai ici le passage emprunté au livre de Duclaux, qui invoque des expériences de Cohn :

Certaines bactéries, en se segmentant, produiraient, en trois jours, pour un seul individu, 4 772 billions d'êtres. Au bout de vingt-quatre heures, la progéniture d'une bactérie ne pèscrait qu'un cinquantième de milligramme ; mais, au bout de trois jours, elle pèscrait 7 500 tonnes, c'est-à-dire remplirait à elle seule un de ces immenses transatlantiques qui font l'orgueil de notre navigation.

Cette génération des micro-organismes se fait de différentes façons : tantôt c'est par scissiparité ; les bâtonnets se divisent ou se séparent en deux ou plusieurs anneaux, et c'est même cette génération par scissiparité qui a fait donner par les botanistes le nom de *schizomycètes* ou de *schizophytes* à tous ces champignons, du mot grec σχίζειν, fendre. On donne aussi à ces schizomycètes, dont chacune des parties, en se détachant, devient le point de départ d'une colonie nouvelle, le nom d'*arthrosporées*. Tantôt c'est par sporulation, et l'on voit alors se développer dans l'intérieur du bacille des spores, qui se trouveront mises en liberté lorsque la paroi de la bactérie aura disparu ; ce sont les schizomycètes *endosporées*. Puis ces spores, si elles trouvent un milieu favorable à leur développement, donneront naissance à des bactéries nouvelles. Ce sont ces spores ou germes qui résistent le plus à nos moyens de destruction les plus énergiques.

Biologie des micro-organismes.

Chacun de ces micro-organismes, comme toute cellule vivante, a besoin pour vivre de conditions spéciales, et il faut, pour qu'il se développe, qu'il trouve un milieu de culture favorable, milieu variant suivant le microbe observé, et il suffira ou d'abaisser ou d'élever la température de ce milieu pour voir s'arrêter ou se développer ces micro-organismes, et je ne connais pas de meilleur exemple à vous citer à cet égard que les curieuses expériences de Pasteur sur la bactérie charbonneuse. Pour le développement de cette bactérie, il faut une température moyenne; si elle est trop élevée, la bactérie succombe ; c'est ce qui explique que les gallinacées, dont la chaleur animale est supérieure à celle du mouton, sont rebelles au charbon. Ainsi, prenez une poule, inoculez-lui des bactéries charbonneuses, elle résistera à cette inoculation ; mais, pour la voir succomber, il vous suffira de la placer dans un milieu réfrigérant, dans l'eau froide, par exemple.

Ce qui montre combien le terrain de culture peut être modifié par des conditions bien faibles, ce sont les expériences de Raulin. Raulin opérait sur ces moisissures, qui se développent si facilement dans les milieux acides, les tranches de citron, par exemple, mycodermes spéciaux, auxquels on a donné le nom d'*Aspergilus niger*. Il créa un milieu de culture essentiellement minéral, renfermant des substances nombreuses, à l'ensemble desquelles on a donné le nom de *liquide de Raulin*, et dont voici d'ailleurs la composition :

Eau............................	1500ᵍ,00
Sucre candi.....................	70 ,00
Acide tartrique.................	4 ,00
Nitrate d'ammoniaque...........	4 ,00
Phosphate d'ammoniaque........	0 ,60
Carbonate de potasse............	0 ,60
Carbonate de magnésie..........	0 ,40
Sulfate d'ammoniaque...........	0 ,25
Sulfate de zinc..................	0 ,07
Sulfate de fer..................	0 ,07
Silicate de potasse.........	0 ,07

Il suffit dans ce milieu de modifier l'un des éléments pour qu'immédiatement la production de l'*Aspergilus niger* s'affaiblisse et disparaisse. Ainsi, la suppression de la potasse fait tomber la production de 1/25, celle du zinc de 1/10. Mais il y a plus ; lorsqu'on ajoute à ce mélange d'autres substances comme du nitrate d'argent et dans la proportion incroyable de 1/1 600 000, la production cesse immédiatement. Mais ce qui est encore plus étonnant, c'est que là où la chimie se montre impuissante à trouver des traces de ce métal, le liquide néanmoins devient impropre à la culture par le seul fait d'être en contact avec un vase d'argent.

Si l'on considérait l'*Aspergilus niger* comme une bactérie pathogène et que l'on se basât sur les chiffres précédents, il suffirait, pour la détruire complètement dans le corps d'un homme pesant 60 kilogrammes, de 60 milligrammes de nitrate d'argent ; et, si cette bactérie ne se développait que dans le sang, la dose de 5 milligrammes serait suffisante.

Ces micro-organismes que nous venons de voir se développer avec une si extrême rapidité soit par bourgeonnement, soit par segmentation, soit par sporulation, fabriquent, comme toute cellule vivante, des produits excrémentitiels plus ou moins toxiques. On attribue à ces *leucomaïnes* une importance capitale, et les adversaires des doctrines microbiennes ont soutenu cette théorie : que le microbe n'est rien, et que la leucomaïne produite par ce microbe joue le rôle prépondérant dans la production des phénomènes morbides. Nous aurons à revenir sur ce point dans l'une de nos prochaines conférences.

Des doctrines microbiennes. Le nombre des microbes pathogènes augmente de jour en jour ; mais il ne suffit pas de découvrir un micro-organisme chez un être malade pour attribuer à ce micro-organisme une action pathogène, il faut pouvoir l'isoler, il faut de plus qu'une culture spéciale permette de le reproduire et de le perpétuer ; il faut enfin qu'inoculé aux animaux ou à l'homme, il reproduise toujours un ensemble symptomatique identique. Vous verrez combien est difficile souvent la réalisation de ces trois conditions.

Quoi qu'il en soit de ces réserves, cette question de microbiologie s'impose aujourd'hui à tous les observateurs ; dans les milieux scientifiques de l'Europe et du monde entier, elle est soumise à l'étude ; les moyens de culture et les procédés scientifiques qui permettent d'observer et d'isoler ces micro-organismes se perfectionnent de jour en jour. Sous l'influence de pareilles études, nos doctrines médicales sont profondément modifiées, et les mots *contagion, épidémicité, virulence, prophylaxie,* ont pris des acceptions nouvelles ; il m'a semblé que le moment était venu de faire profiter à son tour l'hygiène thérapeutique de pareilles recherches.

Grâce au concours de mon chef de laboratoire, M. le docteur Dubief, auquel on doit un manuel si pratique et si utile de microbiologie (1), j'ai pu établir dans mon laboratoire de théra-

---

(1) Dubief, *Manuel de microbiologie.* Paris, 1888.

peutique tous les appareils et instruments nécessaires pour mener à bien de pareilles recherches. Aussi est-ce appuyé d'une part sur les travaux de mes devanciers, et de l'autre sur les travaux que dirige le docteur Dubief, travaux qui passeront sous vos yeux, que je me propose d'étudier, dans les leçons qui vont suivre, cette question si intéressante des doctrines microbiennes appliquées à l'hygiène prophylactique. Mais, avant d'arriver au cœur même de mon sujet, il me faut consacrer quelques leçons à l'étude des microbes pathogènes et des ptomaïnes. C'est ce que je ferai dans mes prochaines conférences.

L'ardeur avec laquelle sont conduites ces nouvelles études microbiennes amène chaque jour la découverte de nouveaux microbes pathogènes ; dans son éloquent discours fait l'année dernière au Congrès médical de Washington, par mon excellent ami le sénateur Semmola, sur la médecine scientifique et la bactériologie, l'éminent professeur de Naples se plaint de cette multiplicité et de cet envahissement de la médecine par la microbiologie, et, au nom de la méthode expérimentale, il repousse ces recherches trop hâtives et trop multipliées. Je ne puis partager ce rigorisme. Oui, l'avenir fera une part entre ces découvertes incessantes de tous les expérimentateurs qui sont entrés dans la voie que Pasteur leur a ouverte. Il acceptera les unes, repoussera les autres ; mais il ne faut pas amoindrir l'ardeur de ces laborieux travailleurs, car le champ qu'ils labourent est si vaste et si fécond que tous y peuvent trouver place.

Quant à moi, ce n'est pas sans un sentiment profond de patriotique admiration que je constate le chemin parcouru depuis dix ans, depuis le moment où, le 30 avril 1877, notre illustre compatriote lisait, à l'Académie des sciences, ses travaux sur la bactérie charbonneuse.

Je précise cette date, parce qu'on a prétendu que ces doctrines microbiennes avaient une origine plus ancienne. C'est là, messieurs, une erreur qu'il faut combattre. Le parasitisme, tel que le comprenaient nos anciennes doctrines médicales, n'a rien de commun avec l'étude des microbes pathogènes, et les réclamations que Raspail faisait au nom de son père doivent être absolument rejetées du domaine scientifique.

La doctrine de Raspail, si l'on peut donner ce nom à cet ensemble d'assertions plus ou moins étranges et incoordonnées sur la causalité des maladies, et où l'on voit les maladies telles que la fièvre typhoïde, la variole, la rougeole, la scarlatine, etc., être déterminées par l'influence des comètes, donne au parasiticisme une acception bien différente, comme vous pouvez en juger par le passage suivant. Le célèbre révolutionnaire attribue aux maladies comme causes : « le parasitisme externe ou interne d'œufs aquatiques, de vers, de larves, de mouches, de chenilles, d'acares, d'insectes parfaits (poux, puces, punaises, coléoptères), enfin d'helminthes ou vers intestinaux, qui prennent l'homme au berceau et ne l'abandonnent souvent qu'à la tombe pour le livrer en pâture à des vers plus âpres qu'eux à la curée »; et il a soin d'ajouter, lui qui d'ailleurs n'était pas médecin, cette phrase aimable à l'adresse des praticiens : « Parmi les parasites les plus nuisibles, il faut compter, ne vous déplaise, le mauvais médecin, le médecin qui déraisonne ; ses piqûres peuvent être et sont souvent mortelles, et il est d'avance excusé (1). » Nous sommes loin, comme vous le voyez, des doctrines microbiennes dont je viens de vous parler.

S'il fallait donner une priorité à cette doctrine des germes vivants des virus, il faudrait l'attribuer à Jean Hameau (de la Teste). Dans un curieux travail sur les virus, publié en 1847 (2) et qui résumait des expériences entreprises depuis 1836, Hameau s'exprime ainsi : « Toute matière hétérogène qui peut s'introduire dans un corps vivant et y rester dans l'inaction, s'y multiplier et ensuite en sortir pour agir de même dans un corps vivant, me paraît avoir un principe de vie. »

Puis, comme à cette époque les données microscopiques étaient dans leur enfance, Hameau compare les virus à l'organisme qui, pour lui, se présente sur le plus petit volume, à l'acare de la gale, et considère la multiplication des virus comme analogue à celle de ces petits êtres. Enfin, il précise sa pensée en disant : « Les virus ont des germes qui les reproduisent. »

Des progrès de la médecine.

C'est une chose banale que d'entendre dire que la médecine ne progresse pas et que, tandis que la chirurgie fait chaque jour des acquisitions nouvelles, la médecine reste en arrière. Répondez à ces détracteurs, j'allais dire à ces ignorants, par des faits ;

---

(1) F.-V. Raspail, *Manuel annuaire de la santé pour* 1881. Paris, 1881, p. 15.

(2) Hameau, *Etude sur les virus* (*Revue médicale*, novembre et décembre 1847, p. 305).

montrez-leur le principe virulent et contagieux des maladies, isolé, cultivé, domestiqué; montrez-leur la vaccine agrandissant, par les virus atténués, le champ de son action préservatrice, protégeant nos bestiaux d'épizooties meurtrières et ramenant à une mortalité pour ainsi dire infime une maladie jusqu'alors réputée incurable, la rage; montrez-leur aussi l'hygiène et la prophylaxie des maladies basées désormais sur des données précises et exactes; montrez-leur, enfin, l'antisepsie s'efforçant de passer du domaine de la chirurgie dans celui de la médecine, et dites-leur que, tous ces progrès, nous les devons à ces nouvelles études. Aussi suis-je prêt à m'écrier, comme le faisait naguère Bouley, dans une de nos enceintes académiques : « Une doctrine nouvelle s'ouvre pour la médecine, et cette doctrine m'apparaît puissante et lumineuse; un grand avenir se prépare; je l'attends avec la confiance d'un croyant et le zèle d'un enthousiaste. »

DEUXIÈME CONFÉRENCE

Messieurs,

Avant d'aller plus loin dans l'étude de l'hygiène prophylactique, il me paraît nécessaire de consacrer deux leçons à l'étude
des microbes pathogènes et des alcalis organiques qui jouent le
rôle le plus important dans les maladies où cette hygiène prophylactique trouve ses plus sérieuses applications.

N'attendez pas de moi une description complète des microbes
pathogènes ; pour accomplir une pareille tâche, il faudrait consacrer à ce sujet non pas une conférence, mais toutes celles que je
me propose de faire devant vous cette année. Je vais simplement
vous exposer, aussi brièvement que possible, quelques données sur
les principaux microbes pathogènes en prenant pour type de ma
description l'un des microbes les plus connus, la bactérie charbonneuse.

Pour ceux qui voudraient compléter leurs connaissances à
ce sujet, je les renverrais aux traités et aux monographies qui
ont été consacrés à cette étude des bactéries et des micro-organismes, ouvrages aujourd'hui si nombreux qu'ils constituent
une véritable bibliothèque, et en particulier, pour ce qui concerne les travaux français, à l'ouvrage si important de Cornil
et Babès (1), à la traduction que le docteur Henrijean (de Liège)
a donnée du travail de Flügge sur les micro-organismes (2) et
enfin au traité si pratique et si utile de mon chef de laboratoire,
le docteur Dubief (3). C'est aidé des préparations et des cultures

____

(1) Cornil et Babès, *les Bactéries*, 2e édition. Paris, 1886.
(2) Flügge, *les Micro-organismes étudiés spécialement au point de vue de
l'étiologie des maladies infectieuses*, traduit par Henrijean. Bruxelles, 1887.
(3) Dubief, *Manuel de microbiologie*. Paris, 1888.

qu'il a faites, préparations et cultures qui passeront sous vos yeux, que j'appuierai les développements dans lesquels je vais entrer.

Comme je vous le disais dans ma précédente leçon, c'est la découverte de la bactéridie charbonneuse qui a permis de créer le groupe des microbes pathogènes, dont l'étude devait modifier d'une façon si profonde nos connaissances sur les maladies infectieuses, et l'histoire de cette découverte est assez intéressante pour que j'y insiste quelque peu dans cette conférence. Je le ferai surtout en me servant des belles leçons que mon ami, le professeur Straus, a faites sur ce sujet (1).

Des maladies charbonneuses. Jusqu'à Chabert, les maladies charbonneuses, qui déciment nos troupeaux et qui atteignent parfois l'homme, constituaient un chaos assez confus, où l'on réunissait dans une même description la septicémie, les maladies gangréneuses et les maladies charbonneuses. L'illustre successeur de Bourgelat à la direction d'Alfort, Chabert, dans son beau traité sur le charbon paru en 1779, établit nettement la distinction entre les maladies gangréneuses et septiques et la maladie charbonneuse (2) ; il décrit à cette dernière trois formes cliniques : la fièvre charbonneuse, le charbon essentiel et le charbon symptomatique.

Les découvertes de la bactériologie ont modifié cette manière de voir : tandis que pour Chabert ces diverses formes n'étaient que des aspects différents d'une seule et même maladie, *le charbon ou anthrax*, la science moderne a disloqué cette conception uniciste en montrant qu'il y avait là encore des maladies différentes. Tandis que la fièvre charbonneuse de Chabert correspond au *sang de rate* causé par le bacille de Davaine, les deux autres formes répondent à une maladie différente causée par un second micro-organisme, maladie qui porte le nom de *charbon symptomatique*.

Du sang de rate. C'est en examinant le sang d'un mouton mort du sang de rate, maladie si fréquemment observée dans nos troupeaux de la Sologne et de la Beauce, que Davaine et Rayer, en 1850, signalèrent la présence de petits corps filiformes n'offrant aucun mouvement spontané et ayant le double en longueur du globule san-

Découverte de la bactérie charbonneuse.

<hr>

(1) Straus, *le Charbon des animaux et de l'homme*. Paris, 1887.

(2) Chabert, *Traité du charbon ou anthrax chez les animaux* (*Journal d'agriculture*, 1779).

guin (1). Ils ne font d'ailleurs jouer aucun rôle à ces petits corps
et se contentent de signaler leur présence.

Cinq ans après, en 1855, Pollender (2), en examinant du sang
charbonneux, retrouve ces petits corps, dont il décrit la forme
et fait un pas de plus dans la question, en montrant qu'ils appartiennent à des espèces végétales. J'ajoute qu'il est certain que
Pollender n'avait aucune connaissance du travail de Davaine et
Rayer, ce qui fait qu'en Allemagne on attribue à Pollender la
découverte de la bactérie charbonneuse, tandis qu'en France,
nous basant sur la date même des publications, nous considé-
rons Davaine et Rayer comme ayant observé les premiers les
bâtonnets caractéristiques du charbon.

Un accident malheureux arrivé à l'Ecole vétérinaire de Dorpat
au chauffeur de l'amphithéàtre de dissection, qui meurt en 1857
à la suite d'une inoculation charbonneuse, permet à Brauell de
pousser un peu plus loin la découverte de Davaine et de Pollender. En inoculant, en effet, le sang de ce chauffeur à des moutons,
il amène la mort de ces animaux par le charbon et constate la
présence des bâtonnets. Mais il réunit dans la même description
les vibrions septiques doués de mouvements et les bâtonnets immobiles décrits par Davaine, et, dans le travail qu'il fait paraître l'année suivante, en 1858, il persiste dans cette confusion
et refuse à ces bâtonnets une valeur caractéristique.

Leisering, la même année, partage l'opinion de Brauell (3),
et il faut arriver au beau travail de Delafond (4) pour voir la séparation s'établir nettement entre les vibrions septiques et les
bâtonnets.

Delafond résout presque complètement le problème, puisqu'il
cherche à cultiver ces bâtonnets, qu'il sait être d'origine végétale, pour en obtenir des graines ou des spores. A cette date,

(1) *Comptes rendus et Mémoires de la Société de biologie*, 1850, p. 341 ;
Gazette médicale de Paris, 1850, p. 788.

(2) Pollender, *Mikroskopische und Mikrochemische Untersuchung des
Milzbrandblutes, sowie über Wesen und kur des Milsbrandes* (in *Wipper-
fürth*), *Caspers' Vierteljahrschrift f. gerich. u. œffent. Medicin*, Bd. VIII,
1855, p. 102-114.

(3) Brauell, *Versuche and Untersuchungen betreffen den Milzbrand den
Menschen und der Thiere* (*Virchow's Arch. f. Path. Anat.*, 1857, Bd. XI,
p. 131, 144).

(4) Delafond, *Bulletin de la Société vétérinaire*, in *Recueil de la Société
vétérinaire*, 1860, t. XXVII.

en 1860, on n'était pas encore en possession des procédés de culture des micro-organismes, et l'on comprend que les tentatives de Delafond aient été infructueuses. Mais il faut reconnaître que la première idée de cette culture lui appartient tout entière.

Trois ans après, Davaine (1), éclairé par les expériences de Pasteur sur les fermentations et rapprochant certains de ces ferments, et en particulier ceux de la fermentation lactique et butyrique déterminée par le *Bacillus lacticus* et le *Bacillus amylobacter*, des bâtonnets qu'il avait observés dans le sang des animaux morts du charbon, reprend à nouveau cette importante question et il démontre alors, dans des communications successives, que c'est bien le bâtonnet qui est la cause de la virulence du charbon, et il le caractérise du nom de *bactéridie charbonneuse*.

Cependant, deux professeurs du Val-de-Grâce, Leplat et Jaillard(2), mettent en doute l'affirmation de Davaine. Ayant inoculé à des lapins du sang charbonneux qui leur avait été envoyé par un équarrisseur de Sourres (aux environs de Chartres), ces lapins succombent rapidement, sans qu'on puisse constater la présence de bactéries dans leur sang. Davaine démontre alors par des recherches très précises que ce n'est pas le charbon que Leplat et Jaillard ont inoculé aux lapins, mais une maladie septique, qu'il appelle la *maladie septique de la vache*, et il

(1) Davaine, *Recherches sur les infusoires du sang dans la maladie connue sous le nom de « sang de rate »* (*Comptes rendus de l'Académie des sciences*, 1863, t. LVII, p. 320). — *Nouvelles recherches sur les infusoires du sang dans la maladie connue sous le nom de « sang de rate »* (*Comptes rendus de l'Académie des sciences*, 1863, t. LVII, p. 351 et p. 386). — *Nouvelles recherches sur la maladie du sang de rate* (*Mémoires de la Société de biologie*, 1864, 3e série, t. V, p. 193-202). — *Nouvelles recherches sur la nature de la maladie charbonneuse, connue sous le nom de « sang de rate »* (*Comptes rendus de l'Académie des sciences*, 1864, t. LIX, p. 393).

(2) Leplat et Jaillard, *De l'action des bactéridies sur l'économie animale* (*Comptes rendus de l'Académie des sciences*, 1864, t. LIX, p. 250). — *Note au sujet de l'expérience prouvant que le charbon de la vache inoculé aux lapins les tue avec tous les phénomènes du sang de rate, sans que leur sang renferme aucune trace de bactéries* (*Comptes rendus de l'Académie des sciences*, t. LXI, p. 278). — *Nouvelle expérience pour démontrer que les bactéries ne sont pas la cause du sang de rate*, ibid., p. 436.

affirme de nouveau la nécessité de la présence de la bactéridie pour caractériser le charbon (1).

La question, comme vous le voyez, s'était grandement simplifiée, et désormais il paraît acquis que les bâtonnets entrevus par Davaine en 1850 sont les éléments de la virulence du sang de rate. Cependant il restait encore des points bien obscurs dans la question : à savoir le mode de propagation de la maladie et la persistance de la virulence dans certains cas.

Koch (2), par la découverte de la sporulation des bactéries en 1876, nous fournit à ce dernier point de vue d'importantes indications. Déjà, en 1869, dans son beau travail sur la maladie des vers à soie, Pasteur, en étudiant la flacherie, avait remarqué que le bacille pathogène de cette maladie, bacille qui se développe dans le tube digestif de ces animaux, pouvait se reproduire de deux façons, tantôt par scissiparité, tantôt par des noyaux se développant dans leur intérieur, noyaux auxquels il avait attribué la dénomination caractéristique de *corpuscules-germes*. Cohn (3), de son côté, en 1872, rapprochant, comme l'avait fait Davaine au point de vue de sa constitution, le *Bacillus subtilis*, qui présente ces mêmes noyaux ou spores à l'intérieur, du *Bacillus anthracis*, signale la possibilité de cette sporulation comme mode de reproduction de ce dernier bacille. Mais à Koch, revient l'honneur de cette démonstration.

A partir de ce moment, toutes les découvertes sur le charbon tiennent dans les travaux de Pasteur et de ses élèves Roux et Chamberland : dès l'année 1877, ils signalent les procédés qui permettent d'isoler, de cultiver, de domestiquer ce micro-orga-

(1) Davaine, *Sur la présence constante des bactéridies dans les animaux affectés de la maladie charbonneuse* (*Comptes rendus de l'Académie des sciences*, 1865, t. LXI, p. 334). — *Recherches sur une maladie septique de la vache regardée comme de nature charbonneuse*, ibid., p. 368. — *Note en réponse à une communication de MM. Leplat et Jaillard sur la maladie charbonneuse*, ibid., p. 523. — *Réponse à une communication de MM. Leplat et Jaillard relativement à l'action des bactéries sur l'économie animale* (*Comptes rendus de l'Académie des sciences*, 1864, t. LIX, p. 338). — *Sur la présence constante des bactéridies dans les animaux affectés du charbon* (*Comptes rendus de l'Académie des sciences*, t. LXI, p. 334).

(2) Koch (R.), *Die Etiologie der Milzbran. Kerankheit begründet auf die Entwichelungsgeschichte des Bacillus Anthracis* (*Cohn's Beiträge z. Biol. der Pflanzen*, t. II, p. 227, 310; 1876).

(3) Cohn, *Untersuchungen über Bacterien* (*Beitr. zur Biol. der Pflanzen*, t. I, 2 Heft., p. 145, 1872).

nisme ; ils démontrent sans réplique que le bacille est bien l'agent de la virulence ; car, après avoir soigneusement filtré sur de la porcelaine du sang charbonneux et l'avoir ainsi privé de ses bacilles, l'inoculation de la substance filtrée reste inoffensive, tandis que l'inoculation d'une minime partie de la substance restée sur le filtre provoque un charbon mortel. Enfin, poussant plus loin leurs investigations, ils arrivent à atténuer le terrible microbe ; et lorsque dans une leçon prochaine j'aurai à parler

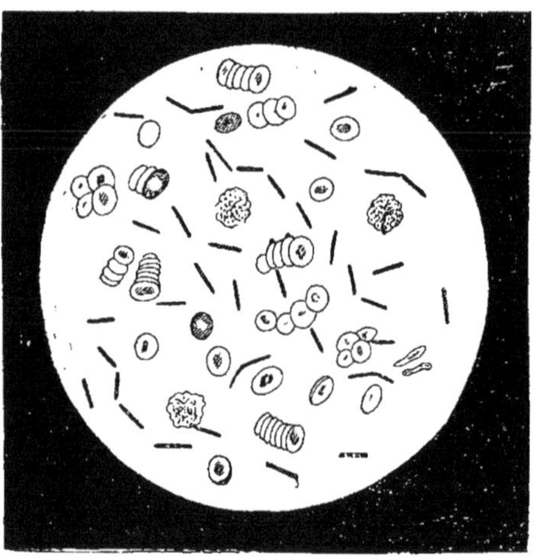

Fig. 1. — *Bacillus anthracis* dans le sang d'un cobaye, examiné à l'état frais.
Sous la forme de bâtonnets droits, flexibles.

de l'atténuation des virus, je vous exposerai en détail l'histoire des belles recherches qui ont amené cette grande découverte de la vaccination charbonneuse.

Il nous reste maintenant à étudier le bacille en lui-même. Il se présente sous trois états : sous forme bacillaire, sous forme filamenteuse, sous forme sporulaire. La forme bacillaire est celle sous laquelle on le trouve dans le sang des animaux qui ont succombé au sang de rate, et c'est sous cette forme que Davaine les a le premier aperçus. Il se présente, comme vous le montre cette figure (voir fig. 1), sous la forme de bâtonnets droits, flexibles, cylindriques, immobiles, homogènes, transparents comme le verre, réfringents, dont l'épaisseur est de 1 à 1,25 μ.,

Du Bacillus anthracis.

tandis que leur longueur est de 5 à 20 μ. Leur transparence nous oblige pour les observer à colorer les préparations, et vous

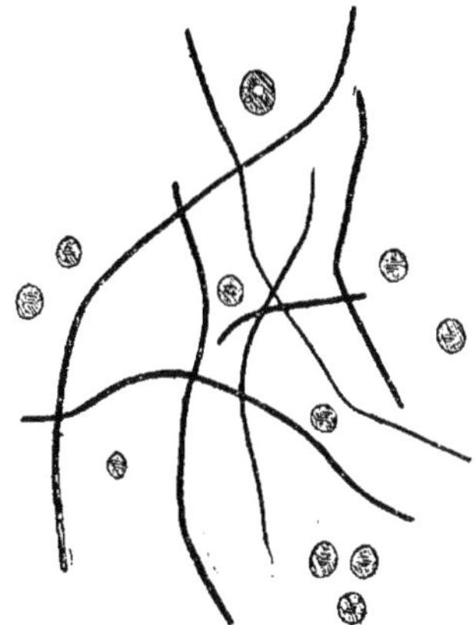

Fig. 2. — Filaments du *Bacillus anthracis* cultivés à la chambre humide
dans l'humeur aqueuse du lapin.

pouvez vous servir à cet effet des matières colorantes dérivées de l'aniline (fuchsine, violet de méthyle, etc.).

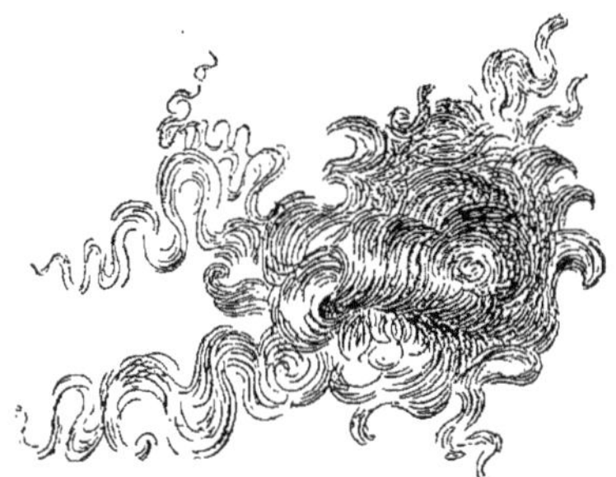

Fig. 3. — Colonie du *Bacillus anthracis* sur plaque de gélatine
à un faible grossissement.

Lorsqu'on cultive ces bâtonnets dans un milieu approprié, on les voit considérablement s'allonger et former alors de longs filaments qui, même au bout d'un certain temps, se réunissent et forment alors une véritable colonie présentant une masse considérable de ces filaments agglomérés entre eux ; les deux figures ci-dessus vous montrent bien les dispositions que je viens de vous signaler (voir fig. 2 et 3).

Enfin, l'on voit se développer, dans ces filaments, des spores ; ce sont des points réfringents développés dans l'intérieur même

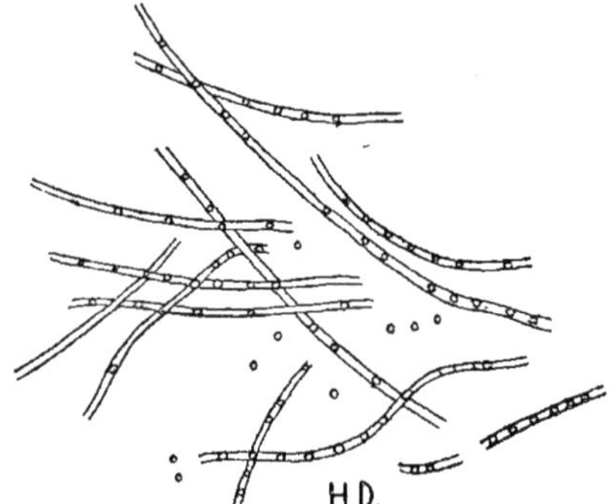

Fig. 4. — Filaments du charbon en sporulation après douze heures de culture en chambre humide, dans du bouillon de bœuf stérilisé.

du filament, spores qui, augmentant de plus en plus, remplissent tout le contenu du bâtonnet ; ce sont ces spores qui résistent le plus énergiquement à tous nos moyens de destruction (voir fig. 4).

Lorsque ces spores trouvent un terrain favorable à leur déve-

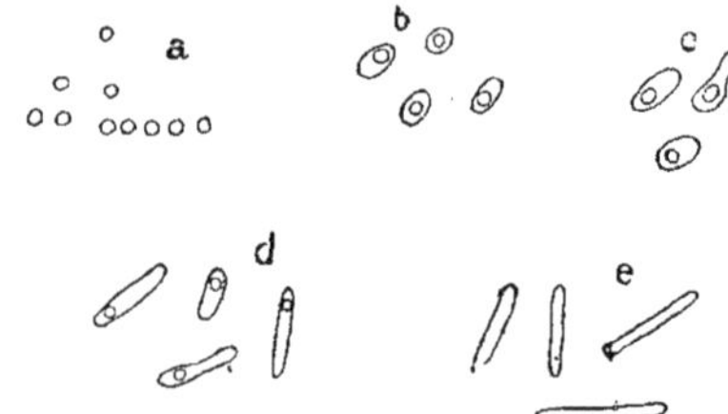

Fig. 5. — a, b, c, d. Phases diverses de l'évolution d'une spore charbonneuse pendant sa germination jusqu'en e, où elle est bactérie adulte.

loppement, elles s'accroissent, et subissant une marche inverse, elles se transforment en bacilles. La figure ci-dessus vous montre les différentes phases de cette germination (voir fig. 5).

Lorsque, dans l'autopsie des animaux qui succombent au charbon, on examine les organes au point de vue histologique,

c'est toujours dans les capillaires sanguins que l'on retrouve la
bactéridie, constituant ainsi de véritables injections pathologiques
dans tout le système vasculaire. La coupe que je vous présente
du poumon d'un cobaye ayant succombé au charbon, met bien
en lumière la disposition que je viens de vous signaler (voir fig. 6.)

Aérobie par excellence, le *Bacillus anthracis* vit en parasite
dans les liquides où l'oxygène se trouve à l'état naissant, car il
ne possède pas de chlorophylle et, par cela même, il est impuissant à dégager l'oxygène des milieux où ce gaz est en combinai-
son. C'est donc dans le sang que ce bacille se développe avec le
plus de facilité.

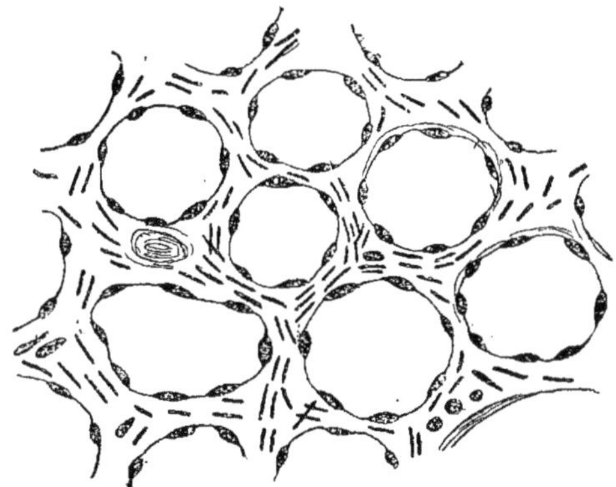

Fig. 6. — Coupe de poumon de cobaye charbonneux.

La température a une influence très notable sur son développement ; la plus favorable est celle de 35 degrés. A cette température et dans un milieu approprié, il produit, en vingt heures,
des spores. Si l'on élève la température à 42 ou 43 degrés, il y
a production de filaments, mais la sporulation n'a plus lieu ;
quelques degrés plus haut, à 45 degrés, la formation de filaments cesse ; enfin, à 50 degrés et au-dessus, les bactéries adultes
succombent.

Lorsque, au contraire, au lieu d'élever la température on
l'abaisse, voici ce qu'on observe : il y a un ralentissement de la
formation des spores ; ainsi, à 30 degrés, il faut trente heures
pour les obtenir, et à 18 degrés il faut deux ou trois jours. Mais,
pour cela, la virulence n'en existe pas moins et le froid ne paraît

pas modifier cette virulence. C'est ainsi qu'on a pu exposer du sang charbonneux à une température de — 110 degrés, sans lui faire perdre sa virulence. Quant aux spores, elles résistent à une température très élevée, et on ne peut les détruire qu'en dépassant la température de 120 à 130 degrés. Pour le milieu de culture, celui qui paraît de beaucoup préférable est le bouillon de veau alcalinisé.

Une fois ces connaissances biologiques acquises, sur le *Bacillus anthracis*, il est facile de se rendre compte de la symptomatologie du charbon.

Prenons un cobaye et, avec la seringue de Pravaz, inoculons-lui sous la peau quelques gouttes d'une culture de bactéries charbonneuses. Pendant trente-six à quarante heures, ce cobaye ne présentera aucun symptôme appréciable, si ce n'est un peu de rougeur au point inoculé ; puis, au bout de ce temps, l'animal deviendra inquiet, sa respiration s'accélérera, il urinera fréquemment, sa démarche deviendra incertaine, sa vivacité disparaîtra, puis quelques convulsions se produiront et l'animal succombera dans le coma.

Si l'on suit pas à pas la propagation du microbe pathogène, on verra, comme l'a montré Colin (d'Alfort), que c'est d'abord dans les ganglions lymphatiques du point inoculé que se fait la multiplication des microbes pathogènes ; ils pénétreront ensuite dans le sang, où ils se développeront avec une extrême facilité, et, grâce à la circulation, on les verra envahir tous les organes. Avides d'oxygène, amenant probablement, par les ptomaïnes qu'ils sécrètent, un état agglutinatif des globules, la mort résultera de ces deux circonstances : elle sera produite par asphyxie et par embolie capillaire. Le charbon, comme vous le voyez, représente donc le type des maladies infectieuses aiguës, et c'est pourquoi j'ai si longtemps insisté sur l'histoire de ce microbe pathogène, et bien souvent, dans ces conférences, vous me verrez revenir sur cette bactéridie.

Jusqu'ici, nous ne nous sommes occupés que du charbon vrai, du sang de rate ; il me reste maintenant à vous dire quelques mots de cet autre charbon, dit *charbon symptomatique*, qui frappe surtout les bêtes à cornes, et en particulier les troupeaux de bovidés qui paissent dans les montagnes ; de là les noms de *charbon emphysémateux des bœufs*, et de *mal des montagnes*. Ce charbon est, de beaucoup, le plus fréquent, et c'est lui qui a fait donner le nom générique de *charbon* à ce groupe d'affections, à cause de la couleur noire et gangréneuse que prennent les tumeurs emphysémateuses arrivées au summum de leur évolution. Vous verrez d'ailleurs, par la suite, que c'est une maladie absolument distincte du sang de rate, et que les deux bacilles ont des propriétés en tous points opposées.

Je vous ai déjà dit que Chabert avait entrevu cette forme de charbon, dont Sanson, en 1868, avait donné une excellente description dans le rapport qu'il fit au sujet d'une épidémie de mal de montagnes qui frappait nos bestiaux de l'Auvergne. Mais c'est aux travaux d'Arloing, de Cornevin et Thomas, que l'on doit la connaissance du bacille pathogène de ce charbon, à la suite des travaux qu'ils ont entrepris de 1879 à 1884. Ce charbon se présente sous deux formes : dans l'une, le mal débute par une tumeur emphysémateuse mal définie, se développant dans les parties les plus charnues de l'animal, puis, des symptômes généraux se produisent rapidement et l'animal succombe. Dans l'autre forme, ce sont d'abord les symptômes généraux qui apparaissent, et la tumeur emphysémateuse ne se produit qu'aux périodes ultimes de la maladie. Ces deux formes ont la même origine et leur différence symptomatique résulte simplement du point où s'est faite l'inoculation; s'est-elle faite par la peau? c'est le charbon emphysémateux; s'est-elle faite par voie interne? c'est le charbon essentiel.

C'est le seul point commun qui existe entre le charbon symptomatique et le sang de rate, car, s'il existe, pour le sang de rate communiqué à l'homme, une forme avec pustule maligne, il en est une autre, au contraire, dans laquelle l'inoculation se fait par l'intestin, et que l'on a décrite sous le nom de charbon intestinal ou de *mycose intestinale.*

Le microbe pathogène de ce charbon symptomatique, qu'Arloing, Cornevin et Thomas ont décrit sous le nom de *Bacterium Chauvei,* se présente sous une forme absolument différente du *Bacillus anthracis.* Il est mobile, il est essentiellement anaérobie, il ne se rencontre pas, par cela même, dans le sang pendant la vie; il est moins long et plus épais, son épaisseur est, en effet de $0\mu,5$ à $0\mu,6$, et sa longueur de $3\,\mu$. Sa culture est extrêmement difficile, et ce n'est que dans le vide ou en présence de l'acide carbonique que l'on peut le cultiver dans le bouillon de veau ou de poulet. Nous verrons, lorsque nous étudierons les virus atté-

Du
Bacterium
Chauvei.

nués, comment on est parvenu à constituer, avec ce bacille, une vaccine contre le mal de montagnes.

Un autre fait qui sépare très nettement encore ces deux micro-organismes pathogènes, c'est que, tandis que pour le *Bacillus anthracis*, le lapin constitue un des réactifs les plus sensibles, cet animal se montre, au contraire, absolument réfractaire aux inoculations du *Bacterium Chauvei*. Le porc, le chien, le chat, le rat, le canard, la poule, le pigeon sont, comme le lapin, réfractaires au charbon symptomatique. Le cobaye peut prendre ce charbon, mais, au bout d'un certain temps, il acquiert une immunité et ne succombe plus à cette affection. D'ailleurs, si la connaissance du charbon symptomatique importe aux agronomes, elle intéresse beaucoup moins la pathologie humaine, et nous ne connaissons pas jusqu'à présent de maladie causée chez l'homme par le *Bacterium Chauvei*.

Du rouget des porcs.

Je passerai rapidement sur le rouget des porcs, et cela, parce que nous sommes loin d'être renseignés positivement sur le micro-organisme qui détermine cette maladie spéciale à l'espèce porcine, dénommée mal rouge, fièvre entérique ou choléra des porcs.

C'est, comme vous le savez, une maladie caractérisée essentiellement par une éruption exanthématique superficielle, et par des lésions internes consistant en ulcérations de la valvule iléo-cœcale et du côlon, et de lésions pulmonaires et cardiaques de nature infectieuse.

On a trouvé, dans ce rouget des porcs, plusieurs microbes, mais cette pluralité indique l'incertitude dans laquelle on se trouve, sur le véritable microbe pathogène. Aussi, Cornil est-il d'avis que l'on n'a pas encore le véritable micro-organisme infectieux de cette affection. Il est probable, comme l'a fort bien dit Dubief, qu'il existe plusieurs maladies exanthématiques du porc, comme on trouve plusieurs septicémies, et que chacune d'elles a son microbe pathogène spécial. La récente communication de Cornil(1) sur la diarrhée pseudo-membraneuse du porc, diarrhée produite par un microbe spécial, confirme cette hypothèse, car elle fait entrevoir qu'il en sera pour le rouget des porcs comme pour le charbon et que sous ce nom on a décrit sans doute deux

(1) Cornil, *De la diarrhée pseudo-membraneuse du porc* (Acad. de méd., 7 août 1888).

maladies fort distinctes : le rouget des porcs proprement dit et la diarrhée pseudo-membraneuse.

J'arrive à une autre maladie qui frappe encore l'espèce animale, mais qui atteint presque exclusivement les poules, je veux parler du choléra des poules. Ce nom de choléra est déplorable, appliqué à cette maladie, car il permet un rapprochement qui n'existe, à aucun titre, entre cette affection et le choléra véritable, et cette confusion a même été un obstacle à la mise en œuvre du procédé si curieux que Pasteur a proposé à l'effet d'obtenir la destruction des lapins qui ravagent l'Australie.

Cette maladie est caractérisée par un état de dépression de la poule, qui reste immobile, s'efforçant de se réchauffer au soleil ; elle se traîne sur le sol, sa crête devient violacée, puis noire ; elle a une diarrhée séro-muqueuse très abondante et succombe rapi-

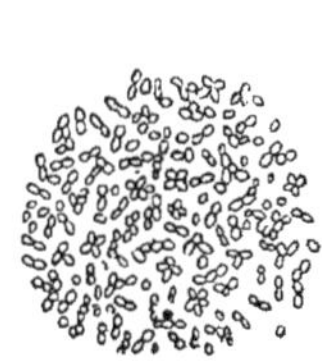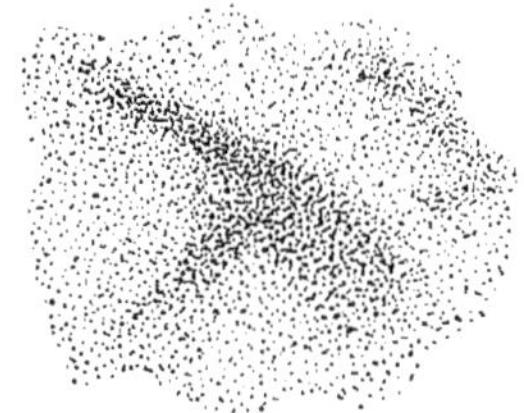

Fig. 7. — Microbe du choléra des poules (d'après Pasteur).

dement. Ce choléra des poules constitue une maladie épidémique qui décime les poulaillers et qui a paru, vers la fin du siècle dernier, en 1789, en Lombardie. Nous la trouvons en France, aux environs de Paris, en 1830 ; elle est bien étudiée, en 1831, par Renaut et Delafond, et plus récemment, en 1877, par Joannès et Mégnin, puis par Semmer (de Dorpat).

C'est en 1878 que Péroncito découvre le micro-organisme pathogène de ce choléra des poules ; en 1879, l'année suivante, Toussaint montre que ce microbe est bien la cause de la maladie, mais c'est en 1881 que Pasteur isole et cultive ce microbe et fonde, sur cette étude, la première application des virus atténués.

On trouve le micro-organisme en grande abondance dans les liquides diarrhéiques, mais son milieu de prédilection est le sang des volatiles, où l'on peut facilement constater sa présence ; ce microbe, comme le montre la figure ci-dessus, est un microcoque qui a de 0μ,2 à 0μ,3 de diamètre (voir fig. 7). Ces micro-organismes sont liés deux par deux, ou en huit de chiffre ; ils sont animés d'un mouvement très rapide. C'est une bactérie très aérobie, elle absorbe l'oxygène du sang et détermine l'asphyxie ; on la cultive sur la gélatine peptonisée. Si le cobaye résiste à l'inoculation du choléra des poules, il n'en est pas de même des lapins, et c'est sur ce fait qu'est basée l'application de ce choléra des poules à la destruction de ces rongeurs, expérience aujourd'hui en voie d'exécution, suivant les conseils de Pasteur, par son élève Loir.

Nous allons quitter maintenant le domaine de la pathologie animale pour aborder la pathologie humaine, et nous commencerons, si vous le voulez bien, par la fièvre typhoïde.

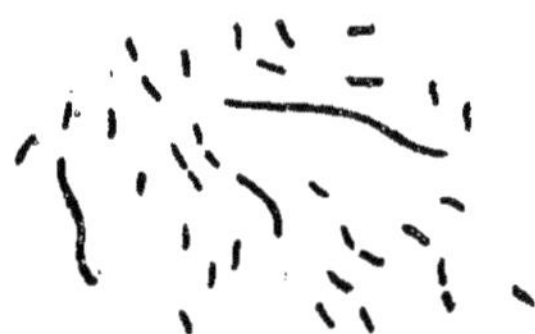

Fig. 8. — Bacille typhique. Ses aspects différents dans une culture
sur gélatine-peptone inclinée.

C'est en 1864 qu'un professeur de Sienne, Tigri, signala, le premier, la présence des bactéries dans les veines pulmonaires et la cavité gauche du cœur d'un individu ayant succombé à la dothiénentérie. Puis deux professeurs de l'Ecole de Nancy, Coze et Feltz, décrivent dans le sang des typhiques des bâtonnets ayant de 5 à 6 μ de longueur. Longtemps après, en 1871, Recklinghausen constate la présence, dans des abcès miliaires du rein chez un typhique, d'une grande quantité de microbes. En 1874, Klein retrouve ces bacilles dans diverses lésions de la maladie. Sokoloff signale leur présence la même année dans les ganglions lymphatiques, et Browicz, en 1875, dans la rate. Mais c'est surtout Eberth qui, dans la série de travaux qu'il a fait paraître de 1880 à 1883, donne la meilleure description du bacille typhique, complétée par celle de Klebs, en 1881, et que Coast et Crook décrivent à leur tour en 1882. Ce n'est qu'en 1884 que Gaffky obtient des cultures de ce bacille dans la gélatine.

En 1885, Artaud, dans sa thèse inaugurale, décrit un microbe en navette qui serait caractéristique de la fièvre typhoïde, mais il ne parvient pas à le cultiver. Enfin, en 1887, paraissent les remarquables travaux de Chantemesse et Widal, et c'est sur l'ensemble de ces travaux que nous pouvons aujourd'hui baser la description du *Bacillus typhosus*. Il se présente sous des formes variables ; il est plus long que large, et il peut avoir de

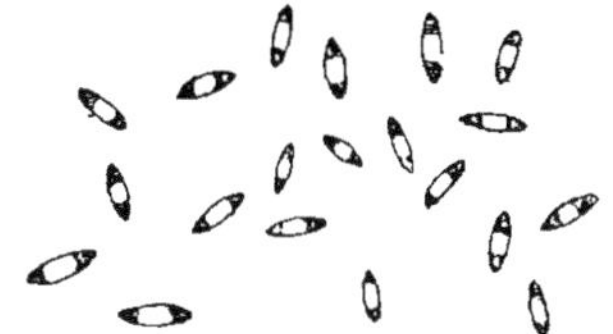

Fig. 9. — Bacille typhique (d'après Artaud).

2 à 6 µ de longueur sur 1 à 2 µ de largeur. Il est très mobile, et la figure suivante vous montrera l'aspect qu'il présente ordinairement (voir fig. 8).

Souvent, il offre à sa partie centrale un espace clair qui lui donne alors cette forme en navette qu'Artaud avait signalée

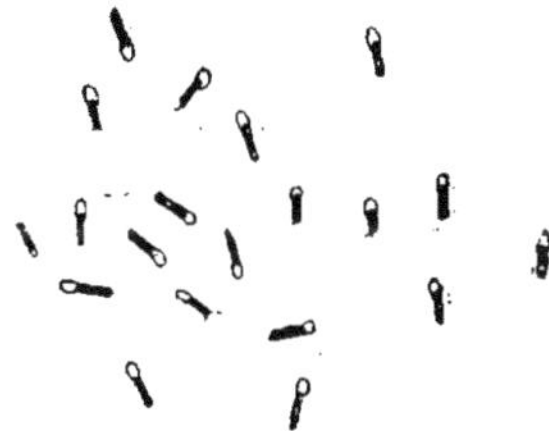

Fig. 10. — Sporulation du bacille typhique (d'après Chantemesse et Widal).

comme caractéristique de ce bacille. On a émis plusieurs opinions pour expliquer cette forme en navette : les uns veulent y voir une sporulation ; d'autres, comme Chantemesse, un commencement de scissiparité ; Dubief soutient qu'il s'agit là simplement d'un artifice de préparation, et que c'est le chauffage et la dessiccation qui produisent cette forme spéciale en navette, forme que vous trouvez reproduite nettement dans cette figure empruntée à Artaud (voir fig. 9).

Ce bacille se reproduit par scissiparité et par sporulation.

Cette sporulation se fait, comme l'ont montré Widal et Chantemesse, à l'extrémité du bacille, et la figure que je vous montre vous donne une bonne idée de cette sporulation (voir fig. 10).

Ces spores sont très résistantes à nos moyens de destruction ; la dessiccation ne les tue pas, et il faut dépasser 90 degrés pour les détruire. Ce bacille produirait une ptomaïne très toxique que Briéger a décrite sous le nom de typhotoxine. Il se retrouve, après la mort, dans toutes les lésions pathologiques déterminées par la fièvre typhoïde ; mais même pendant la vie, on peut retrouver ce bacille soit en pratiquant des ponctions capillaires dans la rate, ponctions d'ailleurs absolument inoffensives, soit en examinant les urines, comme l'a signalé Bouchard, dès 1881, soit en examinant les matières fécales. Souvent même, les bacilles, contenus dans les matières fécales, trouvent dans certaines eaux un milieu favorable à leur développement, et l'on peut, comme l'a fait Chantemesse, retrouver leur présence dans ces eaux con-

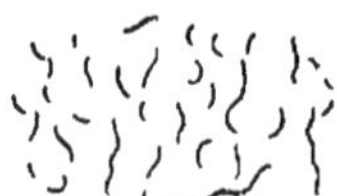

Fig. 11. — Bactéries du choléra dans une culture sur gélatine-peptone.

taminées. Lorsque je vous parlerai de la prophylaxie par l'alimentation, je reviendrai plus longuement sur ce point si important de la propagation de la fièvre typhoïde par les urines et les matières fécales.

Il ne resterait plus aucun point obscur sur la biologie du *Bacillus typhosus* si l'on pouvait, chez les animaux, reproduire la fièvre typhoïde. Malheureusement pour l'expérimentation, les animaux ne prennent pas la fièvre typhoïde et, malgré les essais si habilement dirigés par Chantemesse et Widal sur les souris et les rats, l'introduction du *Bacillus typhosus* dans le péritoine de ces animaux détermine une mort rapide, en vingt-quatre heures, ce qui rapproche plus ces phénomènes toxiques de la septicémie que de la fièvre typhoïde.

Du bacille en virgule.

Cette même impossibilité de déterminer chez les animaux, avec le microbe pathogène, la maladie infectieuse dont il est le vecteur, se retrouve pour le choléra. La contagiosité du choléra était admise depuis de longues années et paraissait définitivement démontrée. Mais c'est Koch qui a fait connaître, le premier, dans sa communication du 26 juillet 1884, à l'office sanitaire allemand, le microbe pathogène de cette maladie infectieuse, auquel il a donné le nom de *Koma bacillus*, ou bacille en virgule, à cause de la forme qu'il présente. C'est un bacille aérobie, ayant 3 μ de longueur et 0μ,8 de largeur ; il est doué de mouvements très actifs, et sa forme caractéristique que reproduit le dessin que je vous présente, résulte probablement, comme l'a fort bien dit Dubief, de la fragmentation d'un spirille (voir fig. 11).

On ne retrouve ce bacille que dans l'intestin et dans les garde-robes. Il n'existerait ni dans le sang ni dans les autres organes. Koch nous a montré comment on peut obtenir des cultures pures de ce bacille ; elles se font soit sur la gélatine peptonisée, soit sur l'agar-agar, soit sur le sérum gélatinisé. Ces cultures liquéfient la gélatine, et les colonies qu'on en obtient ont une forme caractéristique ; elles constituent des zones concentriques dont le centre légèrement déprimé donne à l'ensemble de la colonie une forme de cupule.

La température la plus favorable à son développement est celle de 37 à 38 degrés ; à 40 degrés, la culture cesse, et, entre 50 et 55 degrés, le bacille meurt. Le froid ne détruit pas ce bacille ; mais, en revanche, la dessiccation le détruit. De là, cette proposition si étrange de Koch, de ne pas laver les rues pendant les épidémies de choléra.

Le point le plus intéressant de l'histoire de ce bacille-virgule, c'est qu'il ne se développe que dans les milieux alcalins, et il suffit de traces à peine appréciables d'acides pour le détruire. C'est là une des circonstances qui expliquent l'inefficacité des tentatives faites chez l'homme pour l'inoculation du choléra, le suc gastrique détruisant les bacilles. Chez les animaux, on a procédé d'une façon différente, mais toujours par des artifices de préparation. C'est ainsi que Nicati et Rietsch lient le canal cholédoque chez les animaux, avant d'introduire dans le duodénum le bacille. Koch commence par introduire du bicarbonate de soude dans l'estomac, puis il injecte le bacille et, pour obtenir l'arrêt des contractions intestinales, il introduit dans le péritoine de la teinture d'opium. Doyen a proposé de substituer à la teinture d'opium l'alcool, qui produit le même effet. Ce sont là des procédés complexes, qui vicient le résultat de l'expérience. Nous verrons, lorsque je vous parlerai des vaccins atténués, comment

Gamaleïa, d'Odessa, est parvenu à constituer avec le liquide qui a servi à la culture de ce microbe du choléra inoculé au pigeon, un vaccin préservatif du choléra.

Les mêmes difficultés expérimentales ne se retrouvent pas pour le bacille de la tuberculose, et ici au contraire, bien avant la découverte du bacille, l'expérience s'était prononcée sur l'inoculabilité du tubercule. C'est Villemin qui, en 1865, consacra par ses belles recherches cette inoculabilité du tubercule ; il confirmait ainsi la pensée de Laënnec, qui croyait que le tubercule n'était qu'un parasite développé en dehors des tissus de l'économie et vivant à leurs dépens. La nouvelle définition que Villemin donnait de la tuberculose, qu'il considérait comme une maladie virulente et inoculable, ne fut pas admise sans conteste. On soutint, avec expériences à l'appui, que toute substance étrangère introduite chez les animaux pouvait déterminer ces tubercules, et l'on considéra certaines espèces d'animaux comme éminemment tuberculisables, le lapin par exemple.

Les belles expériences d'Hippolyte Martin montrèrent quelle confusion s'était produite parmi les expérimentateurs. Il existe, en effet, des pseudo-tubercules absolument analogues, au point de vue histologique, avec le tubercule vrai, et qui n'en diffèrent que par ce point seul, que ces pseudo-tubercules ne peuvent se transmettre par inoculation en série, c'est-à-dire que, produits une première fois chez un lapin par exemple, ils ne pourront être transmis de lapin à lapin par des inoculations successives. Au tubercule vrai seul appartient cette propriété.

L'explication de ce fait devait nous être donnée, quelques années plus tard, par la découverte de Koch en 1882. Avant Koch, Klebs en 1877 et Toussaint en 1880 avaient signalé deux micro-organismes différents, qu'ils considéraient comme caractéristiques de la tuberculose ; l'un et l'autre s'étaient efforcés de cultiver ce micro-organisme, et les tentatives d'inoculation faites par Klebs et Toussaint avaient donné des résultats positifs. Mais c'est à Koch que revient l'honneur de la découverte du *Bacillus tuberculosus*. Par des procédés de coloration spéciaux, il permit de reconnaître facilement ce bacille, qui est composé de bâtonnets ayant de 3 à 5 μ de longueur sur $0\mu,3$ à $0\mu,5$ de largeur ; Il est légèrement arqué, suivant son grand axe. Lorsqu'on l'examine avec de forts grossissements, on constate dans son intérieur des parties claires et des parties foncées ; les uns veulent y voir des spores ; les autres au contraire, comme Dubief, de simples artifices de préparation.

Koch a cultivé ce bacille sur le sérum gélatinisé. Aujourd'hui, le meilleur terrain de culture, comme l'ont montré Nocard et Roux, serait l'agar-agar glycériné. Les colonies qui se forment constituent de petites écailles superficielles, qui ont besoin pour se développer d'une température de 38 à 39 degrés. La culture cesse, dès que la température dépasse 40 degrés. Il vous suffira de jeter les yeux sur la planche qui accompagne cette leçon, où j'ai reproduit la culture en tubes de la plupart des microbes, pour voir l'apparence que prennent les colonies du *Bacillus tuberculosus*. Ces cultures ne liquéfient pas la gélatine, et, pour les obtenir parfaitement pures, il est nécessaire de faire une série

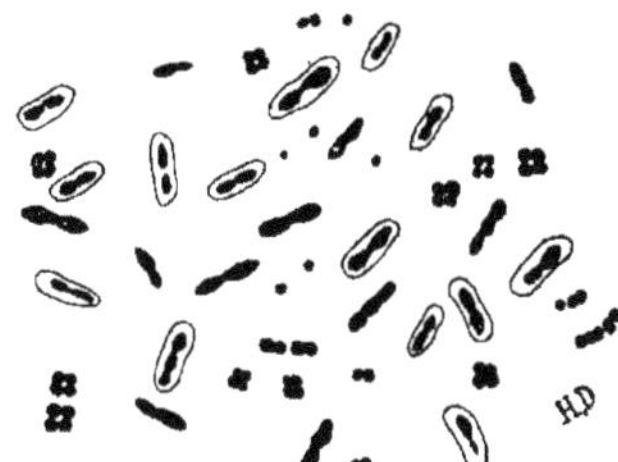

Fig. 12. Pneumocoque de la pneumonie.

de ces cultures. Elles transmettent la tuberculose, et aujourd'hui tout le monde est d'accord pour considérer ce bacille comme le micro-organisme pathogène de la tuberculose. Je passerai rapidement sur les expériences d'inoculation sur les animaux, me proposant de revenir plus longuement sur ce point, lorsque dans la dernière leçon j'établirai avec vous le traitement prophylactique de la tuberculose, et je passe maintenant à l'étude du micro-organisme pathogène de la pneumonie.

La nature parasitaire de la pneumonie est un des points les plus intéressants, j'allais dire les plus étranges, de la doctrine microbienne, et j'avoue qu'on nous eût bien étonnés au début de nos études médicales si l'on nous avait dit qu'un jour la pneumonie, type des maladies inflammatoires, viendrait augmenter le groupe des maladies infectieuses et virulentes.

Lorsque l'on examine les poumons d'individus ayant succombé à une pneumonie, on trouve en raclant la surface du poumon des micro-organismes, ayant une forme lancéolée caractéristique, qui sont tantôt isolés, tantôt réunis deux par deux, comme vous pouvez en juger par la figure ci-dessus (voir fig. 12).

Quelques-uns de ces pneumocoques sont entourés d'une capsule sur laquelle on a longuement discuté. Décrite pour la première fois par Grunther, cette capsule a été considérée comme caractéristique du pneumococcus par Friedlander, tandis que Talamon, Afanassiew, Cornil et Franckel lui dénient toute valeur caractéristique. Ce pneumococcus se cultive dans des bouillons de culture ou sur la gélatine, qu'il ne liquéfie pas. La meilleure température pour obtenir un rapide développement de ce pneumocoque est celle de 30 à 35 degrés. Lorsqu'on prend ce micro-organisme à l'état de pureté et qu'on l'inocule directement dans le poumon des animaux, on développe chez eux de la pneumonie. Ce pneumocoque, en effet, provoque une exsudation fibri-

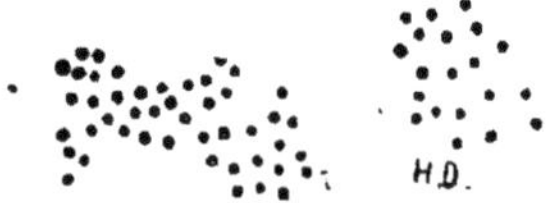

Fig. 13. — *Staphylococcus pyogenes aureus*, d'après une culture sur gélatine-peptone ensemencée avec du pus d'ostéomyélite aiguë.

neuse considérable qui amène l'oblitération des alvéoles pulmonaires et l'hépatisation. Quant à la transformation purulente de l'exsudat, elle serait provoquée par d'autres micro-organismes, ceux de la suppuration.

La découverte de ce micro-organisme est d'ailleurs de date récente. Quoique Billroth en 1873 et Klebs en 1876 aient décrit des micro-organismes dans les crachats et dans les exsudats des pneumoniques, ce n'est qu'en 1882 que Friedlander a surtout appelé l'attention sur le diplocoque de la pneumonie, et presque en même temps en France Talamon signalait de son côté l'existence de ces micro-organismes. Il est bon d'ailleurs d'ajouter que, dans les crachats des pneumoniques, on trouve différents autres microbes et en particulier ceux de la salive, que Pasteur a décrits le premier et qui, inoculés aux lapins, déterminent chez ces animaux de la congestion pulmonaire et des phénomènes toxiques mortels, à l'ensemble desquels on a donné le nom de *maladie de Pasteur*, et je terminerai ce rapide aperçu en vous disant quelques mots des septicémies.

C'est là un des sujets les plus complexes et les plus difficiles de la bactériologie, et, pour y mettre un peu d'ordre, j'adopterai la division de Dubief qui a classé les septicémies en trois grands groupes : les septicémies suppuratives, c'est-à-dire celles où la formation du pus constitue l'élément le plus important ; les septicémies septiques, dans lesquelles les accidents graves et foudroyants peuvent avoir lieu avec ou sans formation de pus, et dont certaines formes d'empoisonnement puerpéral présentent le type le plus complet ; enfin, les septicémies gangréneuses, où l'on voit se produire des emphysèmes et des gangrènes plus ou moins étendus. Toutes ces septicémies, qu'elles soient suppuratives, septiques ou gangréneuses, peuvent être déterminées par un grand nombre de microbes, et il est facile de comprendre qu'il

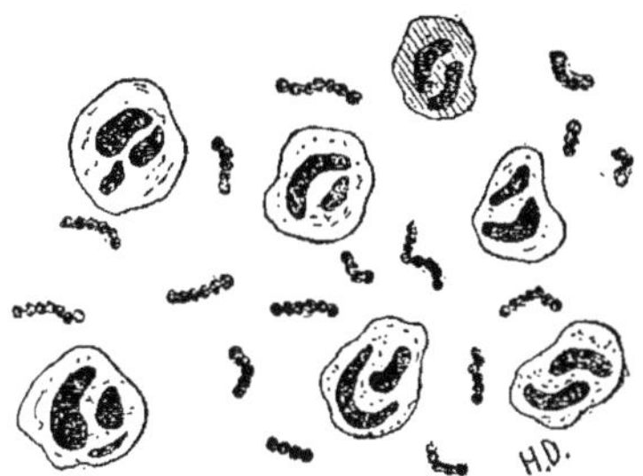

Fig. 14. — *Streptococcus pyogenes.*

peut y avoir en quelque sorte des septicémies mixtes, où les trois espèces de microbes suppuratifs, septiques et gangréneux, peuvent agir de concert ; c'est, vous le savez, le cas pour certaines formes de fièvre puerpérale.

Pour les septicémies suppuratives, on a décrit plusieurs micro-organismes pouvant produire le pus, et je vous signalerai tout particulièrement le *Staphylococcus pyogenes aureus* qui est caractérisé surtout par la coloration jaune que produit sa culture sur l'agar-agar ; il liquéfie la gélatine. La figure ci-contre vous montre la forme de ces cocci cultivés (voir fig. 13).

A côté de ces micro-organismes qui sont les plus fréquents dans le pus, il faut placer le *Staphylococcus pyogenes citrus*, le *Staphylococcus pyogenes albus* et le *Staphylococcus flavescens*, qui ne diffèrent de l'*aureus* que par la coloration différente que donne leur culture dans l'agar-agar. A tous ces cocci, il faut joindre un microbe que Pasteur a trouvé dans l'eau de Seine et qui produit chez les animaux des abcès métastatiques, c'est le microbe pyogénique de Pasteur, ainsi qu'un autre microbe de très petit volume, que Rosenbach a décrit sous le nom de *Staphylococcus pyogenes tenuis*. Tous ces microbes liquéfient la gélatine.

A côté de tous ces microbes de la suppuration, il en est un qui mérite une mention spéciale, c'est le *Streptococcus pyogenes*, que vous voyez représenté dans cette figure (fig. 14). Ce streptoccoque ne liquéfie pas la gélatine, et il a par ses propriétés générales et sa forme en chapelet de grandes affinités avec les parasites de l'érysipèle et de certaines formes d'infection puerpérale ; un fait à noter, c'est qu'on le trouve toujours dans les suppurations ayant pour siège une séreuse. Cet organisme sert de transition et de trait d'union entre les microcoques de la suppuration et les microcoques septiques ; en effet, il ne produit pas toujours la suppuration quand on l'injecte aux animaux et c'est alors une série d'accidents septiques purs qu'on voit se développer.

Une expérience faite sur l'homme dans notre laboratoire, a montré que, même dans notre espèce, ce microbe provenant cependant d'un foyer de suppuration où il existait seul ne produisait pas fatalement la suppuration. Cette expérience toute involontaire faillit tourner au tragique : le docteur Dubief, en faisant des expériences sur des lapins avec des cultures pures de ces microcoques recueillis dans un cas de pleurésie purulente, et aidé par notre fille de laboratoire, piqua celle-ci au bras par mégarde ; l'on vit bientôt se développer avec une extrême rapidité des accidents septicémiques de la plus haute gravité, qui firent craindre pendant vingt-quatre heures que la malade succombât. Les symptômes graves disparurent après une crise urinaire sans qu'il se soit montré trace de suppuration. Nous avions eu ainsi sous les yeux un cas type de septicémie septique.

Certaines formes de septicémies puerpérales présentent ainsi ces septicémies toxiques ; mais ce sont habituellement des septicémies mixtes, dans lesquelles on trouve côte à côte, des accidents septiques et du pus. On a d'ailleurs trouvé un grand nombre de microbes différents dans les lésions post-puerpérales et je vous renvoie pour cela aux travaux de Pasteur et Doléris.

Quant aux septicémies gangréneuses, elles sont produites par

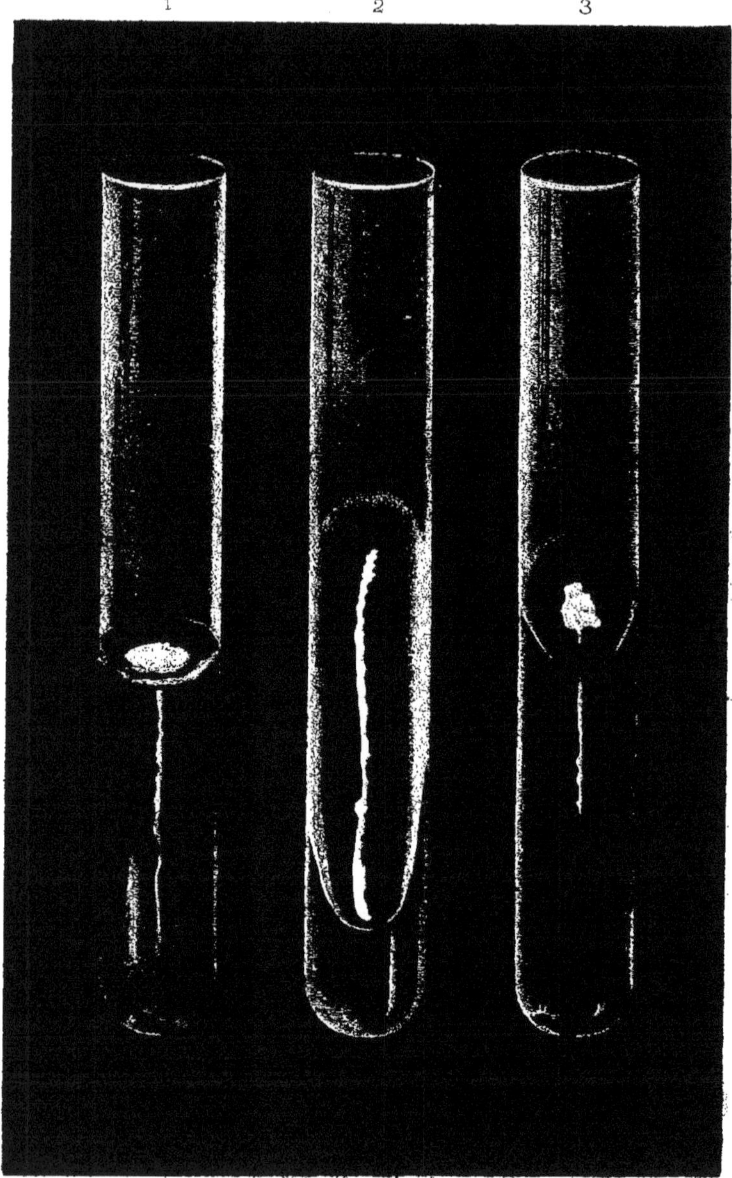

CULTURE DES M...

1. ...Beaumez... 2. ...
3. ...

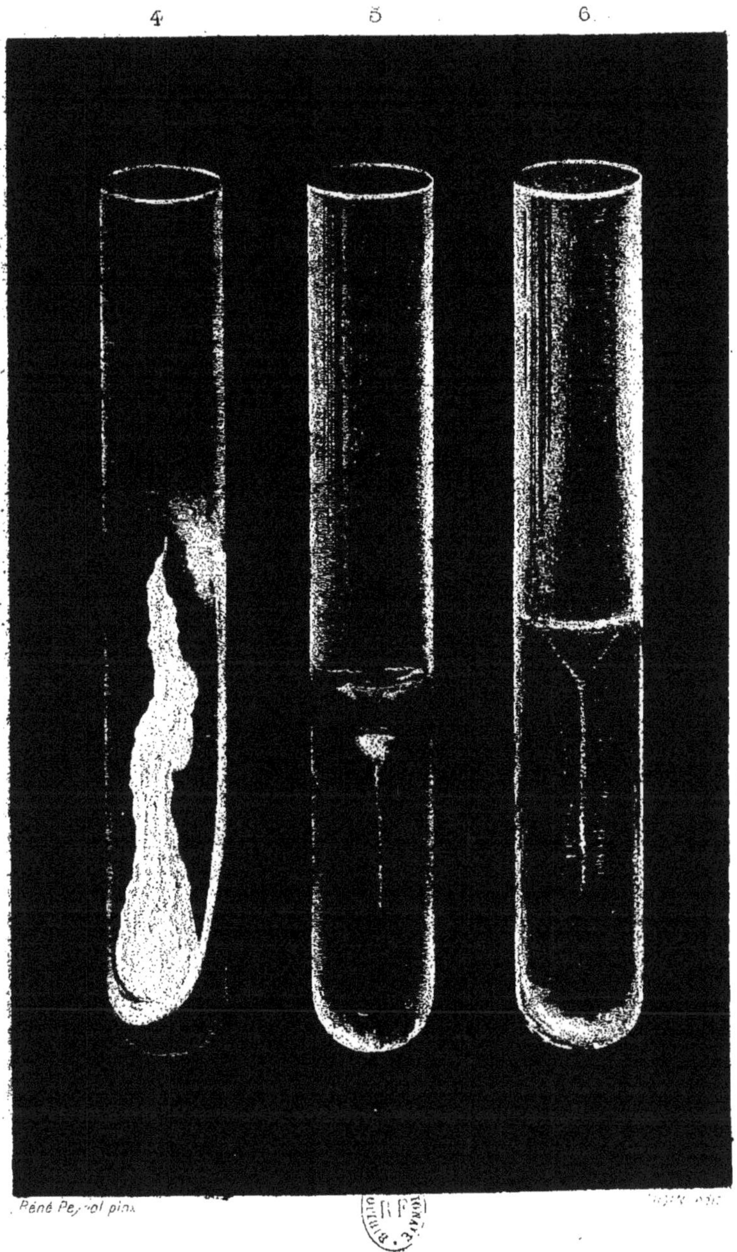

S PATHOGÈNES

4. . . . .

6. . . . .

des vibrions et en particulier par le vibrion de la septicémie. C'est une bactérie très allongée, ayant de 5 à 6 μ. de longueur, douée de mouvements très actifs, et évoluant ainsi au milieu des globules sanguins ; elle est anaérobie, et on l'a confondue, comme je vous l'ai dit au début de cette leçon, avec le *Bacillus anthracis*. C'est à ces vibrions que sont dus les œdèmes malins, les érysipèles bronzés, etc., en un mot, toutes ces septicémies où la gangrène joue un rôle important.

Des
septicémies
gangréneuses.

A côté de ces septicémies spéciales à l'homme, il existe des septicémies expérimentales propres à des variétés d'animaux : la septicémie du lapin, la septicémie de la souris, si curieuse par ce fait que les souris des maisons succombent à cette septicémie, tandis que les souris des champs y résistent.

Mais ce qu'il faut retenir surtout de cette étude encore si confuse des micro-organismes des maladies septiques, c'est que,

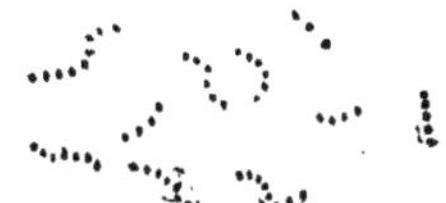

Fig. 15. — Streptococcus de l'érysipèle.

qu'il s'agisse de suppuration, d'intoxication ou de phénomènes gangréneux, on trouve toujours un ou plusieurs micro-organismes comme cause des accidents, et l'on a pu établir cette loi, que la chirurgie de nos jours a confirmée, c'est que l'absence de ces micro-organismes amène la disparition absolue de ces phénomènes, de telle sorte que l'on peut prendre comme devise de la chirurgie antiseptique ces mots : Pas de microbes, pas de pus.

L'érysipèle a quelques points communs avec ces septicémies, mais il est important de distinguer ce qui est propre à l'érysipèle et à la septicémie ; dans nos salles de médecine, l'érysipèle est une maladie bénigne et la mort est exceptionnelle. Dans les salles de chirurgie, au contraire, vous connaissez tous la gravité de l'érysipèle. Il est donc probable que les érysipèles dits *chirurgicaux* sont toujours compliqués de septicémie, et qu'au microbe de l'érysipèle, le *Streptococcus erysipelatus*, se joignent les micro-organismes des septicémies. Ce streptococcus est disposé en chaînette et composé de cocci arrondis ayant un diamètre de 0μ.,3.

De
l'érysipèle.

La figure que je mets sous vos yeux donne une idée très nette de ce micro-organisme (voir fig. 15).

J'ajouterai que récemment on a rapproché le microbe de l'érysipèle de certains organismes en chaînettes trouvés dans des cas d'infection puerpérale (1). Ce rapprochement était d'ailleurs fait depuis longtemps par les cliniciens qui avaient été maintes fois frappés de la coïncidence de l'érysipèle avec le développement des accidents puerpéraux, à une époque où l'antisepsie obstétricale et l'isolement des femmes en couches n'étaient pas mis en pratique dans nos hôpitaux. D'ailleurs les découvertes s'accumulent de jour en jour et il est probable que chacune des suppurations aura son micro-organisme spécial. C'est ainsi que nous voyons Albarran et Hallé signaler une bactérie pyogène propre aux suppurations du rein et de la vessie (2). Ajoutons que comme pour le choléra les bactéries pyogènes paraissent sécréter des ptomaïnes qui doivent jouer un rôle dans la manifestation des phénomènes septiques, ce qui vous montre combien est encore complexe cette grande question de la septicémie.

De la blennorrhagie. La blennorrhagie est entrée aussi dans le groupe des maladies microbiennes. Jousseaume avait trouvé, en 1862, des algues dans 'e pus de la blennorhagie, qu'il avait dénommées du nom de *genitalia*. Déjà auparavant, Hallier, en 1859, avait signalé des cocci dans le pus blennorrhagique. Bouchard, longtemps après, en 1878, indiqua des microcoques ayant l'apparence de virgules. Mais c'est à Neissler que l'on doit la découverte du microbe de la blennorrhagie. Ce micro-organisme, le gonococcus, est arrondi, isolé, ne forme pas de chaînette, paraît mobile; son diamètre varie de $0\mu,3$ à $0\mu,4$. Il a été cultivé par Bumm, qui considère le sérum du sang humain comme le meilleur terrain de culture. Inoculé localement dans la muqueuse de l'urèthre, ce microbe déterminerait la blennorrhagie.

Il me resterait à vous parler des micro-organismes de la lèpre, de la fièvre intermittente, de la fièvre jaune et de la diphthérie; mais sur toutes ces affections, nos données microbiologiques sont encore bien incertaines. D'ailleurs, j'étendrais outre mesure cette leçon déjà si longue; je m'arrête donc là, et j'espère que ces données si incomplètes vous suffiront cependant pour suivre

---

(1) Cornil, *Académie de médecine,* 1888.

(2) Albarran et Hallé, *Note sur une bactérie pyogène et sur son rôle dans l'infection urinaire. Bull. Acad. de méd.,* 20 août 1888.

les développements dans lesquels je vais entrer dans le cours de ces conférences, où nous reviendrons à chaque instant sur la biologie et la physiologie pathologique de ces microbes. Je vous montrerai par la suite de ces leçons que c'est sur ces études que doit être absolument basée la prophylaxie des maladies infectieuses.

TROISIÈME CONFÉRENCE

DES PTOMAÏNES ET DES LEUCOMAÏNES.

Messieurs,

Dans ma première leçon, je vous ai dit que les nouvelles données de l'hygiène prophylactique résultaient de la connaissance des microbes pathogènes d'une part et de l'autre de la découverte des poisons que l'économie élabore à chaque instant, les ptomaïnes et les leucomaïnes. Cette prophylaxie, en effet, doit nous mettre non seulement à l'abri des maladies qui viennent du dehors et dont les microbes pathogènes sont les facteurs, mais encore nous fournir les moyens d'expulser de l'économie les matières toxiques qui tendent à s'y accumuler, car, comme l'a fort bien dit Bouchard, « l'organisme est, à l'état normal comme à l'état pathologique, un réceptacle et un laboratoire de poisons ».

Dans la précédente conférence, je vous ai fait connaître aussi brièvement que possible les principaux microbes pathogènes ; il me reste maintenant à aborder cette grande et importante question des alcalis organiques. Puis, lorsque nous aurons ainsi une connaissance assez exacte des deux ennemis que l'hygiène prophylactique doit combattre, nous pourrons entrer dans le cœur même de notre sujet en nous occupant des infections et des intoxications et des moyens de les combattre.

Vous avez vu la part importante et capitale que notre pays a prise dans la découverte des micro-organismes et je vous ai montré que c'est à Pasteur que revient le grand honneur d'avoir ouvert à la médecine et à l'hygiène les nouvelles voies que l'une et l'autre parcourent aujourd'hui. C'est encore la France qui occupe la première place dans cette question des alcaloïdes toxiques fournis par l'économie et il est deux noms qui reviendront souvent dans le cours de ces leçons, ce sont ceux de mes deux éminents collègues et amis, Armand Gautier et Bouchard.

La question que je vais aborder est des plus complexes. Je réclame donc toute votre bienveillante attention pour me suivre dans les développements dans lesquels je vais entrer, et pour mettre de l'ordre dans mon sujet, je diviserai ma leçon en deux parties : dans la première, j'étudierai les ptomaïnes, dans la seconde, les leucomaïnes.

Des ptomaïnes.

On donne le nom de ptomaïnes ($\pi\tau\tilde{\omega}\mu\alpha$, cadavre) aux alcalis fournis par la putréfaction; leur découverte remonte à l'année 1872. Déjà auparavant on avait signalé la virulence de certains extraits cadavériques; c'est ainsi que Gaspard et Stich avaient mis en lumière la très grande nocivité de ces extraits; c'est ainsi que Panum obtient, en 1856, de la putréfaction un poison qu'il compare au venin du serpent; c'est ainsi que Dupré et John Bens, en 1856, retirent des cadavres une substance alcaloïdique qu'ils comparent à la quinoïdine et à laquelle ils donnent le nom de *quinoïdine animale;* c'est ainsi qu'en 1868 Bergmann et Schmiedeberg découvrent dans la levure de bière putréfiée, puis dans le sang, un poison morbide auquel on a fait jouer un rôle considérable autrefois dans l'origine de la septicémie, la sepsine; c'est ainsi enfin qu'en 1869 Sonnenschein et Sulzer, en étudiant au point de vue chimique des macérations anatomiques, y trouvent un alcaloïde ayant une action analogue à l'atropine et à l'hyosciamine, puis nous arrivons aux découvertes de Gautier et de Selmi, qui se font pour ainsi dire parallèlement de l'année 1870 à l'année 1877.

C'est Gautier le premier qui reconnaît que la fibrine du sang abandonnée pendant l'été sous une couche d'eau, produit des alcaloïdes complexes fixes ou volatils. A la même époque, Selmi, professeur de médecine légale à l'Université de Bologne, en faisant des expertises médico-légales, avait constaté par l'analyse la présence d'alcaloïdes qui s'éloignaient de ceux connus jusqu'ici.

En 1872, Selmi communiquait le résultat de ses premières recherches en annonçant que l'on trouvait, dans l'estomac des personnes ayant succombé à une mort naturelle, des substances analogues aux alcaloïdes végétaux et qui n'étaient ni la créatine, ni la créatinine. Pour répondre aux nombreuses objections qui lui étaient faites et qui portaient surtout sur la possibilité de l'introduction de ces alcaloïdes par les aliments, Selmi reproduit alors en 1877 l'expérience de Gautier et annonce à l'Académie de Bologne, dans la séance du 6 décembre, qu'en soumettant à la putréfaction de l'albumine pure mise à l'abri de l'air il a obtenu deux alcaloïdes. A partir de ce moment, les recherches se multiplient avec une extrême rapidité.

Nencki (1) constate que l'action digestive du pancréas sur la gélatine produit un alcaloïde spécial auquel il donne le nom de collidine ($C^8H^{11}Az$) et isole cet alcaloïde à l'état de pureté. Puis Gautier et Etard (2) trouvent, dans la chair putréfiée du scombre et dans la viande de cheval, plusieurs autres bases et en particulier l'hydrocollidine ($C^8H^{13}Az$). En 1883, Guareschi et Mosso (3) constatent la présence d'une base pyridique ($C^{18}H^{15}Az$) dans la fibrine du bœuf putréfiée. Gabriel Pouchet, de son côté, trouve deux bases ayant pour formules $C^7H^{18}Az^2O^6$ et $C^5H^{12}Az^2O^4$.

Bocklisch (4), reprenant les travaux de Gautier et Etard sur les poissons putréfiés, constate dans la chair de perches la présence d'alcaloïdes, auxquels il donne le nom de putrescine et de ganidine. Mais il faut arriver au travail de Briéger pour avoir sur l'ensemble de ces ptomaïnes des données précises. Briéger a étudié successivement les ptomaïnes de la peptone, puis celles des viandes et des poissons putréfiés et enfin celles du fromage.

C'est sur l'ensemble de tous les travaux que je viens de signaler et en me basant sur l'ouvrage de Briéger (5), sur l'important travail que le professeur Debierre (6) (de Lille) a consacré à l'étude des maladies infectieuses et sur la très remarquable revue du docteur Roussy (7) sur les ptomaïnes et les leucomaïnes

(1) Nencki, *Ueber die Zersetzung der Gelatine und des Eiweisses bei der Faulniss mit Pancreas*. Bern., 1876.

(2) Gautier et Etard, *Comptes rendus de l'Académie des sciences*, t. LXXXXIV, p. 1601.

(3) Guareschi et Mosso, *Arch. ital. de biol.*, t. II, p. 369, et t. III, p. 241.

(4) Bocklisch, *Ueber Faulnissbasen aus Fischen (Berichte der Deutschen chemischen Gesseischaft*, Bd. XVIII, p. 86 et 1922, 1885).

(5) Briéger, *Microbes, ptomaïnes et maladies*, trad. de Roussi et de Winter. Paris, 1887.

(6) Debierre, *les Maladies infectieuses, microbes, ptomaïnes et leucomaïnes*. Paris, 1888.

(7) Roussy, *les Ptomaïnes et les Leucomaïnes (Revue des sciences médicales*, t. XXXI, 1888).

que nous allons maintenant entrer dans l'étude de ces principales ptomaïnes.

Des ptomaïnes de la peptone.

Tanret, en 1882, avait constaté ce fait que les peptones présentent la plupart des réactions des alcaloïdes. Briéger compléta cette donnée en montrant que si on fait agir directement la pepsine sur de la fibrine humide, on obtient un alcaloïde toxique auquel il a donné le nom de peptotoxine. Cette peptotoxine détermine chez les grenouilles, à la dose de quelques gouttes, la mort en seize minutes.

Des ptomaïnes des viandes altérées.

De la viande altérée et en particulier de celle du cheval, Briéger a retiré les alcaloïdes suivants : d'abord la neuridine $C^5H^{14}Az^2$ qui ne paraît pas toxique, puis la névrine putréfactive qui a des propriétés physiques, chimiques et physiologiques identiques à la névrine et cristallise en aiguilles ; cette névrine putréfactive est excessivement toxique et détermine, à la dose de 2 à 5 milligrammes chez la grenouille des symptômes paralytiques en quelques minutes ; chez les mammifères, elle produit des phénomènes d'empoisonnement caractérisés par de la salivation, des troubles de la respiration, des modifications très intenses dans les fonctions du tube digestif consistant en contractions violentes, exaltation des mouvements péristaltiques et production continue de selles d'abord consistantes, puis bientôt liquides. Cette névrine putréfactive amène chez les animaux la contraction de la pupille ; son action varie selon les animaux en expérience ; c'est le chat qui paraît le plus sensible, puis le lapin ; pour tuer ce dernier, il faut 4 centigrammes de névrine putréfactive par kilogramme de lapin.

Lorsqu'on compare l'action de cet alcaloïde à celle d'autres alcaloïdes connus, on voit qu'elle se rapproche beaucoup de celle de la muscarine et qu'elle est identique à celle de la névrine qui se trouve normalement dans le cerveau ; elle se rapproche aussi de l'action de la choline, mais cette dernière est beaucoup moins toxique, puisque par kilogramme de lapin il faut pour amener la mort de l'animal 50 centigrammes de chlorhydrate de choline. Enfin, il existe un antidotisme très marqué entre cette névrine putréfactive et l'atropine.

Des ptomaïnes des poissons putréfiés.

Les poissons putréfiés, comme nous l'avons déjà vu, sont une source importante de ptomaïnes. C'est ainsi qu'on y a trouvé d'abord la neuridine, l'hydrocollidine, la ganidine, la parvoline et enfin l'éthylène-diamine découverte par Briéger. Cette éthylène-diamine est excessivement toxique ; comme la neurine, elle produit de la salivation, des troubles cardiaques et des phénomènes paralytiques. Enfin, on trouve aussi une muscarine animale analogue à la muscarine végétale et ayant les mêmes propriétés toxiques. Le fromage contient aussi de ces alcaloïdes toxiques.

Toutes ces découvertes présentent un grand intérêt et j'y reviendrai à loisir quand je vous parlerai de la prophylaxie par l'alimentation ; je vous montrerai alors que l'embarras gastrique, l'indigestion, les troubles intestinaux si nombreux et même les phénomènes mortels qui peuvent survenir à la suite de l'ingestion d'aliments putréfiés ont pour cause unique la présence dans le tube digestif en plus ou moins grande quantité des alcaloïdes que je viens de vous signaler. Mais toutes ces études ont pris encore plus de précision quand il s'est agi d'examiner les divers alcaloïdes qui peuvent se produire par la putréfaction du corps humain.

Vous n'ignorez pas l'importance que la médecine légale attachait dans ses constatations cadavériques à la présence d'alcaloïdes trouvés dans les viscères des cadavres soumis à son examen; elle était portée à considérer ces alcaloïdes comme introduits dans le tube digestif par une main criminelle, et le diagnostic d'empoisonnement était rendu bien souvent à la suite de cette constatation.

Des alcaloïdes de la putréfaction dans le corps humain.

Aujourd'hui la question paraît jugée ; les phénomènes de putréfaction que subit le cadavre entraînent la production d'alcaloïdes, les uns toxiques, les autres non toxiques, et on a pu déjà constater un grand nombre de ces alcaloïdes, la cholidine ($C^5H^{13}AzO^2$), la neuridine ($C^5H^{14}Az^2$), la cadavérine ($C^5H^{16}Az^2$), la putrescine ($C^4H^{12}Az^2$), la saprine ($C^5H^{16}Az^2$), la triméthylamine CH^3, la mydaléine, et cette liste est loin d'être close.

Je ne puis ici entrer dans tous les développements que comporte cette question de médecine légale, mais ce que je puis vous dire, c'est que Briéger nous a montré que chaque période de la putréfaction s'accompagne de la formation d'alcaloïdes nouveaux, les uns toxiques, les autres non toxiques. Dès que la vie a cessé, c'est la choline qui apparaît, puis la neuridine, la cadavérine, la putrescine; aucun de ces alcaloïdes n'est toxique. Mais à partir du septième jour après la mort, les alcaloïdes toxiques se montrent, et en particulier la mydaléine, qui est très vénéneuse, provoque des diarrhées profuses, des vomissements, de l'inflammation intestinale et entraîne la mort des cobayes à la dose de 5 milligrammes.

D'ailleurs cette liste des ptomaïnes tend à augmenter chaque jour et voici d'après Guareschi (1) la liste de celles qui étaient connues à la fin de l'année dernière.

FORMULE.	DÉNOMINA-TION.	AUTEUR DE LA DÉCOUVERTE	PROVENANCE.	ACTION PHYSIOLOGIQUE.
$C^5H^{11}Az$	Titanotoxine.	Brieger.	Dans les cas de té-tanos.	
$C^5H^{14}Az^2$	Neuridine.	»	Cadavres humains	Non toxique.
$C^5H^{14}Az^2$	Cadavérine.	»	»	»
$C^5H^{16}Az^2$	Saprine.	»	Viande pourrie.	»
$C^4H^{12}Az^2$	Putrescine.	»	»	?
?	Midaléine.	»	»	?
$C^6H^{11}Az$	Collidine.	Nencki.	Gélatine pourrie.	?
$C^8H^{13}Az$	Hydrocollid.	Gautier et Etard.	Viande pourrie.	Convulsif.
$C^9H^{13}Az$	Parvoline.	»	Poissons avariés.	?
$C^{10}H^{13}Az$	Non baptisée.	Guareschi, Mosso.	Fibrine décomp.	Action du curare
$C^{17}H^{38}Az^4$	»	Gautier.	Viande pourrie.	?
$C^5H^{15}AzO^2$	Choline.	Brieger.	»	Action du curare faible.
$C^5H^{13}AzO$	Neurine.	»	»	»
$C^1H^{15}AzO^3$	Muscarine.	»	Poissons avariés.	Toxicité moyen.
$C^4H^{17}AzO^2$	Gadinine.	»	»	Non toxique.
$C^5H^{11}AzO^2$	Non baptisée.	Salkowsky.	Viande pourrie.	»
$C^8H^{15}AzO^2$	»	»	»	?
$C^7H^{16}Az^2O^6$	»	Pouchet.	»	Toxique.
$C^5H^{11}Az^2O^4$	»	»	»	»
$C^6H^{15}AzO^2$	Mytilotoxine.	Brieger.	Mytilus edulis (moule).	»
$C^5H^{11}AzO^2$	Midatoxine.	»	Cadavres décomp.	Action du curare
$C^8H^{11}AzO^3$	Midine.	»	»	?
$C^5H^{11}AzO^2$	Bétaïne.	»	Poissons avariés.	?
$C^7H^{17}AzO^2$	Typhotoxine.	»	Dans les cas de ty-phus.	Toxique.
$C^{13}H^{30}Az^2O^4$	Tétanine.	»	Dans les cas de té-tanos.	Toxicité moyen.
$C^{14}H^{30}Az^2O^4$	Non baptisée.	Guareschi.	Fibrine décomp.	?
Non déterm.	Spasmotoxine	Brieger.	Dans les cas de té-tanos.	Toxicité moyen.
»	Tyrotoxine.	Vaughan.	Fromage.	Toxique.

Vous comprenez que les médecins légistes se soient efforcés de trouver des caractères chimiques qui permissent de distinguer ces alcalis cadavériques des alcaloïdes végétaux. Brouardel et Boutmy avaient pensé que seuls ces alcalis avaient la propriété de réduire un chlorure ferrique en présence du ferrocyanure de potassium et de donner ainsi une coloration bleue caractéristique. Malheureusement ce signe n'a pas la valeur que ces savants lui avaient attribuée, et Gautier a montré en effet que l'apomorphine, la morphine, la muscarine et l'ésérine avaient cette même propriété.

Il faut donc reconnaître que ces ptomaïnes ne présentent pas

(1) *Annali di chimica e di farmacologia*, année 1887, p. 237.

de réactions caractéristiques, si ce n'est celles qui sont produites par tous les alcaloïdes, qu'ils soient animaux ou végétaux. C'est ainsi que les réactifs de Meyer, de Nessler, l'iodure de potassium ioduré, l'iodure de bismuth et de potassium, le phosphomolybdate de soude qui précipitent les alcaloïdes végétaux, précipitent aussi les ptomaïnes.

Cette question a d'ailleurs été fort bien étudiée par une commission italienne (1) chargée d'examiner ces ptomaïnes au point de vue médico-légal.

S'il fallait classer ces ptomaïnes, nous adopterions la classification de Roussy qui les divise de la façon suivante : il commence par établir une première grande division basée sur la production de ces ptomaïnes par des microbes indéterminés ou par des microbes pathogènes. Dans la première classe (ptomaïnes d'origine bactérienne indéterminée), la présence ou l'absence d'oxygène permet d'établir une sous-division : les ptomaïnes non oxygénées et les ptomaïnes oxygénées.

Le premier groupe comprend : la cholidine, isolée pour la première fois par Nencki en 1876, et qui a pour formule $C^8H^{19}Az$; la parvoline ($C^9H^{13}Az$), découverte en 1881, par Gautier et Etard, puis l'hydrocollidine ($C^8H^{13}Az$), trouvée aussi par les mêmes expérimentateurs et qui fournit un corps isomère découvert par Cahours et Etard, qui est la dihydrocollidine ($C^8H^{13}Az$) ; la neuridine ($C^5H^{14}Az^2$), isolée par Briéger en 1884 ; la cadavérine ($C^5H^{16}Az$), que Bocklisch a retirée de la saumure de hareng et OEschner de Coninck du poulpe putréfié ; la putrescine ($C^4H^{12}Az^2$) découverte par Briéger ; la saprine isolée par Briéger, et enfin la mydaléine, retirée par Briéger des eaux-mères d'où avaient été extraites les ptomaïnes précédentes.

La neuridine, la cadavérine, la putrescine et la saprine ne sont pas toxiques ; tandis qu'au contraire les autres ptomaïnes le seraient d'une façon très active et en particulier l'hydrocollidine et son isomère, ainsi que la mydaléine. A cette liste, il faudrait joindre deux bases non encore dénommées, l'une retirée par Gautier et Etard des eaux-mères ($C^{17}H^{38}Az^4$) et l'autre extraite par Guareschi et Mosso de la fibrine de bœuf en putréfaction, dont la formule est mal définie, soit $C^{10}H^{15}Az$, soit $C^{10}H^{13}Az$.

(1) *Relazione delle esperienze fatte nel laboratorio speciale della commissionne della R. Universita di Roma sulle cosi dette ptomaïne in rigardo dalla perizie toxicologiche*, Roma, 1885, et *Gazetta chimica*, t. XIII, 1883.)

Peptomaïnes
oxygénées.

Quant aux ptomaïnes oxygénées, ce sont, d'abord la neurine ou névrine ($C^5H^{13}AzO$), retirée en 1884, par Briéger, du cadavre en putréfaction. Elle proviendrait du dédoublement direct de la choline, et d'après de récents travaux, cette névrine serait un hydrate de triméthylvinylammonium. Comme nous l'avons vu, c'est une base toxique, puis la choline ($C^5H^{15}AzO^2$), qui serait un hydrate de triméthylhydroxétilène ammonium. Wurtz l'aurait obtenue par synthèse, en traitant la triméthylamine par l'oxyde d'éthylène. Elle toxique comme la précédente, mais à un moindre degré. La muscarine putréfactive ayant pour formule $C^5H^{13}AzO^2$, qui est toxique comme son isomère la muscarine végétale. La ganidine ($C^7H^{16}AzO^2$), qui, elle, ne serait pas toxique et qui est retirée, comme son nom l'indique, de la morue altérée. La mydatoxine ($C^6H^{13}AzO^2$), trouvée par Briéger et qui est faiblement toxique. La méthylganine, substance toxique. La méthylotoxine ($C^6H^{15}AzO^2$), que l'on trouve dans le foie des moules, ce qui est la cause de l'empoisonnement par ces mollusques. A ces substances, il faudrait joindre les deux ptomaïnes découvertes par Pouchet, ptomaïnes non dénommées et qui auraient pour formules, la première, $C^7H^{18}Az^2O^6$; la seconde, $C^5H^{12}Az^2O^4$. Elles seraient toutes les deux toxiques.

Quant à la seconde classe, c'est-à-dire quant aux ptomaïnes produites par les microbes déterminés, nous y reviendrons à la fin de cette conférence, lorsque je vous parlerai des ptomaïnes et leucomaïnes sécrétés par des microbes pathogènes.

Ces ptomaïnes, qu'elles soient oxygènes ou non oxygènes, qu'elles proviennent de microbes non déterminés ou de microbes pathogènes, sont en résumé des diamines appartenant à la série grasse; ce sont des liquides huileux, alcalins, qui saturent exactement les acides forts, constituant ainsi des sels cristallisés. Ces sels sont très oxydables et doués d'un grand pouvoir réducteur; ils sont tous solubles dans l'éther alcoolique et beaucoup se dissolvent dans le chloroforme et l'éther amylique.

Réactions
des
ptomaïnes.

Les ptomaïnes ont des réactions colorées que Selmi et Gautier nous ont fait connaître; ainsi l'acide sulfurique étendu les colore en rouge violacé; l'acide chlorhydrique produit la même coloration, qui augmente si on fait intervenir la chaleur; enfin, l'acide nitrique donne, après avoir été chauffé avec ces ptomaïnes et saturé de potasse, une belle coloration jaune d'or.

Telles sont, messieurs, en résumé les principales indications que je voulais vous fournir sur les ptomaïnes. Vous devez surtout retenir de tout ce que je viens de vous dire l'importance que peuvent jouer ces ptomaïnes au point de vue des intoxications alimentaires. Il paraît aujourd'hui démontré que l'embarras gastrique soit aigu, soit chronique, résulte très probablement de l'absorption de ces ptomaïnes, soit qu'elles aient été introduites avec les aliments, soit que l'estomac se montre impuissant à empêcher la fermentation putride des substances organiques ntroduites par l'alimentation. Reportez-vous, en effet, aux symptômes déterminés par ces ptomaïnes et vous y verrez la description des coliques, de la diarrhée, de l'hypersécrétion intestinale et des troubles généraux plus ou moins graves qui caractérisent cet embarras gastrique à toutes ces périodes et il me reste maintenant à vous parler d'un sujet encore plus intéressant, c'est-à-dire des leucomaïnes.

C'est Armand Gautier qui a donné ce nom de leucomaïnes (λεύκωμα, blanc d'œuf) aux alcaloïdes que la cellule animale vivante sécrète à l'état physiologique comme à l'état pathologique, et nous aurons donc à étudier ici ces leucomaïnes physiologiques et pathologiques dans deux chapitres distincts. *Des leucomaïnes.*

Pour les leucomaïnes à l'état physiologique, avant d'arriver aux travaux de Gautier et aux conclusions si importantes qui en découlent, tant au point de vue pathologique qu'au point de vue de l'hygiène prophylactique, je vous dois un court résumé de l'histoire de ces alcaloïdes.

Lorsqu'en 1849, Liebig découvrait dans les urines la présence de la créatine, alcali organique, on pouvait croire que cette découverte devait entraîner celle de la présence d'autres alcaloïdes sécrétées par l'organisme à l'état physiologique; il n'en fut rien et même Liebig repoussa cette hypothèse, que la créatine qui a pour formule celle des alcaloïdes, $C^4H^9AzO^2$, pût constituer une base organique. *Historique.*

Vingt ans après, en 1869, Liebreich trouvait dans l'urine normale un alcaloïde, la bétaïne ($C^5H^{11}AzO^2$).

En 1880, Gabriel Pouchet (1) constate dans l'urine, outre la présence de la créatine et de la bétaïne, celle de l'allantoïne, de la carmine et enfin un alcaloïde indéterminé. Puis en 1881 et 1882, commencent les communications de Gautier et de

(1) Gabriel Pouchet, Thèse de Paris, 1881, p. 21.

Bouchard, sur lesquelles je reviendrai tout à l'heure quand nous étudierons le mécanisme de production de ces leucomaïnes.

En 1883, Mourson et Schlagdenhaufen (1) constatèrent dans le liquide amniotique humain recueilli au moment de l'accouchement un corps ayant les caractères des alcaloïdes. La même année, Bocci montre que les urines jouissent de propriétés toxiques et qu'elles agissent comme le curare sur les grenouilles et les mammifères (2). Lépine et Guérin (3), en 1884, retirent des urines, à l'aide de l'éther, ces alcaloïdes toxiques, puis nous arrivons au travail de Foa et Pellacani (4). Ces expérimentateurs italiens prennent des viscères frais, les diluent dans l'eau et injectent ces dilutions en quantité donnée dans la veine jugulaire des lapins et montrent que ces dilutions produisent plus ou moins rapidement des accidents toxiques mortels, ce qui leur permet de classer les différents viscères par ordre de toxicité ; le cerveau occuperait ainsi le premier rang, puis viendraient les capsules surrénales, les testicules, les reins, les ganglions lymphatiques et le foie. La rate serait dépourvue de toute action nocive.

Une fois ces indications connues, je vais spécialement vous indiquer les travaux de Gautier et ceux de Bouchard qui les complètent.

Des leucomaïnes musculaires. Comme nous l'avons déjà vu dans la première partie de cette leçon, dès l'année 1872, Gautier avait découvert que la fibrine du sang, abandonnée l'été sous une couche d'eau, donnait lieu à certains alcaloïdes fixes ou volatils. Gautier, continuant ses recherches, montra alors que la chair fraîche pouvait contenir ces mêmes alcaloïdes, et dans une série de travaux il décrivit les leucomaïnes musculaires, telles que la xanthocréatinine ($C^5H^{10}Az^4O$), la crusocréatinine ($C^5H^8Az^4O$), l'amphicréatinine ($C^9H^{19}Az^7O^4$),

(1) Mourson et Schlagdenhaufen, *Nouvelles Recherches chimiques et physiologiques sur quelques liquides organiques (liquide amniotique)* (in *Comptes rendus de l'Académie des sciences*, 30 octobre 1882, et *Archives de tocologie*, mai 1883).

(2) Bocci, *Centralbl. für die Med. Wiss.*, n° 51, 1882.

(3) Lépine et Guérin, *Sur la présence d'alcaloïdes toxiques dans l'urine et dans certains liquides pathologiques* (in *Revue de médecine*, t. LVI, p. 767, 1884).

(4) Foa et Pellacani, *Sur le ferment fibrinogène et sur les actions toxiques exercées par quelques organes frais* (in *Arch. ital. de biologie*, t. IV, p. 56).

la pseudoxanthine ($C^4H^5Az^5O$), et des bases ayant pour formules $C^{11}H^{24}Az^{10}O$ et $C^{12}H^{25}Az^{11}O^5$.

Gautier opérait sur de la viande de bœuf fraîche et sur l'extrait de viande Liebig. Toutes ces bases que je viens de vous signaler sont cristallisées et forment avec les acides des sels plus ou moins stables. A ces alcaloïdes il faut joindre l'adénine que Cossel a découverte en 1886. Cette base a ce point d'intéressant, que sa formule est exactement le quintuple de celle de l'acide cyanhydrique et que, traitée par la potasse, l'adénine donne du cyanure de potassium.

Si vous voulez bien vous rappeler que la xanthine peut être formée par synthèse en agissant sur l'acide cyanhydrique d'une part et d'autre part que l'adénine se transforme elle-même en hypoxanthine, vous comprendrez facilement que l'on ait rapproché l'action de ces alcaloïdes toxiques de celle des cyanures et que Gautier, élargissant cette hypothèse, se soit efforcé de montrer que la charpente du protoplasme cellulaire a pour base ces composés cyanhydriques.

Ainsi donc, grâce à ces belles recherches, il était désormais acquis que l'on trouvait dans la chair et même dans certains viscères comme la rate, d'où un élève de Gautier, Morelle, a retiré un alcaloïde très toxique, on trouvait, dis-je, à l'état frais des alcalis organiques, les leucomaïnes, analogues comme action aux alcalis de la putréfaction, aux ptomaïnes.

Mais Gautier ne s'arrêta pas là ; son esprit généralisateur le conduisit plus loin. Comparant la cellule organique à la cellule végétale, il montre que l'une et l'autre pouvaient produire des alcaloïdes et de même que la cellule végétale des quinquinas produit la quinine et une série d'autres alcaloïdes, nos cellules constituent aussi de toutes pièces des alcaloïdes, les uns toxiques, les autres inactifs.

Mais ces alcaloïdes ne peuvent s'accumuler dans notre économie sans danger et ils doivent être éliminés par les différents émonctoires. C'est ce qui conduisit Gautier à examiner la salive et le venin des serpents.

Des leucomaïnes dans les secrétions et les excrétions.

Déjà bien des années auparavant, Cloès (1), en 1852, avait signalé dans le venin du crapaud et de la salamandre la présence d'alcaloïdes.

(1) Cloès, *Comptes rend. de l'Académie des sciences*, 1852, t. XXXIV, p. 79.

En 1866, Zaleski séparait un de ces alcaloïdes à l'état de pureté et lui donnait le nom de salamandrine ($C^{34}H^{60}Az^2O^3$). En 1872, Corre (1), comparant le poison des poissons vénéneux des mers de la Chine et de l'Australie au venin des serpents, montrait leur grande analogie et signalait la présence d'alcaloïdes dans l'humeur toxique sécrétée par les poissons.

Gautier analysa donc le venin du *Cobra capello* et y trouva deux alcaloïdes nouveaux; ces alcaloïdes produisent, l'un la somnolence et la torpeur, l'autre des troubles intestinaux sans déterminer la mort. Ce ne sont donc pas les corps les plus actifs de ce venin.

Des leucomaines de la salive.

Puis Gautier examina la salive de l'homme et en retira des alcaloïdes toxiques pour certains êtres comme le moineau, et en somme la salive est une des voies d'excrétion des alcalis fournis par les cellules vivantes de l'organisme. Mais ce sont surtout les urines qui constituent la voie la plus puissante d'excrétion de ces alcaloïdes, et ceci nous permet d'aborder un autre ordre de recherches dont la plupart sont dues au professeur Bouchard et à ses élèves.

Des leucomaïnes urinaires.

En 1881, Felz et Ritter montraient que l'injection de l'urine en nature dans les veines entraînait la mort des animaux. Bocci, à la fin de 1882, renouvelait les expériences de Felz et Ritter, et montrait que l'urine est toxique. En 1883, Schiffer fit des extraits d'urine par l'éther et montra que ces extraits injectés chez des grenouilles entraînaient la mort de l'animal.

De son côté, Gabriel Pouchet avait constaté dans les urines la présence d'alcaloïdes toxiques, et Bouchard, en 1882, retrouvait ces alcaloïdes toxiques, mais dans les urines pathologiques. C'est ce que faisaient aussi, en 1883 et 1884, Dupard et Lépine, puis Lépine et Guérin, qui constataient dans ces mêmes urines pathologiques la présence d'alcaloïdes. A partir de 1884, Bouchard commence ses travaux sur les urines normales, dont il fait connaître les résultats dans diverses communications en 1886.

Il se sert du lapin comme animal réactif et il injecte dans la veine de l'oreille de ce lapin des quantités variables d'urine. Il examina tout d'abord les phénomènes toxiques produits ainsi par la pénétration de l'urine chez le lapin. Ces phénomènes sont essentiellement caractérisés par la contraction des pupilles,

(1) Corre, *Archives de physiologie*, t. IV, p. 405.

l'accélération des mouvements respiratoires, l'incoordination des mouvements, la somnolence, de l'hypothermie, la diminution des réflexes palpébraux et cornéens et la mort survient dans le coma sans convulsions ou avec des spasmes modérés. Pendant toute cette scène pathologique, il se produit de nombreuses émissions d'urine.

Puis Bouchard établit l'urotoxie, c'est-à-dire la quantité De l'urotoxie. d'urine nécessaire pour tuer 1 kilogramme de lapin. Cette quantité est représentée par 45 centimètres cubes d'urine normale.

L'homme adulte et bien portant élimine en vingt-quatre heures par chaque kilogramme de son poids une quantité de poison urinaire capable de tuer $464^g,5$ de matière vivante; son coefficient urotoxique est donc $0^k,4645$ et il met deux jours et quatre heures en moyenne pour fabriquer la masse de poison urinaire capable de l'intoxiquer lui-même.

Ensuite Bouchard examine les modifications que font subir à ces poisons urinaires les phénomènes physiologiques; il montre que la toxicité urinaire varie pendant la veille et pendant le sommeil. Elle est à son minimum lorsque l'homme s'endort et augmente pendant le sommeil. Le travail musculaire a aussi une grande influence sur cette toxicité et il supprime 30 pour 100 de la toxicité totale des urines émises en vingt-quatre heures; 27 pour 100 de la toxicité de celles de la veille et 40 pour 100 de la toxicité des urines du sommeil qui suit. De plus, les urines de la veille et celles du sommeil n'ont pas la même action toxique; celles de la veille sont narcotiques, celles du sommeil convulsivantes.

Poussant toujours plus loin la question, Bouchard montre qu'il n'y a pas qu'un poison urinaire, mais une série de poisons et il obtient ainsi sept substances toxiques : une substance diurétique, qui est l'urée, urée d'ailleurs peu nocive par elle-même, puisqu'il faut 6 grammes par kilogramme du poids de l'animal pour amener la mort; une substance narcotique; une substance sialogène; une substance qui contracte la pupille; une autre qui abaisse la température; enfin deux substances convulsivantes, l'une de nature organique, l'autre de nature minérale, c'est la potasse.

D'ailleurs si vous voulez étudier cette question dans tous les détails qu'elle comporte, je vous renvoie aux belles leçons de

Bouchard sur les auto-intoxications, où est exposé magistralement tout ce qui a trait à la toxicité des urines (1).

Ainsi donc, il est bien établi que l'économie fournit incessamment des substances toxiques, substances qu'elle élimine par les différents émonctoires de l'économie et particulièrement par les urines. Quant aux substances toxiques, leucomaïnes ou ptomaïnes, introduites par l'alimentation, elles sont, ou éliminées par les urines et les matières fécales, ou détruites par le foie.

Des leucomaïnes à l'état pathologique.

A l'état pathologique, on trouve aussi des leucomaïnes qui sont fournies par l'économie. Bouchard (2), en 1882, montrait que dans les urines des maladies infectieuses on pouvait trouver des substances alcaloïdiques; Felz (3), de son côté, a montré la toxicité spéciale des urines pathologiques. Villiers (4), en analysant des individus morts du choléra dans le service du professeur Hayem, a retrouvé des bases alcaloïdiques ayant une odeur d'aubépine et possédant une grande toxicité. Pouchet (5) a pu retirer des déjections des cholériques une substance alcaloïdique. Cette découverte a présenté ce fait curieux, c'est que pendant que Pouchet s'efforçait de faire cristalliser ce chlorhydrate basique par une évaporation au bain-marie, il fut pris d'accidents toxiques très analogues au choléra avec frissons, crampes, nausées et anurie; cette dernière a duré plus de trente heures.

Des toxines des microbes pathogènes.

Il me reste, pour terminer, à examiner les alcalis organiques fournis par les microbes pathogènes. C'est à Briéger que l'on doit les études les plus intéressantes à ce sujet. Il a tout d'abord étudié les alcaloïdes que l'on trouve dans les bouillons de culture où se trouve le *staphylococcus pyogenes aureus* et il en a retiré des corps non toxiques, tels que la xanthine et la créatinine.

(1) Bouchard, *les Auto-intoxications dans les maladies*, leçons recueillies par Le Gendre. Paris, 1887.

(2) Bouchard, *Sur la présence d'alcaloïdes dans les urines au cours de certaines maladies infectieuses* (in *Comptes rendus de la Société de biologie,* 5 août 1882).

(3) Felz, Académie des sciences, 1er avril 1886.

(4) Villiers, *Sur la formation des ptomaïnes dans le choléra (Comptes rendus de l'Académie des sciences,* 12 janvier 1885, p. 91) ; *Sur la formation des alcaloïdes dans les maladies (Comptes rendus de l'Académie des sciences,* 20 avril et 11 mai 1885, p. 1073).

(5) G. Pouchet, *Sur les modifications qui se produisent dans la composition chimique de certaines humeurs sous l'influence du choléra épidémique* (in Académie des sciences, 26 janvier 1885).

Puis ce même examen a porté sur les bouillons de culture du bacille de la fièvre typhoïde et il en a retiré cette fois un alcali toxique, la typhotoxine, ayant pour formule $C^7H^{17}AzO^2$. Des recherches analogues ayant été faites sur les bouillons de culture du bacille du tétanos, on en a pu retirer trois alcaloïdes : d'abord la tétanine ($C^{13}H^{30}Az^2O^4$), c'est un corps très toxique qui reproduit chez les animaux les convulsions toniques et chroniques propres au tétanos ; puis la tétanotoxine ; alcali non oxygène et ayant pour formule $C^5H^{11}Az$; c'est un poison convulsivant, mais à un moindre degré que la tétanine, enfin la spasmotoxine, dont la formule n'est pas encore bien fixée, mais qui est convulsivante comme la tétanine. Il y aurait encore un quatrième alcaloïde, trouvé dans ce bouillon de culture, mais il n'est pas encore bien fixé. Le bacille du choléra donnerait aussi lieu, dans les bouillons de culture, à la production de toxines diverses, je vous signalais, il y a quelques instants, les travaux de Felz, de Villiers et de Pouchet à cet égard, je dois maintenant vous citer les six bases que Briéger a extraites de ces bouillons et dont la plus toxique est la méthylguanidine ($C^2H^7AzO^3$).

Lorsque je vous parlerai des virus atténués et des vaccines, je vous montrerai que c'est sur la présence de ces ptomaïnes sécrétées par certains microbes qu'est basée la vaccine chimique, en particulier celle du choléra, d'après les belles recherches de Gamaleia d'Odessa, celle de la septicémie d'après les expériences de Roux, et probablement celle de la rage, si l'on s'en rapporte aux travaux de Peyraud, de Libourne, et surtout à la récente communication de Pasteur (1).

Quel rôle jouent ces alcaloïdes toxiques dans la scène pathologique déterminée par ces microbes pathogènes ? C'est ce qui nous reste à examiner et c'est ce que je me propose de faire dans la prochaine conférence, où j'aborderai l'étude de l'infection et de l'intoxication.

(1) Pasteur, *Sur la vaccination préventive du choléra* (Académie des sciences, séance du 20 août 1888).

QUATRIÈME CONFÉRENCE

INFECTIONS ET INTOXICATIONS.

Messieurs,

L'hygiène prophylactique a pour but d'éloigner de l'économie toutes les causes qui peuvent l'infecter ou l'intoxiquer. Mais il nous faut, avant d'aller plus loin, bien délimiter la part qui revient à l'infection et à l'intoxication. C'est ce que je me propose de faire dans cette conférence.

S'il s'est produit pendant longtemps et s'il se produit encore une certaine confusion dans la définition que l'on doit donner de l'infection et de l'intoxication, cela résulte de l'extension que l'on a donnée à tort, à mon sens du moins, au mot *poison*. En créant le nom de *poison morbide* et en généralisant à toutes les causes qui peuvent infecter l'économie ce mot de poison, confondant ainsi dans la même appellation les virus, les venins, les miasmes et les poisons chimiques, on a considérablement obscurci ce sujet.

Bernheim, dans son article du *Dictionnaire encyclopédique des sciences médicales* sur la *contagion*, avait bien compris la différence de ces différents mots ; aussi dit-il que l'infection est produite par un poison particulier, différant des poisons ordinaires parce qu'il se reproduit d'une façon illimitée ; pour lui, c'est un corps vivant et qui se multiplie. Dans sa belle leçon sur les maladies infectieuses, le professeur Jaccoud (1) s'efforçait de son côté d'établir les différences et les points de contact qui existent entre le poison infectieux et le poison chimique.

Il me semble qu'aujourd'hui, grâce aux découvertes de Pasteur d'une part, de celles de Gautier, de Bouchard et de Briéger de l'autre, nous pouvons établir une distinction nette et tranchée

(1) Jaccoud, *les Maladies infectieuses*. Leçon du 11 novembre 1882.

Définition.

entre l'infection et l'intoxication. Nous réserverons le nom de *poison* à toute substance chimique d'origine minérale, végétale ou animale, qui, introduite dans l'économie, y détermine des troubles plus ou moins graves, plus ou moins persistants, à l'ensemble desquels on doit donner le nom *d'intoxication*. Nous appliquerons au contraire le nom *d'infection* à la pénétration dans l'économie d'un principe vivant, comme le dit Bernheim, capable de se multiplier dans l'organisme, c'est-à-dire d'origine microbienne.

Dans les précédentes leçons, je vous ai parlé des microbes pathogènes, causes de l'infection, et, d'autre part, les ptomaïnes et des leucomaïnes, causes de l'intoxication ; mais il me faut approfondir ce sujet, et je dois vous montrer les conditions générales dans lesquelles peuvent se produire ces infections et ces intoxications, et les points de séparations si nettes qui existent entre les empoisonnements et les maladies infectieuses.

De l'intoxi-
cation.

L'intoxication est toujours proportionnelle à la quantité du poison introduit, et les symptômes qui la caractérisent se produiront dès que la substance toxique aura atteint les points de l'économie où doit porter son action prédominante. Ses effets sont pour ainsi dire mathématiques, de telle sorte qu'étant donnés le mode d'introduction et l'animal en expérience, on peut établir la dose toxique du poison employé par kilogramme du poids de cet animal.

Ce travail que nous avons fait, Audigé et moi, pour les alcools, a été reproduit depuis par bien des expérimentateurs, et vous avez vu dans la leçon précédente comment Bouchard l'a appliqué à l'étude de la toxicité des urines.

S'il survient des différences dans les effets toxiques produits par la même substance, cela résulte de circonstances spéciales dont nous connaissons l'influence, action qui explique la tolérance et l'intolérance pour les substances médicamenteuses. C'est d'abord le mode d'introduction du poison : plus la substance toxique arrivera rapidement aux centres nerveux, plus rapide aussi sera l'apparition des symptômes d'intoxication, et comme il est des glandes, telles que le foie, qui ont la propriété d'accumuler ou de détruire ces substances toxiques, vous comprenez comment peut s'expliquer la rapidité plus grande de l'intoxication lorsque le poison pénétrera par la peau ou par les poumons que lorsqu'on l'introduira par la voie stomacale. Dans mes leçons de *clinique thérapeutique* (1), j'ai d'ailleurs longuement insisté sur ce point et je me suis efforcé de montrer la supériorité des injections sous-cutanées et surtout des injections trachéales sur l'administration par la bouche ou par le rectum des substances médicamenteuses.

L'autre cause qui fera aussi varier l'intensité des phénomènes d'intoxication, c'est l'élimination du poison par les différents émonctoires de l'économie et en particulier par le rein. Plus les fonctions du rein seront activées, plus il se produira une tolérance grande à l'empoisonnement. Permettez-moi de vous rappeler à cet égard le fait si curieux des polyuriques qui présentent une tolérance exceptionnelle aux substances toxiques les plus actives. Une autre circonstance influera aussi sur les phénomènes d'intoxication, c'est la résistance vitale du sujet, qui fait qu'à doses égales un être faible et débile résistera moins qu'un être vigoureux et bien portant. D'ailleurs vous trouverez tous ces faits longuement exposés dans la thèse d'un de mes meilleurs élèves, Mlle le docteur Chopin (2).

Enfin, l'action toxique sera variable selon l'animal en expérience : tel poison qui a une action très marquée sur l'homme et qui le tue à faible dose, peut être supporté à doses beaucoup plus considérables par le chien, le lapin ou la grenouille et réciproquement. Aussi lorsque nous établissons en thérapeutique et en toxicologie les doses toxiques de certaines substances, faut-il les rapporter au poids de l'animal en expérience et ne jamais s'empresser de conclure de la grenouille, du lapin et du chien à l'homme.

Sauf les points que je viens d'énumérer, l'ensemble symptomatique de l'intoxication sera toujours le même pour le même poison. Il n'en est plus de même de l'infection. Le fait dominant et qui sépare d'une façon absolue les intoxications des infections, c'est que dans l'infection le principe morbide introduit se multiplie dans l'économie et ne produit ses effets que lorsque cette multiplication est assez considérable pour modifier les fonctions de l'économie.

Voici deux lapins : chez l'un, nous allons introduire une

(1) Dujardin-Beaumetz, *Du poumon au point de vue thérapeutique* (*Clinique thérapeutique*, t. II, p. 305, 3e édition. Paris, 1888).

(2) Chopin, *De l'influence des affections rénales sur l'élimination des substances médicamenteuses*. Thèse de Paris, 1888.

goutte d'une culture de *Bacillus anthracis*, chez l'autre de la strychnine. Que va-t-il arriver? Pour ce dernier, les symptômes vont se produire immédiatement, et comme nous connaissons la dose toxique de strychnine par kilogramme de lapin, nous pouvons, pour ainsi dire, produire à volonté une intoxication forte, faible ou de moyenne intensité. Pour l'autre lapin qui a reçu le virus charbonneux, quelque faible que vous supposiez la quantité que nous ayons introduite dans son économie, l'animal conservera pendant deux jours toutes les apparences de la santé la plus parfaite, puis surviendront les accidents morbides auxquels il succombera, et lorsque nous reprendrons une partie infinitésimale du sang de cet animal, nous pourrons, en l'inoculant à un autre lapin, transmettre la maladie de lapin à lapin. Voilà l'infection. Pour se produire, elle a besoin d'une période dans laquelle le principe morbide introduit doit se multiplier, c'est la période d'incubation.

De l'infection. Mais il nous faut pénétrer plus avant dans notre sujet et examiner de plus près quelles sont les conditions qui influent sur le développement de ces maladies infectieuses. Nous trouvons en présence deux facteurs : un agent infectieux d'une part, et de l'autre un terrain ou un milieu propice à sa culture, et l'évolution des phénomènes infectieux dépendra de la lutte engagée entre ces deux facteurs. Cette lutte passera par des phases que nous retrouvons toujours comme caractéristiques des maladies infectieuses : une période d'incubation qui permet à l'agent infectieux de se multiplier, puis une période d'invasion, et enfin, selon les résultats, la mort ou la guérison de l'être inoculé. Examinons donc chacun de ces points séparément, d'une part l'agent infectieux, et d'autre part le terrain, et cela en nous basant surtout sur les recherches expérimentales faites dans ces dernières années avec les microbes pathogènes les mieux connus. Commençons, si vous le voulez bien, par l'agent infectieux.

De l'agent infectieux. Bernheim avait établi une différence entre le miasme et le contage; « si la substance infectieuse, disait-il, a la propriété de se multiplier dans le milieu extérieur à l'organisme, je l'appelle *miasme;* si elle se multiplie dans ou sur l'organisme de manière à être transmissible par voie médiate ou immédiate, je l'appelle *contage;* enfin, si elle est susceptible de se multiplier dans l'organisme et en dehors de l'organisme, elle est à la fois miasme et contage ».

Il me semble qu'aujourd'hui, grâce aux progrès incessants de la microbiologie, on peut modifier ces divisions et dire, comme l'avait fait Bouley, que toute maladie infectieuse est fonction de microbes, non pas que la science soit en possession de la connaissance exacte de tous les microbes pathogènes, mais l'identité absolue qui existe entre les maladies microbiennes et les maladies virulentes dont le microbe est inconnu est telle, qu'on peut affirmer que la cause qui préside à ces affections est la même. Il ne faudrait pas conclure de cette affirmation que les maladies infectieuses, maladies microbiennes, sont toutes contagieuses, et l'on comprend facilement qu'il puisse exister des maladies microbiennes non contagieuses ou du moins dont la contagion ne puisse se faire que dans des conditions telles qu'elle soit impossible à l'état normal.

En effet, qui dit parasitisme ne dit pas contagiosité. Voici un malade porteur d'un kyste hydatique ; il ne viendra à personne l'idée de dire que cette maladie est contagieuse. La fièvre intermittente serait, d'après les idées les plus récentes, déterminée par des micro-organismes spéciaux qui se développent dans le sang ; cette maladie n'est pourtant pas contagieuse et ne pourrait l'être que si on prenait de ce sang et qu'on l'injectât chez un autre individu. Il faut donc, pour que les maladies microbiennes soient contagieuses, que l'on retrouve dans les humeurs de l'économie, humeurs normales ou pathologiques, un microbe spécial qui puisse pénétrer normalement dans un autre organisme.

Cornil (1), dans sa remarquable communication sur la contagiosité de la lèpre, a bien développé ce point particulier de la question qui nous occupe et il paraît acquis aujourd'hui que de la découverte d'un microbe pathogène dans une affection donnée on ne peut conclure à la contagiosité de cette affection. Revenons, maintenant, à la question que nous nous sommes posée et étudions l'agent infectieux.

Le nombre et la vitalité des microbes pathogènes qui constituent cet agent infectieux, ainsi que le point où il pénètre dans l'économie, ont une influence incontestable sur le développement des phénomènes morbides qui constituent l'infection.

(1) Cornil, *De la contagion de la lèpre* (Académie de médecine, juin 1888).

Pour le nombre des agents infectieux, nous avons des expériences fort précises faites par Chauveau (1) ; il prend quatre moutons et leur injecte dans le système veineux des solutions contenant un nombre exact et connu de bactéridies charbonneuses, mille par exemple ; les quatre moutons succombent. Il reproduit ensuite l'expérience avec une injection intra-veineuse ne renfermant plus, cette fois, que six cents bactéridies ; la moitié seulement des animaux périt. Puis, s'il descend plus bas, à cent ou cinquante micro-organismes, les moutons alors ne succombent plus et jouissent par la suite d'une immunité à des inoculations plus virulentes.

L'âge des bactéries a aussi une influence considérable sur le développement des phénomènes infectieux et surtout sur la résistance qu'offre l'agent infectieux à nos moyens de destruction. Vous verrez, quand je vous parlerai des virus atténués, que l'action de ces virus est tout entière basée sur les modifications que l'on fait subir à la vitalité des micro-organismes dont on diminue la virulence pour ainsi dire à volonté, soit en modifiant leur liquide de culture, soit en les faisant passer dans d'autres organismes.

Il n'est pas jusqu'au point où pénètrent ces micro-organismes qui n'ait une influence sur le développement des phénomènes infectieux, et, à cet égard, nous pouvons prendre deux exemples caractéristiques dans le charbon symptomatique et dans la rage.

Lorsque je vous ai parlé des affections charbonneuses, je vous ai montré qu'il en existait une connue sous le nom de mal des montagnes, qui frappe surtout nos bêtes à cornes et est due à la présence d'un microbe pathogène, le *Bacterium Chauvæi*. Si la contagion a lieu par des inoculations cutanées, il se produit d'abord des symptômes locaux au niveau de la piqûre, puis les symptômes généraux surviennent et l'animal succombe. Que la pénétration ait lieu par les voies respiratoires, c'est l'inverse qui se produit ; ce sont d'abord les symptômes généraux qui apparaissent et les tumeurs ne se montrent qu'aux périodes ultimes de la maladie. Il y a plus, si l'inoculation se fait sur une partie dépourvue de masse musculaire, comme l'extrémité de la queue des ruminants par exemple, les tumeurs caractéristiques ne se produisent plus, les symptômes généraux sont peu accusés, et l'animal acquiert une immunité aux atteintes postérieures de ce

(1) Chauveau, *Influence de la quantité des agents infectieux* (*Comptes rendus de l'Académie des sciences*, 1880, t. XC, p. 1526).

charbon symptomatique. Le même effet est obtenu si l'on fait pénétrer l'agent infectieux directement dans le sang. Anaérobie par excellence, le *Bacterium Chauvæi* ne peut s'y développer, et l'animal résiste à de telles inoculations, qui lui confèrent aussi l'immunité.

Pour la rage, ce point d'inoculation a aussi une importance capitale, et c'est ce fait qui a permis à Pasteur d'entreprendre ses belles recherches expérimentales. Il a, en effet, montré avec Roux que l'on diminuait considérablement la période d'incubation quand on plaçait le virus rabique dans un milieu propre à son développement, et tandis qu'il faut des mois pour voir, après morsure, se développer les accidents rabiques chez les animaux, il suffit de quinze jours quand on introduit directement l'agent infectieux sur les méninges et dans l'encéphale.

Mais le rôle, il faut bien le reconnaître, le plus important dans cette lutte qui va être entreprise entre le microbe et l'organisme, revient au terrain. Tandis que pour les intoxications, toutes choses étant égales d'ailleurs, la scène morbide sera proportionnelle à la dose du poison administré, il n'en est plus de même dans les maladies infectieuses, et nous voyons se produire sous des influences multiples une réceptivité plus ou moins grande à l'agent infectieux. Cette réceptivité peut même être nulle et constituer ainsi ce qu'on décrit sous le nom d'immunité. Influence
du terrain.

Examinons brièvement quelles sont les conditions de cette immunité et prenons toujours, si vous le voulez bien, nos exemples dans les maladies infectieuses qui frappent surtout les espèces animales. Nous aurons à examiner successivement l'espèce animale mise en expérience, l'âge du sujet, sa résistance vitale plus ou moins grande, et enfin l'immunité que lui confèrent les attaques antérieures des maladies infectieuses et virulentes. De l'immunité.

Si, dans l'empoisonnement, les symptômes d'intoxication peuvent varier selon l'espèce en expérience, ces variations, en résumé, sont faibles, et il suffit d'augmenter la dose pour voir se produire les phénomènes toxiques ; il n'en est plus de même avec l'agent infectieux, et l'on voit des animaux résister aux inoculations des agents infectieux, quelle que soit la dose administrée. Ainsi, pour les maladies qui frappent en particulier l'espèce humaine, la syphilis, cette maladie virulente par excellence, n'est pas transmissible aux animaux et le singe syphilitique de notre regretté collègue Martineau restera un fait exceptionnel. La fièvre Influence
de l'espèce
animale.

typhoïde qui entraîne dans notre population une si grande mortalité et dont nous connaissons aujourd'hui l'agent infectieux, le *Bacillus typhosus*, ne peut être transmis aux animaux. Le lapin et le cobaye qui sont si sensibles au charbon bactéridien, sont absolument réfractaires au charbon symptomatique. Ce même charbon bactéridien, qui détruit nos moutons et peut atteindre l'homme, ne peut être inoculé au chien. La rage épargne les gallinacés.

Enfin, nous voyons, selon les espèces, la réceptivité aux agents infectieux augmenter ou diminuer, et vous verrez, lorsque je vous parlerai des virus atténués, que c'est sur l'augmentation ou la diminution de l'activité morbide de cet agent infectieux, passant d'un organisme dans un autre, qu'est basée la création de ces virus atténués. Ici, les exemples sont très nombreux.

Pour la rage: la rage furieuse des chiens, décrite aussi sous le nom de rage des rues, voit sa virulence s'affaiblir en passant par le singe, tandis qu'elle est augmentée quand on l'inocule de lapin à lapin. La période d'incubation de la rage du chien, lorsqu'elle est transportée au lapin, est de quatorze jours ; mais lorsqu'elle est inoculée de lapin à lapin, elle n'est plus que de sept jours.

Pour le rouget du porc, lorsqu'on transmet son microbe au lapin, il perd en partie ses propriétés infectieuses, de telle sorte qu'inoculé de nouveau au porc, il constitue un vaccin pour ce dernier. Au contraire, ce même bacille transmis à des pigeons prend une virulence beaucoup plus grande, et il suffit alors de prendre le virus atténué chez le lapin, puis de l'inoculer à un pigeon pour qu'il reprenne son activité première, et qu'inoculé à un porc, il entraîne la mort de l'animal. Le même fait se produirait aussi pour le choléra, d'après les expériences de Gamaleïa (d'Odessa) ; le bacille en virgule de Koch acquerrait une virulence toute spéciale en passant de pigeon à pigeon.

Influence de la race.
Mais ce qu'il y a de plus curieux et de plus étrange, c'est que cette réceptivité varie dans la même espèce animale. Le charbon vrai, le sang de rate, le charbon bactéridien, qui décime nos troupeaux de moutons en France, épargne les moutons algériens appartenant à la race barbarine, et rien de plus typique que l'expérience faite à cet égard par Chauveau. Il prend douze moutons de notre pays et quarante-sept moutons algériens ; il inocule à tous dans les mêmes conditions la même quantité de bactéridies charbonneuses. Tous les moutons européens succombent, tandis que

ceux de race barbarine ne comptent que huit morts, et les trente-neuf restants non seulement résistent à cette inoculation, mais encore à toutes celles qui sont pratiquées ultérieurement. Aucune différence cependant appréciable entre l'organisme du mouton barbarin et de notre mouton indigène. De même pour la souris ; la zoologie est impuissante à distinguer la souris des champs de la souris de nos appartements, et pourtant la première résiste à une septicémie qui emporte la seconde. Le même fait se reproduit pour notre espèce : la fièvre jaune, si meurtrière pour la race blanche, paraît au contraire respecter dans une certaine mesure la race noire.

Dans la même espèce, d'ailleurs, certaines conditions font varier la réceptivité de l'animal à l'agent infectieux. Ainsi, Toussaint nous a montré, au point de vue de l'âge, que, tandis que certains animaux, comme le chien adulte, sont rebelles aux inoculations charbonneuses, ces mêmes animaux, à leur naissance, succombent à ces inoculations. Si l'on en croit les expériences de Feser, la nourriture aurait aussi une certaine influence sur cette réceptivité. D'après lui, les rats nourris avec de la viande résisteraient mieux au charbon que ceux qui en sont privés. *[Influence de l'âge.]* *[Influence de la nourriture.]*

Mais ce qui montre combien cette question de réceptivité est complexe dans une même espèce, ce sont surtout les expériences de Lœffer. Il nous a montré que, pour le rat, par exemple, la réceptivité pour le charbon serait excessivement variable. On peut, suivant lui, pratiquer sur ces animaux un grand nombre d'inoculations avec le virus charbonneux, et cela sans aucun résultat, puis, un beau jour, et sans qu'on sache pourquoi, à ces inoculations négatives, succède une inoculation positive.

Dans l'espèce humaine, la clinique nous montre également combien est en effet variable cette réceptivité aux agents infectieux, et nous ignorons pourquoi tantôt nous résistons aux maladies infectieuses avec lesquelles nous sommes en contact, et pourquoi tantôt, au contraire, nous acquérons une réceptivité favorable à leur développement.

Cependant, il semble démontré que plus l'être vivant, homme ou bête, sera affaibli, surmené, épuisé, plus il deviendra un terrain propre à l'invasion de la maladie infectieuse. Voyez ce qui se passe pour les animaux ; lorsque nous soumettons des chevaux à des fatigues exagérées, ils deviennent la proie facile de toutes les épizooties et succombent avec une extrême facilité. *[Influence du surmenage.]*

Influence de la température animale.

Je dois à ce propos vous rappeler les célèbres expériences de Pasteur sur la transmission du charbon aux poules et aux grenouilles. Il montra dans ses expériences qu'il suffisait d'abaisser la température des premières en les plongeant dans l'eau froide, et d'élever la température des secondes en les maintenant dans l'eau chaude, pour voir le *Bacillus anthracis* se développer dans l'économie de ces différents animaux qui présentent une immunité absolue au charbon bactéridien lorsqu'ils sont dans les conditions normales. On peut se demander si la température des animaux a réellement l'influence qu'on lui a attribuée et s'il ne faut pas plutôt invoquer ici l'affaiblissement général de l'organisme amené par les conditions anormales dans lesquelles on fait vivre l'animal en expérience.

Influences morales.

Quoi qu'il en soit, la réceptivité de l'homme aux agents infectieux est indiscutable, et aux influences cosmiques, aux fatigues physiques viennent se joindre les influences morales. Quel exemple plus frappant puis-je vous citer que ce qui se passe pendant la guerre, où l'on voit l'armée du vainqueur dans un état sanitaire relativement bon, alors que l'armée vaincue est décimée par les maladies infectieuses et épidémiques?

Les froids exagérés, de même que les chaleurs trop intenses, affaiblissent l'organisme et en font une proie facile pour les maladies infectieuses. Il en est de même des peines morales. Tel homme qui a résisté à toutes les maladies infectieuses avec lesquelles il a été en contact succombera au moindre choc et à la moindre cause d'infection, s'il est miné et affaibli par les chagrins.

Je ne veux pas pousser plus loin cette démonstration si évidente pour tous, et dont vous verrez des exemples à chaque instant dans votre carrière médicale, et tous les efforts du médecin doivent tendre à créer par des soins hygiéniques bien entendus, soins sur lesquels je me suis longuement étendu dans mes cours précédents lorsque je vous ai parlé de l'hygiène alimentaire et de l'hygiène thérapeutique, à créer, dis-je, un milieu réfractaire aux influences morbides qui tendent à infecter à chaque instant l'organisme.

Influence des maladies antérieures.

La plupart des maladies infectieuses présentent un fait important au point de vue de l'immunité, c'est qu'une fois qu'elles ont atteint l'organisme, ce dernier se montre rebelle à une nouvelle atteinte. Cette immunité ainsi acquise a une durée variable; tantôt cette durée peut exister pendant toute la vie, par exemple pour la syphilis, les faits d'une double syphilis sont tellement rares que l'exception confirme la règle ; il en est de même des fièvres éruptives qui confèrent l'immunité également, mais cette immunité s'éteint au bout d'un certain nombre d'années ; le typhus serait aussi dans le même cas, quoiqu'il y ait ici de nombreuses exceptions. Je vous ferai cependant observer, que dans les cas de fièvre typhoïde à rechute que nous observons si fréquemment depuis quelques mois, la rechute présente une intensité beaucoup moins grande et une durée beaucoup plus courte que la première atteinte. Malheureusement cette règle qui veut que l'attaque antérieure d'une maladie infectieuse préserve d'autres atteintes n'est pas absolue, elle subit de très nombreuses exceptions, et je vous citerai particulièrement ladiphthérie et le choléra, dont les atteintes antérieures ne paraissent pas conférer une immunité même passagère.

Cette même immunité acquise par une maladie antérieure l'est aussi par la vaccine et même par les vaccines, pour parler un langage plus scientifique, puisque aujourd'hui ce mot vaccine s'est généralisé à l'inoculation de tous les virus atténués. Dans la conférence que je me propose de faire sur les virus atténués, je vous exposerai en entier cette grande question de l'immunité acquise par la vaccination et la durée de cette immunité. *(Influence de la vaccine.)*

Comment expliquer cette immunité ? Bien des explications ont été données ; aucune n'est absolument définitive, ce sont plutôt des hypothèses. Il y a d'abord l'hypothèse du contre-poison soutenue par Chauveau, qui veut que la présence des micro-organismes pathogènes amène la production d'une substance qui crée dans l'organisme un milieu réfractaire au développement de ces microbes. *(Causes de l'immunité. Théorie du contre-poison.)*

Pasteur a soutenu de son côté la théorie de l'épuisement ; il a montré que, lorsque dans un bouillon de culture on a obtenu un développement de micro-organismes, ces bouillons sont inaptes à fournir une seconde culture. Mais la théorie qui a le plus de vogue est celle de Metschnikoff, que l'on a dénommée théorie de la *phagocytose* (1). *(Théorie de l'épuisement. De la phagocytose.)*

Se basant sur ce fait que l'on voit les amibes ingérer les sub-

(1) Metschnikoff, *Lutte des phagocytes et des bacilles du charbon* (*Virchow's Arch. f. path. Anat. u. Phys.*, bd. CVII, 1887). — *Sur la lutte des cellules de l'organisme contre l'invasion des microbes* (*Ann. Pasteur*, 1887, p. 32). — *Les phagocytes dans la fièvre récurrente* (*Ann. Pasteur*,

stances avec lesquelles elles sont en contact, le professeur d'Odessa admet que certaines cellules vivantes de l'organisme jouent le même rôle par rapport aux micro-organismes pathogènes.

Il divise ces cellules en deux groupes : les *macrophages*, qui seraient surtout les cellules du tissu conjonctif et des épithéliums, et les *microphages*, constituées presque exclusivement par les globules blancs. Ces dernières, auxquelles il donne le nom de *phagocytes*, pourraient absorber jusqu'à quarante et cinquante bacilles, et l'inflammation qui succède toujours localement au point inoculé serait un mode de préservation créé par l'organisme qui fournit alors un grand nombre de globules blancs chargés de détruire les microbes pathogènes.

Dans cette théorie de la phagocytose, l'immunité résulterait du fonctionnement actif de ces globules blancs. Mais lorsque les fonctions digestives de ces globules blancs viendraient à faiblir, elles créeraient alors un état de réceptivité pour les maladies infectieuses ; de telle sorte qu'en résumé la réceptivité serait, d'après Metschnikoff, en relation directe avec un état dyspeptique des globules blancs par rapport aux microbes pathogènes.

Quant à l'immunité créée par les vaccinations, elle s'expliquerait, suivant Metschnikoff, par l'habitude que l'on donnerait aux leucocytes d'absorber et de digérer avec plus d'activité qu'à l'état normal les microbes pathogènes avec lesquels ils sont en contact.

Bien des objections ont été faites à la théorie de la phagocytose ; l'une des plus sérieuses a été présentée par Emmerich qui affirme que les phagocytes ne peuvent digérer que les bactéries mortes (1). Aussi Klebs, se basant sur cette curieuse propriété, leur a-t-il donné le nom de *vidangeurs du sang*.

N'attendez pas de moi que je tranche le débat que soulève cette question de l'immunité. Elle est loin d'être résolue, et il nous faudra encore peut-être bien des années pour que nous ayons une explication définitive de ce fait si complexe et si curieux. Qu'il me suffise de vous dire que l'intensité et la malignité des maladies infectieuses résultera de la vitalité relative de

1887, p. 503). — *Sur l'atténuation des bactéridies charbonneuses dans le sang des animaux à sang chaud* (*Ann. Pasteur*, 1887, p. 42). — *Lettre à Weiggert* (*Fort. der Med.*, 1888, n° 3).

(1) Emmerich, *la Guérison du charbon* (*Arch. f. Hyg.*, 1887).

l'agent infectieux et de l'organisme infecté. Elles seront plus ou moins grandes suivant que l'organisme pourra plus ou moins bien détruire ou éliminer cet agent infectieux. Il me reste maintenant, pour terminer ce qui a trait à ces infections, à vous dire quelques mots du mode de propagation de ces maladies infectieuses, en un mot, à vous parler de la contagion.

Tandis qu'à aucune période de l'ensemble morbide qui constitue l'intoxication, la transmission de ces phénomènes d'un individu à un autre individu n'est possible, cette transmission qui constitue la contagion est un fait presque constant dans les maladies infectieuses ; je dis presque constant, car si, pour être transmissibles, les maladies ont besoin d'un agent virulent de nature microbienne, la réciproque n'est point vraie, et de ce qu'une maladie est microbienne, il n'en résulte pas fatalement qu'elle soit transmissible ; je me suis déjà expliqué sur ce point au début de cette leçon, je n'y reviendrai pas.

De
la contagion.

On a donné plusieurs définitions de la contagion. Anglada voulait que, pour qu'il y eût contagion, il y eût transmission d'un principe matériel, résultat d'une élaboration morbide spécifique ; il insistait sur ce mot *élaboration,* de telle sorte que, pour lui, la gale et les teignes ne seraient pas des affections contagieuses. La division donnée par Naquard et adoptée par Bouillaud, se rapproche beaucoup plus de la vérité ; voici cette définition : « La contagion est un acte par lequel une maladie déterminée se communique d'un individu qui en est infecté à un individu qui est sain, au moyen d'un contact, soit immédiat, soit médiat. »

Définition.

Comme le fait très justement remarquer Bernheim, cette définition a le grand tort de comprendre dans ce mot de contagion les affections nerveuses par exemple, d'une part, et d'autre part il n'est pas nécessaire que l'individu soit sain pour être affecté. Aussi il propose une définition qui me paraît être la meilleure de toutes et parfaitement applicable à l'origine microbienne des maladies infectieuses. Cette définition, la voici : « La contagion est un acte par lequel une maladie déterminée se communique d'un individu qui en est infecté à un autre individu par contact immédiat ou médiat, au moyen d'un principe matériel qui émane du corps du premier, quelle que soit son origine primitive, et qui se multiplie dans ou sur le sujet auquel il est transmis. »

Comment se fait cette transmission ? Déjà, dans ma première leçon sur les *Doctrines microbiennes,* je vous ai montré comment l'économie, assaillie de toutes parts par les microbes pathogènes, pouvait lutter contre toutes les causes qui concourent à sa perte, et si, dans la plupart des faits que je vous ai signalés jusqu'ici au point de vue expérimental, c'est à l'aide d'injections sous-cutanées que nous faisons pénétrer l'agent infectieux dans l'économie, cette pénétration, à l'état normal, se fait aussi par la peau dépouillée de son épiderme et par les muqueuses. Mais ce qu'il est très important de mettre bien en lumière, c'est combien est fréquente la contagion par contact direct comparée au contage par l'air atmosphérique.

Du rôle de l'air dans la contagion. S'il fallait ne nous en rapporter qu'aux expériences physiologiques, on devrait mettre en doute cette contagion par l'air atmosphérique, puisque, quel que soit le soin que l'on ait mis à examiner et à analyser les divers microbes contenus dans l'air, on n'y trouve pas de bactéries pathogènes, et Miquel, qui a surtout insisté sur ces expériences, a montré qu'en recueillant ces micro-organismes atmosphériques et en les inoculant à des animaux, il n'a jamais déterminé de maladie infectieuse.

Bien entendu, je ne parle ici que de microbes et non de particules organiques, telles par exemple que des croûtes provenant de pustules varioliques, des crachats de tuberculeux desséchés. On sait, en effet, que ces particules peuvent se trouver en plus ou moins grande quantité au milieu des poussières accumulées dans les salles de malades, et les expériences faites par Brouardel au service des varioleux, autrefois établi à l'hôpital Laënnec, en aspirant l'air des salles à travers de la ouate, ont permis de constater *de visu* la présence de ces particules organiques. Mais, dès que l'on se trouve dans l'air ambiant, ces poussières disparaissent complètement.

L'air est un mauvais terrain de culture. Quelles sont les causes qui empêchent l'air d'être chargé de microbes pathogènes ? C'est qu'il est un mauvais milieu de culture pour les micro-organismes, car trois causes en effet de destruction se trouvent dans cet air atmosphérique : ce sont l'action des rayons solaires, l'action de l'oxygène et l'action de la chaleur.

Action des rayons solaires. L'action des rayons solaires comme cause de destruction des microbes est des plus nettes. Duclaux, l'un des premiers, a appelé l'attention sur le soleil comme agent destructeur des microbes. En quelques heures, à l'état sec, les microcoques exposés au soleil sont détruits. Ces recherches ont été complétées depuis

par Arloing et Straus. Arloing a montré ce fait curieux, c'est
que dans les bouillons de culture les spores fraîches sont plus
rapidement détruites par les rayons solaires que les bacilles
adultes. Straus a expliqué cette anomalie par le fait suivant :
c'est que cette destruction des spores par les rayons solaires ne
se fait que dans les bouillons de culture et n'a pas lieu dans l'eau
distillée, et il montre que ce n'est pas sur les spores qu'agissent
les rayons solaires, mais sur les bactéries à l'état naissant. Enfin,
Arloing a montré que cette action destructive des rayons solaires
n'était due ni aux rayons caloriques, actiniques ou colorés du
spectre solaire, mais appartenait à la lumière blanche complète (1).

L'autre cause de destruction réside, vous ai-je dit, dans l'action
de l'oxygène. Vous verrez, lorsque je vous parlerai des virus atténués, que c'est grâce à l'action de l'oxygène que l'on peut diminuer la virulence de certains agents infectieux et en constituer
des virus atténués. Lorsque, comme l'a fait Bert, on soumet les
virus à l'action de l'oxygène comprimé, on détruit tous les organismes vivants, sauf toutefois, lorsqu'ils sont à l'état de spores ;
et pour ce qui a trait au *Bacillus anthracis*, on peut, quand il
est à l'état de spore, le soumettre pendant vingt et un jours à
l'action de l'oxygène pur, sous pression de 10 atmosphères, sans
détruire sa vitalité, tandis que les bactéries adultes succombent
par le séjour dans l'oxygène comprimé.

La dessiccation a aussi le même effet, et, pour prendre toujours
nos exemples dans le charbon où des expériences très importantes
ont été faites à ce sujet, on voit, selon la rapidité avec laquelle
la dessiccation a été amenée, le sang charbonneux garder ou
perdre sa virulence. Lorsque cette dessiccation est très rapide, la
virulence n'existe plus ; lorsqu'elle est faite lentement, au contraire, cette virulence persiste et l'on peut expliquer ce fait que,
dans les premiers cas, les spores ne peuvent se produire, tandis
que dans le second la lenteur de la dessiccation permet la sporulation. Je vous montrerai que le vaccin antirabique résulte d'une
atténuation due aux trois effets que je viens de vous signaler :
action des rayons solaires, de l'oxygène, de la dessiccation.

(1) Duclaux, *Influence de la lumière du soleil sur la vitalité des germes*
(*Comptes rendus de l'Académie des sciences*, 1885, janvier, n° 2, p. 119).—
Arloing, *Influence de la lumière blanche et de ses rayons constituants sur
le développement et les propriétés du Bacillus anthracis* (*Arch. de physiol.*,
1886, p. 920).

Il ne faudrait pas conclure de mes paroles que je nie à l'air toute action dans le contage des maladies infectieuses ; cela est loin de ma pensée. Ce que j'ai voulu dire, c'est qu'il ne faut pas attacher à l'air, au point de vue de ce contage, un rôle exagéré.

Pour ce qui a trait aux affections chirurgicales, la question paraît aujourd'hui jugée et c'est presque exclusivement dans le contage direct des pièces de pansements, d'instruments, de linges, de mains contaminés, que se fait la contagion des affections septiques, et la première idée qui avait fait adopter l'atmosphère phéniquée et les pansements ouatés est aujourd'hui abandonnée par un grand nombre de nos chirurgiens, et je vous citerai à cet égard les expériences si décisives du professeur Le Fort. C'est en effet dans les liquides et les solides que les micro-organismes, agents infectieux, trouvent un terrain favorable à leur développement, et lorsque je vous parlerai de la désinfection, j'insisterai longuement sur ce fait.

Action nocive de l'air confiné. Si l'air n'est pas un facteur aussi actif qu'on le pensait jusqu'ici dans la propagation des maladies microbiennes, est-ce à dire que nous ne devions pas apporter un grand soin à la ventilation et en particulier à celle de nos salles de malades ? Nullement, messieurs, car si l'expérience n'a pas encore démontré la présence de micro-organismes pathogènes dans cet air, elle nous a signalé l'existence d'un poison de la nature des ptomaïnes que l'on trouverait dans l'air expiré, et les récentes recherches de Brown-Séquard et de d'Arsonval paraissent concluantes à cet égard, de telle sorte que l'air confiné ne serait pas une cause d'infection, mais bien une cause d'intoxication, et nous devons toujours nous efforcer de renouveler et d'aérer les locaux que nous habitons pour éviter cette cause d'empoisonnement.

Jusqu'ici, je me suis efforcé de vous montrer que l'infection était toujours le produit d'un contage par un poison vivant et se multipliant, tandis que l'intoxication résulte de la pénétration d'un poison défini dans l'économie et que, dans ce cas, les phénomènes morbides sont proportionnels à la dose du principe toxique administré. Mais entre ces deux classes si tranchées, maladies infectieuses d'une part, intoxication de l'autre, en existe-t-il une troisième qui participerait à la fois des infections et des intoxications ? C'est un point qu'il me reste à discuter en terminant cette leçon.

Il est démontré aujourd'hui que, dans les bouillons de culture

de certains microbes pathogènes, on trouve des ptomaïnes, et je
vous ai fourni, à cet égard, dans ma dernière conférence, quelques explications. Je vous ai montré que Briéger, en étudiant
les bouillons de culture du *Staphylococcus pyogenes aureus*, y
avait trouvé de la xanthine et de la créatinine, qu'il avait aussi
extrait des bouillons de culture du *Bacillus typhosus*, une toxine
très active, la typho-toxine; que Nicolaïer, Rosenbach et Briéger
avaient obtenu dans les liquides de culture du bacille du tétanos
plusieurs alcaloïdes, tels que la tétanine, la tétano-toxine et la
spasmotoxine, et qu'enfin, dans le choléra, Briéger a trouvé plusieurs bases, dont six sont déjà connues, et nous voyons Gamaleïa confirmer ces recherches en utilisant ces ptomaïnes dévelop-
pées dans les bouillons de culture pour constituer une vaccine
contre le choléra.

Si enfin vous voulez bien vous reporter aux récentes expériences de Jessard et surtout à celles de Charrin sur la pyocyanine, cette matière colorante qui donne au pus sa coloration
bleue et qui est sécrétée par un microbe spécial, vous y verrez
que, dans les phénomènes toxiques développés chez les animaux,
c'est bien plus la ptomaïne sécrétée par ce microbe que le microbe lui-même qui est la cause des accidents observés.

Il existe donc, à n'en pas douter, des maladies qui peuvent à
la fois tenir de l'infection et de l'intoxication, de l'infection par le
microbe qui les a déterminées, de l'intoxication par les ptomaïnes
sécrétées par ce microbe, ce seraient les *toxi-infections*.

Quelles sont ces maladies ? Il nous est bien difficile d'en
faire aujourd'hui la liste complète, et dans l'état actuel de nos
connaissances, nous ne pouvons qu'en signaler quelques-unes ;
le tétanos serait de ce nombre, le choléra aussi. Quant à la
fièvre typhoïde, il est possible qu'elle rentre dans ce groupe, et cela
surtout depuis les récentes expériences de Chantemesse et de
Widal, qui ont conféré l'immunité à des souris en leur faisant
absorber les ptomaïnes sécrétées par le bacille typhogène. Je
n'ai pas à vous rappeler ici les discussions si vives et si brillantes
qui se sont élevées à la suite de la communication de Gautier sur
les ptomaïnes et les leucomaïnes (1). Peter, en se basant sur ces
nouvelles découvertes, s'efforça de montrer que l'ensemble des

(1) Peter, *Bulletin de l'Académie de médecine*, 2ᵉ série, nº 5, p. 173, 1886.
— Gautier, *Bulletin de l'Académie de médecine*, 2ᵉ série, nº 7, p. 219·
222, 1886.

phénomènes typhoïdes était dû à l'accumulation de produits toxiques sécrétés par l'économie, qu'il y avait là une auto-infection, une auto-typhisation, ou plutôt une auto-intoxication, et que le microbe, dans ce cas, n'était que secondaire dans l'empoisonnement de l'économie.

Il est probable aussi que les septicémies prendront rang dans ces toxi-infections, faisant ainsi un trait d'union entre les chirurgiens et les accoucheurs qui soutiennent, les uns que ces septicémies sont toujours d'origine microbienne, les autres qu'elles sont le résultat d'un empoisonnement par une toxine (1). Je ne puis trancher ce débat, et il me paraît impossible d'adopter une opinion définitive à ce sujet. Toutes ces études sur les micro-organismes et sur les ptomaïnes et les leucomaïnes datent à peine de quelques années, et il nous faut attendre de nouvelles recherches pour avoir une opinion définitive à ce sujet.

Mais nous pouvons dire que, entre les affections infectieuses proprement dites de nature microbienne et les intoxications, il existe un groupe encore mal déterminé d'affections morbides, les toxi-infections, qui tiendrait de l'un et de l'autre de ces empoisonnements, et cela par le microbe qui les produit et par les toxines sécrétées par ce microbe.

De la spontanéité. Mais le point sur lequel il me paraît important d'insister, c'est que, si l'on doit admettre des toxi-infections, il est nécessaire, pour que les phénomènes morbides se produisent, que des microbes pathogènes pénètrent d'abord dans l'économie, les toxines étant produites par eux, ce qui doit faire repousser l'hypothèse de la spontanéité, qui n'existe plus déjà pour les maladies microbiennes et que seules les intoxications conservent dans leur pathogénie, puisque nous avons vu l'économie pouvoir spontanément créer des toxines nombreuses.

Du microzyma. Je sais qu'il y a l'hypothèse faite par Béchamp, qui veut que la cellule vivante renferme une granulation moléculaire, le microzyma, qui se transformerait spontanément en bacilles, de telle sorte que la cellule vivante créerait spontanément les bacilles et les alcalis toxiques. Mais ce n'est là qu'une hypothèse,

(1) Le Fort, *Bulletin de l'Académie de médecine*, p. 222-230, 1886. — Verneuil, *Bulletin de l'Académie de médecine*, 2e série, p. 230, 1886. — Charpentier, *Bulletin de l'Académie de médecine*, 2e série, p. 272-280-286, 1886. — Guéniot, *Bulletin de l'Académie de médecine*, 2e série, p. 304-315, 1886. — Hervieux, *Bulletin de l'Académie de médecine*, p. 323-332, 1886.

et aucune preuve expérimentale décisive n'a encore été fournie à l'appui ; il nous faut donc repousser la spontanéité pour les maladies infectieuses et les toxi-infections, et ne l'accepter que pour les intoxications.

En résumé, je crois vous avoir suffisamment montré dans cette longue conférence que l'économie peut être empoisonnée de trois façons : ou bien par les ptomaïnes et les leucomaïnes, ou bien par les microbes pathogènes, ou bien encore à la fois par les microbes pathogènes et les alcaloïdes toxiques.

L'hygiène prophylactique n'a qu'un but : s'opposer à ces in-toxications et à ces infections, et, pour y arriver, elle emploiera les quatre ordres de moyens suivants : la désinfection, l'isolement de l'individu, les vaccinations et un examen attentif des substances que l'homme absorbe pour son alimentation. Ce sont tous ces moyens que je vais examiner dans des conférences successives. Je commencerai par la désinfection.

CINQUIÈME CONFÉRENCE

DES DÉSINFECTANTS.

Messieurs,

Je veux aujourd'hui aborder cette grande question des désinfectants ; c'est là un sujet extrêmement vaste que je vais être forcé de limiter à ce qui a trait à l'hygiène prophylactique proprement dite. N'attendez donc pas de moi une description de tous les antiseptiques qui pourraient rentrer dans cette étude des désinfectants ; déjà dans d'autres conférences, j'ai présenté des considérations générales sur les antiseptiques ; je vous y renvoie (1). N'attendez pas non plus de moi une énumération de tous les procédés que la chirurgie moderne et la médecine mettent en œuvre pour réaliser l'antisepsie. Je vous renvoie à cet égard aux ouvrages qui ont été publiés à ce sujet et qui sont assez nombreux aujourd'hui pour constituer une bibliothèque, et en particulier au beau travail de Vallin sur la désinfection et au traité si complet et si intéressant, que mon élève Le Gendre, avec Lepage et Barette, ont consacré à l'antisepsie appliquée à la thérapeutique et à l'hygiène (2).

Je m'en tiendrai donc à la désinfection appliquée à la prophylaxie des maladies infectieuses et aux désinfectants à utiliser en pareil cas. Il nous faudra examiner successivement les moyens les plus pratiques et les plus utiles à mettre en œuvre pour désinfecter les locaux occupés par les malades, les objets qui ont été en contact avec eux et souillés de leurs déjections et enfin ceux qu'il faut employer pour éviter la propagation de la maladie

(1) Dujardin-Beaumetz, *les Nouvelles Médications.* Paris, 1887, 3e édition, p. 67.

(2) Vallin, *Traité des désinfectants et de la désinfection.* Paris, 1882. — Le Gendre, Barette et Lepage, *Traité pratique d'antisepsie appliquée à la thérapeutique et à l'hygiène.* Paris, 1888.

par les personnes qui ont approché le malade, en un mot tous les moyens qui empêchent la contagion et la dispersion des maladies infectieuses et épidémiques.

Définition. Il nous faut, tout d'abord, nous entendre sur ce mot *désinfectants.* La définition que Littré en donne ne peut être admise; pour lui, ce sont des substances qui détruisent chimiquement les mauvaises odeurs, ces substances sont des désodorants, mais non des désinfectants. La définition de Vallin est la seule acceptable en modifiant cependant un des termes de cette définition. « Les désinfectants, dit-il, sont les substances capables de neutraliser les principes morbifiques, virus, germes, miasmes, ou de décomposer les particules fétides et les gaz qui se dégagent des matières en putréfaction. » Il suffit de remplacer le mot *substance* par celui d'*agent*, pour rendre cette définition complète, puisqu'elle permet d'y comprendre la chaleur, le meilleur des désinfectants. Quant à nous et en nous plaçant sur le terrain étroit que nous avons délimité au début de cette leçon, nous dirons que les désinfectants sont les agents qui s'opposent à l'infection, c'est-à-dire à la propagation et à la dissémination des microbes pathogènes des maladies infectieuses.

Faut-il faire comme le veut Vallin, une distinction entre les antiseptiques et les antivirulents ? Les premiers suspendant d'après leur étymologie la putréfaction (de ἀντι, contre et σήψις), putréfaction), les seconds s'adressant plus particulièrement aux agents microbiens (virus, germes, contages). Je ne le pense pas, car nous savons aujourd'hui que la putréfaction est déterminée par des agents microbiens et que par cela même ces deux classes n'en doivent faire qu'une. Il est bien entendu aussi que nous repoussons de notre définition les absorbants et les désodorants, puisque ces deux actions peuvent se produire sans détruire l'agent contagieux. Un désinfectant peut être absorbant et désodorant, mais la réciproque n'est point toujours vraie.

Une fois toutes ces définitions bien posées, nous pouvons maintenant étudier les agents de la désinfection. Si nous nous tenons très sévèrement dans les limites posées au début de cette leçon, c'est-à-dire sur le terrain de la prophylaxie, ce nombre d'agents est des plus restreints; il ne s'agit pas en effet dans cette conférence de vous dire tous les agents de l'antisepsie chirurgicale ou médicale, mais simplement d'exposer aussi brièvement que possible ceux qui s'opposent à la transmission et à la dispersion des maladies infectieuses. On peut les ranger sous deux chapitres distincts : les agents chimiques et les agents physiques, les premiers se divisant en désinfectants gazeux et en désinfectants liquides. Examinons le premier de ces groupes, les fumigations gazeuses.

A priori, il semblerait que le type des désinfectants fût un gaz doué d'une force de pénétration très intense et qui pourrait porter ainsi son action antiseptique dans les parties les plus reculées de la pièce qu'il s'agit de désinfecter. Vous verrez qu'au contraire on tend à abandonner ces désinfectants gazeux et que l'on est prêt à adopter la conclusion du docteur Richard, ainsi formulée : « Méfions-nous des désinfectants chimiques gazeux en général. Ingénions-nous pour trouver mieux et pour pouvoir nous en passer tout à fait dans l'avenir (1). »

Les désinfectants gazeux sont les vapeurs d'acide nitrique, celles d'acide chlorhydrique, le chlore et l'acide sulfureux. Je passerai très rapidement sur ces deux premiers, parce qu'ils ne sont plus mis en usage ; j'insisterai un peu plus sur le chlore, me réservant de m'arrêter beaucoup plus longtemps sur l'acide sulfureux ; ce sont les seuls désinfectants gazeux qui soient en usage aujourd'hui.

C'est Smith qui a introduit les fumigations d'acide nitrique dans l'hygiène ; il les pratiqua de 1795 à 1799, sur la flotte anglaise alors décimée par une épidémie de typhus, et les résultats furent assez avantageux pour que le parlement lui votât, en 1802, une récompense de 125 000 francs. Pour obtenir les vapeurs nitriques d'après le procédé de Smith, on faisait agir de l'acide sulfurique sur du nitre.

Dans de pareilles fumigations, on tenait à ce que l'acide nitrique fût débarrassé de vapeurs nitreuses ; c'est l'inverse qu'il eût fallu exiger si l'on s'en rapporte au récent travail de Girard et Pabst (2), qui se sont efforcés de montrer que ces vapeurs nitreuses ont un extrême pouvoir antiseptique, et ils ont proposé, comme procédé désinfectant, les vapeurs nitreuses qui sont dégagées par les cristaux des chambres de plomb, le sulfate de nitrosyle, sur lesquels on fait agir l'acide sulfurique. Malheu-

---

(1) Richard, *Sur la pratique de la désinfection par l'acide sulfureux* (*Revue d'hygiène*, p. 273, 1887).

(2) Girard et Pabst, *Désinfection des vidanges par les produits nitreux* (Académie des sciences, 1880, et *Revue d'hygiène et de police sanitaire*, 1881, p. 116).

reusement ces vapeurs nitreuses qui jouissent de propriétés antiseptiques véritables ont aussi une action corrosive évidente et peuvent être par suite difficilement appliquées aux vêtements et aux tentures.

C'est Guyton-Morvaux qui s'est fait le propagateur des fumigations d'acide chlorhydrique et de chlore ; il proposa successivement l'acide muriatique ordinaire et l'acide muriatique oxygéné, qui est le chlore. Aujourd'hui, si les premières sont abandonnées, on a gardé les secondes sous le nom de fumigations guytoniennes. Ce mot « guytonienne » n'est pas juste, car c'est Cruickshank qui les préconisa le premier. Cependant un médecin français, Dizé, les aurait employées dès 1773 et 1775.

Du chlore.   Ces fumigations au chlore, que Guyton opposa aux fumigations de Smith, eurent une grande vogue. Cette vogue ne serait pas complètement méritée si on se reporte aux récents travaux entrepris à ce sujet. Ces expériences ont été faites en France par Peuch, professeur à l'Ecole vétérinaire de Toulouse, et à l'étranger, par Dougall, Baxter, Mecklemburg et par Sternberg. Ce dernier a fait un travail très important sur ce sujet à l'instigation du conseil sanitaire de Washington. Tous ces expérimentateurs ont étudié l'action antiseptique du chlore sur des matières virulentes et particulièrement sur le vaccin. Ils ont montré que les vapeurs de chlore détruisaient l'inoculabilité de ce vaccin, mais ils n'ont pas précisé exactement les doses nécessaires pour obtenir ce résultat. Cependant Sternberg qui a mis le plus de précision dans ses expériences, a montré que des plaques d'ivoire chargées de vaccin desséché exposées pendant six heures dans une atmosphère renfermant au moins un volume pour cent de chlore perdaient leurs propriétés virulentes (1).

Je n'ai pas ici à vous dire par quel moyen on peut obtenir ce chlore. Vous pouvez faire agir de l'acide chlorhydrique sur du bioxyde de manganèse, ou encore user des chlorures alcalins, de chaux, de soude (liqueur de Labarraque), ou de l'eau de Javel, qui n'est que de l'hypochlorite de potasse, et je passe maintenant à l'étude qui doit surtout nous occuper : je veux parler de l'action désinfectante de l'acide sulfureux.

Les propriétés désinfectantes de l'acide sulfureux sont con-

---

(1) Sternberg, *Experiments designed to test the value of certain gazeous and volatile desinfectants* (*National Board of Health Bulletin.* Washington, 1880, t. I, p. 219, et 1881, p. 21).

nues depuis la plus haute antiquité ; ouvrez l'*Odyssée* et vous y verrez, au chant XII, qu'Homère nous dit qu'Ulysse, pour purifier le palais à la suite du massacre des prétendants et des esclaves, fait brûler du soufre. Ovide, dans ses *Fastes* (chapitre IV), recommande aux bergers « de répandre l'eau lustrale sur leurs brebis, et de verser sur le feu le soufre vierge qui jette une flamme azurée ».

De l'acide
sulfureux.

Mais l'auteur de l'antiquité qui fournit sur les propriétés antiseptiques du soufre les données les plus précises, est à coup sûr Pline. Il nous dit qu'à l'île de Milo existait une excavation d'où sortaient des vapeurs sulfurées ; lorsque des épidémies sévissaient dans l'île, les habitants agrandissaient cette excavation pour que les vapeurs sulfureuses fussent plus abondantes et pénétrassent dans les maisons, et purifiassent la contrée.

Mais revenons à une période plus moderne et voyons sur quelles bases expérimentales est établie la valeur antiseptique des fumigations sulfureuses. Ces expériences, relativement récentes, ont toutes porté sur la destruction des propriétés virulentes de certains produits, ou sur la stérilisation de certains micro-organismes.

Dans le travail que je vous ai déjà signalé de Sternberg (1), il n'a garde d'oublier l'acide sulfureux et montre que la combustion de 5 grammes de soufre par mètre cube neutralise le vaccin à l'état liquide, et qu'il faut porter la dose à 16 grammes pour obtenir la neutralisation du vaccin desséché.

Baxter a expérimenté cette action antiseptique sur le virus morveux ; seulement ses observations sont loin d'être concluantes, parce qu'il mélangeait directement de l'acide sulfureux en solution dans l'eau avec la substance à inoculer ; mais celles de Vallin paraissent beaucoup plus décisives. Vallin se servait aussi du virus farcineux, et il montra que 20 grammes de soufre par mètre cube suffisaient à neutraliser ce virus ; puis Vallin généralisant l'expérience au virus tuberculeux et au pus d'un chancre mou, mit bien en lumière les effets antiseptiques de l'acide sulfureux (2).

Pettenkofer, de son côté, a fait, du 11 octobre au 21 no-

(1) Sternberg, *Experiments designed to test the value of certain gazeous and volatile desinfectants* (*National Board of Health*, Washington, t. I, p. 21, 29 à 37, 1880, p. 219, et 23 juillet 1881, p. 21).

(2) Vallin, *Désinfectants et désinfection*, p. 250. Paris, 1882.

vembre 1875, des expériences qui parurent assez concluantes pour que l'acide sulfureux fût appliqué désormais à la désinfection des navires contaminés. Jusqu'ici, toutes les expériences paraissaient des plus favorables à l'acide sulfureux.

Deux médecins de la marine russe mirent en doute les affirmations du professeur de Munich. Ils opérèrent sur des microbes et montrèrent que l'action neutralisante de l'acide sulfureux variait selon la hauteur où étaient placés les micro-organismes dans la pièce à désinfecter, et tandis qu'il ne fallait que 28 grammes de soufre par mètre cube quand les microbes étaient placés au niveau du sol, il fallait élever la dose à 92 grammes quand ils occupaient dans la pièce une position élevée (1).

Mais le travail qui porta le coup le plus sérieux aux propriétés antiseptiques de l'acide sulfureux, fut celui de Wolffühgel (de Berlin) (2). Opérant dans différentes conditions sur des micro-organismes, et en particulier sur celui du charbon, il montra que la proportion de 10 volumes pour 100 d'acide sulfureux ne suffisait pas à détruire les germes morbides, surtout lorsqu'ils sont à l'état de dessiccation ; aussi considéra-t-il l'acide sulfureux comme un désinfectant infidèle.

Deux ans après, en 1884, chargé, par la préfecture de police, d'organiser le système de désinfection applicable aux cholériques dans l'épidémie qui venait de se déclarer en France, j'ai repris à mon tour cette question en me plaçant, il est vrai, à un autre point de vue; je voulais étudier les procédés de production les plus pratiques de cet acide sulfureux, et avec le concours de MM. Pasteur et Roux, j'ai établi, à l'hôpital Cochin, une série d'expériences pour me rendre compte de la valeur désinfectante de l'acide sulfureux (3).

Ces expériences nous parurent plutôt favorables que défavo-

(1) Scholte et Gærtner, *Wie viel carbolsaure oder wie viel schweflige saure in Gasform ist nothig zur Tædtung Kleinsten Lebens?* (*Deutsche Viertelj für œff. Gesund*, 1880, t. XII, p. 337 à 376, et *Revue d'hygiène et de police sanitaire*, 1880, p. 819).

(2) Wolffhügel, *Ueber den Werth der Schwefligen Saure als Desinfectionsmittel* (*Mittheilungen aus dem Kaiserlichen Gesundheitsante*, t. I, Berlin, 1882, p. 224, et *Revue d'hygiène*, mars 1882).

(3) Dujardin-Beaumetz, *Expériences sur la désinfection des hôpitaux ayant été occupés par des malades atteints de maladies contagieuses* (Académie de médecine, 9 septembre 1884, et *Bulletin de thérapeutique* t. CVII, p. 241, 1887).

rables. Nous vîmes les tubes, contenant des cultures de micro-organismes ou de la lymphe vaccinale, stérilisés par la combustion de 20 grammes de soufre par mètre cube, et la virulence du vaccin desséché disparaître lorsqu'on portait la dose à 40 grammes par mètre cube. Cependant, même à la dose de 20 grammes par mètre cube, les bactéries charbonneuses, dans un bouillon de culture, n'étaient point stérilisées. Les tubes étaient introduits dans l'intérieur même d'un matelas placé dans la chambre où nous faisions nos expériences, et nous pûmes ainsi apprécier l'extrême force de pénétration de l'acide sulfureux. Je reviendrai d'ailleurs sur tous ces points quand je vous parlerai dans la prochaine leçon des moyens à mettre en pratique pour produire ces fumigations sulfureuses.

Mais les hygiénistes n'avaient pas attendu le résultat de nos expérimentations pour appliquer les fumigations sulfureuses à la désinfection des locaux contaminés. Rendues obligatoires dans l'armée, ces fumigations furent mises en usage, dès 1880, par nos confrères militaires. Nous voyons Czernicki à Avignon (1), Geschwin, à Romorantin, André, à Lunéville, Aubert, en 1881, à Elbeuf (2), puis à Evreux, en 1884, arrêter les épidémies à l'aide de ces fumigations sulfureuses. La dose de soufre employée variait de 20 à 30 grammes par mètre cube. L'inspecteur général Legouest confirmait ces résultats, car à la suite de ma communication à l'Académie de médecine, il affirmait que l'armée de terre n'avait eu qu'à se louer de l'emploi de ces fumigations.

Les mêmes succès étaient obtenus dans l'armée navale, et les médecins de la marine, Potier, puis Raoul (3), affirmaient que la désinfection par l'acide sulfureux ne comptait pas un insuccès.

On était aussi heureux dans les asiles privés ou publics; c'est ainsi que Pietra-Santa (4), dès 1853, appliquait, à la prison des

(1) Czernicki, *Note sur l'assainissement du quartier du Palais, à Avignon, au moyen de l'acide sulfureux* (Rec. *des Mémoires de médecine et de pharmacie militaires*, décembre 1880, t. XXXVI, p. 513).

(2) Aubert, *Sur l'assainissement de la caserne du 28° de ligne, à Elbeuf, au moyen de l'acide sulfureux* (*Bulletin de thérapeutique.*, 1884, t. CVII, p. 304). — *Nouvelles expériences sur la désinfection des habitations privées ou publiques avec l'acide sulfureux* (*Bulletin de thérapeutique*, 1886, t. CX, p. 397).

(3) Raoul, *Archives de médecine navale*, 1885, t. XLIII, p. 280. — Potier, *Archives de médecine navale*, 1886, t. XLV, p. 426.

(4) Pietra-Santa, *De la désinfection par l'acide sulfureux* (*Bulletin de thérapeutique*, 1884, t. CVII, p. 266).

Madelonnettes et à la Santé, dans un cas d'épidémie de variole, la désinfection par les vapeurs sulfureuses, et Lailler, en 1878, désinfectait, à l'aide du même procédé, les salles de l'asile de Quatremares.

En 1884, pendant l'épidémie de choléra, des escouades de désinfecteurs, placés sous les ordres de la préfecture de police, appliquèrent ces fumigations sulfureuses dans tout le département de la Seine, et nous n'eûmes qu'à nous louer de l'emploi de ce moyen qui reste encore aujourd'hui en vigueur.

Malgré ces succès incontestables, nous voyons cependant Richard, dans son importante communication au congrès d'hygiène de Vienne, où il exposait la pratique de la désinfection, repousser les fumigations sulfureuses qu'il considère comme insuffisantes, et cette opinion est partagée par Löffer (de Berlin), et Debroslawin (de Saint-Pétersbourg (1) ; cette réprobation est telle dans l'un et l'autre de ces pays que l'acide sulfureux n'est pas même indiqué dans les désinfectants à mettre en usage.

Comment expliquer de pareilles conclusions quand on remonte aux faits que je vous ai signalés plus haut? Faut-il y voir le simple effet d'un caprice du jour ou le résultat d'une expérience approfondie? Je crois, messieurs, que l'on peut facilement s'expliquer les succès et les insuccès des fumigations sulfureuses par l'extrême diffusibilité de ce gaz qui constitue l'un des grands avantages de l'acide sulfureux, mais lui crée aussi de très sérieux inconvénients.

Je m'explique : Si l'on fait parvenir l'acide sulfureux dans une pièce hermétiquement close, il est un excellent antiseptique, surtout si l'on y joint son peu d'action sur les objets meublants des appartements et sa force extrême de pénétration qui fait, comme nous l'avons constaté d'ailleurs maintes fois, qu'il peut pénétrer dans l'intérieur des matelas les plus épais. Mais, que la pièce soit mal close, on comprend facilement que ce gaz s'échappe alors avec une extrême facilité, et que la quantité d'acide sulfureux introduit dans la pièce ne soit jamais suffisante pour devenir antiseptique.

(1) *Congrès international d'hygiène et de démographie*, Vienne (Autriche), 1887. Seizième question. — Richard, *la Pratique de la désinfection*. — Loeffer, *Ueber Praxis der Desinfection*. — Dobroslawin, *Ueber die praktischen Methode der Desinfection*. — Richard, *Désinfection par l'acide sulfureux* (*Revue d'hygiène et de police sanitaire*, 1887, p. 273, 333, 842).

D'où il résulte que c'est la clôture plus ou moins hermétique de la pièce où l'on opère, qui juge en définitive de l'action antiseptique des fumigations sulfureuses. Energiques et certaines lorsqu'on aura soin de boucher toutes les fissures de la pièce où pénètrent ces vapeurs, elles deviendront incertaines et infidèles lorsque ces fissures, en trop grand nombre, permettront au gaz de se diffuser au dehors.

J'ai eu d'ailleurs une preuve certaine de ce fait lorsque j'ai voulu appliquer, à la cure des affections pulmonaires, le traitement proposé par Sollaud et Auriol; j'ai dû faire tendre l'intérieur de la pièce, où l'on dégageait les vapeurs sulfureuses, avec du papier de plomb, tellement était grande la diffusion de l'acide sulfureux à travers les ouvertures nombreuses qu'offrent les parois de nos baraques. Vous trouverez ces faits consignés dans la thèse que mon élève, le docteur Dariex (1), a publiée à ce sujet.

Est-ce une raison suffisante pour abandonner les fumigations sulfureuses ? Nullement, messieurs, et je crois au contraire qu'elles doivent occuper une place très honorable parmi nos agents désinfectants. Les expériences que j'entreprends en ce moment, pour juger définitivement la valeur antiseptique des désinfectants gazeux, expériences qui seront consignées dans la thèse de mon élève le docteur Gaillard (2), me permettront, j'en suis persuadé, de maintenir la place que j'assigne à ces fumigations sulfureuses.

Les raisons qui militent en leur faveur sont les suivantes : elles sont d'une exécution facile, elles sont économiques et enfin elles peuvent être mises en usage sans altérer ni détruire les tentures et les divers objets meublants de nos appartements. Dans la prochaine conférence, je vous dirai comment vous devez procéder pour obtenir de ces fumigations le plus grand effet possible, et je passe maintenant à l'étude des désinfectants liquides.

Sur le terrain exclusif de l'hygiène prophylactique sur lequel nous nous sommes placé, nous n'avons à étudier que les désinfectants liquides qui peuvent, par leur action antiseptique et

Des désinfectants liquides.

(1) Dariex, *Traitement de la tuberculose pulmonaire par les inhalations et les injections hypodermiques d'acide sulfureux* (Thèse de Paris, 1887).

(2) Gaillard, *Des désinfectants gazeux et de leur valeur antiseptique* (Thèse de Paris, 1889).

par la facilité de leur emploi, être utilisés dans la pratique, ce qui réduit très notablement le nombre de ces désinfectants liquides qui sont des plus nombreux. Nous ne nous occuperons donc ici que des plus répandus, de l'acide phénique, du chlorure de zinc, des sulfates de fer et de cuivre, et enfin du sublimé. Commençons par l'acide phénique.

De l'acide phénique.   Les discussions que nous avons vu s'élever sur la valeur antiseptique de l'acide sulfureux se sont reproduites à propos de l'acide phénique, qui a été considéré par les uns comme un antiseptique très puissant, et par les autres, au contraire, comme un désinfectant très infidèle, et les opinions des uns et des autres sont basées sur des recherches expérimentales qu'il me reste à vous exposer.

Ces recherches, comme pour tous les antiseptiques, ont été de trois sortes : les uns ont noté la quantité d'acide phénique qui s'oppose à la putréfaction des substances solides ou liquides, les autres ont étudié l'action neutralisante sur les virus, d'autres enfin, serrant de plus près le problème, ont examiné non seulement l'action de l'acide phénique sur la stérilisation des bouillons de culture, mais encore sur les différents microbes. Le temps ne me permet pas de vous donner, en leur entier, toutes ces expériences, et je vous renvoie à cet égard au travail si complet de Vallin et à l'article que Pécholier a consacré à l'acide phénique dans le *Dictionnaire encyclopédique.*

Il semble ressortir de toutes ces recherches que les solutions à 3 pour 100 d'acide phénique détruisent la plupart des microorganismes, c'est la conclusion du récent travail de Gaertner. C'est aussi à ce résultat qu'était arrivé Dougall (1) et Baxter, qui veulent que la lymphe vaccinale perde ses propriétés virulentes quand on la mélange avec une solution d'acide phénique à 2 pour 100.

Mais cette action antiseptique ne serait que passagère, surtout si on s'en rapporte aux expériences de Dougall. Pour lui, l'acide phénique n'est pas un désinfectant, c'est un antiseptique qui conserve et embaume la matière organique, arrête et empêche momentanément la fermentation et la putréfaction, mais dès qu'il se volatilise, il restitue aux matières virulentes toute leur activité. Cette opinion est aussi partagée par Bé-

---

(1) John Dougall, *Carbolic and Zymotic Diseases* (*the Lancet*, 30 août 1873, p. 295).

champ (1), qui considère l'acide phénique comme ayant une action suspensive plutôt que destructive. Parke partage le même avis ; pour lui, l'acide phénique suspend, mais ne détruit pas la fermentation des matières organiques.

Gustave Le Bon soutient, de son côté, que l'acide phénique n'a qu'une action destructive très faible sur les bactéries. Il affirme même que cet acide est un des meilleurs liquides qu'on puisse employer pour conserver pendant longtemps des bactéries vivantes (2).

Pettenkofer considère l'acide phénique comme un coagulant plutôt qu'un désinfectant, et, pour lui, c'est en précipitant l'albumine qu'agit surtout le phénol. Cette opinion est partagée par Gosselin et Bergeron, qui ont montré qu'il fallait atteindre la dose de 11 pour 100 de phénol pour empêcher la putréfaction du sang.

Miquel, dans ses travaux sur les désinfectants, place l'acide phénique dans son troisième groupe, dans les substances fortement aseptiques, c'est-à-dire dans celles qui stérilisent un litre de bouillon de culture entre 1 et 5 grammes. Reportez-vous au tableau que j'ai donné de ces différents antiseptiques dans mes *Nouvelles Médications* (3) et vous verrez que le chiffre de l'antisepsie de l'acide phénique pour un litre de bouillon est de $3^g,20$, tandis que celui du chlorure de zinc est de $1^g,90$, celui du sulfate de cuivre de 90 centigrammes, et celui du biiodure de mercure de 25 milligrammes, ce qui place l'acide phénique au dernier rang des antiseptiques liquides dont je voulais vous parler.

Pouvons-nous compter davantage sur les vapeurs dégagées par l'acide phénique ? Encore moins, et les expériences de Scholle et Gaertner (4) ont montré qu'il fallait une dose supérieure à 15 grammes par mètre cube pour détruire les bactéries.

(1) Béchamp, *Observations sur les antiseptiques* (*Montpellier médical*, novembre 1875, janvier et février 1876).

(2) Gustave Le Bon, *Sur les propriétés des antiseptiques et des produits volatils de la putréfaction* (*Comptes rendus de l'Académie des sciences*, 31 juillet 1882).

(3) Dujardin-Beaumetz, *Nouvelles Médications*. Paris, 1887, 3e édition, p. 71.

(4) Scholle et Gaertner, *Wie viel Carbolsaure oder Wie viel schwefelig saure in Gasform ist nothig zür Tœdtung Kleinsten Lebens?* (*Deutsche Viertelj. für öffentliche Gesund hapflege*, 1880, t. XII, p. 337 à 376).

Ce qui a fait surtout le succès de l'acide phénique, c'est son odeur ; le vulgaire veut que tout antiseptique puissant ait une odeur très forte, et lorsque cette odeur n'existe pas, il nie l'action antiseptique de la solution employée. En résumé, je suis prêt à adopter la conclusion de Vallin, en la modifiant cependant un peu. Pour lui, « l'acide phénique ne mérite ni l'excès en bien, ni l'excès en mal qu'on en a dit ; c'est, en somme, un assez bon antiseptique », j'ajouterai à forte dose.

De l'acide crésylique.   Dans ces derniers temps, l'acide phénique a vu s'élever un concurrent redoutable ; je veux parler de l'acide crésylique, qui est un phénol contenu, comme l'acide phénique, dans les créosotes des goudrons de houille. Cet acide crésylique, qu'on appelle aussi crésylol, présente trois états isomériques : l'ortho, le méta et le para, mais c'est l'ortho qui domine dans le mélange. Lorsqu'on se sert de l'acide crésylique à l'état pur, on voit qu'il possède des propriétés antiseptiques très énergiques, propriétés que mon élève, le docteur Delplanque (1), a bien mises en lumière à la suite d'expériences très précises faites dans notre laboratoire.

Il a montré que la fermentation de l'urine était empêchée avec des solutions au cinquantième, tandis que la solution d'acide phénique, au même titre, la retardait sans s'y opposer. En opérant sur les cultures des bacilles de la fièvre typhoïde, du choléra, du bacille pyocyanique et du bacille de la diarrhée verte, il a montré que les solutions au centième et au deux-centième retardent le développement de ces bacilles et que celles au cinquantième arrêtent toute culture de ces microbes pathogènes, c'est-à-dire que 4 milligrammes d'acide crésylique s'opposent au développement des micro-organismes.

Ces propriétés antiseptiques auraient d'ailleurs été confirmées au point de vue expérimental par des recherches faites par Nocard, sur la valeur antivirulente de ce phénol. Si j'ajoute que l'acide crésylique est beaucoup moins toxique que le phénol, puisque par kilogramme de lapin il faut une dose quatre fois plus forte, on saisira tous les avantages qu'il y aurait à le substituer à l'acide phénique.

On trouve aujourd'hui dans le commerce, sous le nom de crésyl, un mélange impur répandant une forte odeur de créosote, de couleur noirâtre, et qu'on utilise pour la désinfection. C'est

____

(1) Delplanque, *De l'acide crésylique et de ses propriétés antiseptiques*, Thèse de Paris, 1888.

une solution d'acide crésylique dans des lessives alcalines, car l'acide crésylique pur est insoluble dans l'eau. Je passe maintenant à l'étude du chlorure de zinc.

Le chlorure de zinc est un excellent désinfectant, il est de plus désodorant ; ce sel porte deux appellations différentes en France et en Angleterre ; dans ce dernier pays, il est connu sous le nom de *Burnett's fluid*, en France, on le connaît sous le nom d'eau de Saint-Luc. D'après des recherches faites par Vallin, la solution de *Burnett* correspondrait à 100 grammes de chlorure de zinc dans 200 grammes d'eau. L'eau de Saint-Luc contiendrait 77 parties de chlorure de zinc pour 100 parties d'eau.

Des expériences ont été entreprises par Pettenkofer et Mehlhausen sur la valeur antiseptique de cet agent pour la désinfection des navires ayant renfermé des cholériques ; elles auraient été très concluantes et ont démontré qu'à 2 pour 100 la solution est très active. Je dois vous rappeler que ce sel est caustique et que la chirurgie l'a utilisé pour la destruction des tumeurs. Il sert aussi à la conservation des cadavres, et c'est Sucquet qui l'a proposé ; il se servait d'une solution de chlorure de zinc marquant 40 degrés à l'aréomètre Baumé.

Il me reste à vous parler des sulfates de fer et de cuivre, et du sublimé.

Le sulfate de fer est un désodorant actif ; il agirait même, d'après Frankland, sur les bactéries. Ses propriétés désinfectantes sont surtout utilisées pour détruire l'odeur des matières fécales, et son usage est même prescrit par ordonnances de police qui veulent qu'on emploie 2^k,500 par mètre cube de matières d'après Lasgoutte. Les expériences de Vallin, et surtout celles de Boutmy et Descous (1), ont montré que cette dose est insuffisante, et, pour ces derniers, il faudrait au moins 25 grammes par 5 litres, ce qui correspond à 5 kilogrammes par mètre cube. Nous reviendrons, d'ailleurs, sur ce sujet, quand nous nous occuperons de la désinfection des matières fécales.

Le sulfate de cuivre est bien supérieur au précédent au point de vue antiseptique, et mon étonnement a été grand de ne pas trouver ce sel signalé dans l'ouvrage d'ailleurs si complet de Vallin. Reportez-vous au tableau donné par Miquel, et vous y

(1) Vallin, *Désinfection et désinfectants*. Paris, 1882, p. 775.
(2) Boutmy et Descous, *De l'action asphyxiante des eaux vannes des fosses d'aisances* (*Revue d'hygiène et de police sanitaire*, 1881, p. 221).

verrez que, tandis que le sulfate de fer est modérément antiseptique et qu'il en faut 11 grammes pour stériliser 1 litre de bouillon de culture, le sulfate de cuivre est au contraire fortement antiseptique et sa dose d'antisepsie est marquée par le chiffre de 90 centigrammes.

Les expériences de Jalan de Lacroix ont aussi montré les propriétés antimicrobiennes de ce sulfate de cuivre. Enfin, les recherches entreprises par Arloing, Cornevin et Thomas, sur la virulence du microbe du charbon symptomatique, ont mis encore en lumière la grande supériorité du sulfate de cuivre sur le sulfate de fer, tandis qu'une solution à 1 gramme pour 100 de sulfate de cuivre détruit la virulence du charbon symptomatique à l'état frais, cette même solution de sulfate de fer est impuissante à l'obtenir.

Ch. Richet, dans ses expériences sur l'action antiseptique des métaux purs, sur un bouillon de culture composé de 90 grammes d'eau de mer, 100 grammes d'urine, 1 gramme de peptone, avait ainsi classé les métaux suivant la quantité qui amenait l'arrêt de développement des bactéries et la mort des poissons. On y voit la supériorité évidente et considérable du cuivre sur le fer.

	Quantité de métal par litre de liquide	
	entravant le développement des bactéries.	tuant les poissons.
Mercure..............	0g,0055	0g,00029
Zinc................	0 ,0260	0 ,00840
Cuivre..............	0 ,0620	0 ,00330
Fer.................	0 ,2400	0 ,01400

D'ailleurs, la chirurgie a utilisé depuis longtemps les propriétés antiseptiques des sels de cuivre en se servant surtout de la liqueur Villatte, qui est un mélange de sulfate de cuivre, de sulfate de zinc et d'acétate de plomb. Mais c'est surtout Charpentier qui a montré tous les bénéfices que l'on pouvait tirer du sulfate de cuivre comme antiseptique dans les affections puerpérales septiques.

Je crois donc que le sulfate de cuivre doit occuper une place très importante parmi nos antiseptiques, et que sa solution à 20 pour 1000 est appelée à nous rendre de grands services. Il est vrai que le prix du sulfate de cuivre cristallisé est supérieur à celui du sulfate de fer, mais, en revanche, la dose moindre dont il faut user équilibre à peu près ces prix. J'arrive maintenant au sublimé.

Ici, tous les expérimentateurs sont d'accord pour reconnaître que le sublimé est le plus actif des antiseptiques. Reportez-vous aux expériences de Jalan de Lacroix, de Warikoff, de Hoch, de Staltter, de Rattimoff, vous y verrez que le sublimé occupe le premier rang. Miquel place le sublimé dans les substances éminemment antiseptiques; cependant le biiodure de mercure lui serait supérieur; vous avez vu que, pour Richet, le mercure occupe de beaucoup le premier rang parmi les métaux. Tous ces expérimentateurs sont unanimes à reconnaître que la proportion de 1 pour 25000 ou de 1 pour 20000 empêche le développement des micro-organismes. Ces chiffres sont encore plus faibles lorsqu'on agit sur des agents virulents que l'on veut inoculer; ainsi si on s'en rapporte aux expériences de Davaine, 1 pour 150000 de sublimé empêche le virus charbonneux d'être inoculable. La liqueur de Van Swieten, qui est une solution à 1 pour 1000, est donc toujours plus que suffisante, et c'est cette solution dont on se sert le plus ordinairement dans les pratiques de désinfection.

Du sublimé

Vous verrez, lorsque nous parlerons de ces pratiques en Allemagne, que c'est cette solution à 1 pour 1000, que l'on emploie pour la désinfection des locaux contaminés, et pour me résumer à propos de tous ces désinfectants liquides, j'emprunterai les chiffres suivants au rapport du docteur Chautemps (1). «}Là où la désinfection pour être complète exige 5 kilogrammes d'acide phénique, elle est tout aussi parfaite avec 1 kilogramme de sulfate de cuivre ou 25 grammes de bichlorure de mercure. » Ces chiffres vous montrent bien la supériorité du sublimé et celle du sulfate de cuivre sur l'acide phénique, et il ne me reste plus qu'à vous parler des agents physiques utilisés dans la désinfection.

Mais avant, je dois vous dire quelques mots des récentes expériences qui viennent d'être faites en Allemagne sur l'association aux solutions phéniquées et de sublimé d'un acide pour augmenter leurs propriétés antiseptiques. Laplace (2) a montré,

Association des acides au sublimé et à l'acide phénique.

(1) Chautemps, *Organisation sanitaire de Paris* (rapport au conseil municipal).

(2) Laplace, *Solutions acides de sublimé comme moyen de désinfection* (*Deutsch Med. Woch.*, 6 octobre 1887). — *Annales de l'Institut Pasteur*, 25 novembre 1887.

en effet, que si l'on ajoute à une solution de sublimé au millième 1 gramme d'acide chlorhydrique, on augmente considérablement les propriétés antiseptiques du mélange en empêchant la coagulation de l'albumine et en permettant ainsi au sublimé de se diffuser jusqu'au centre des matières à désinfecter. Les mêmes effets sont obtenus avec l'acide phénique. Un mélange de 2 grammes d'acide phénique dans 100 grammes d'eau renfermant 1 gramme d'acide chlorhydrique ou 2 grammes d'acide tartrique tue en vingt-quatre heures les spores du *Bacillus anthracis*, tandis qu'on les trouve vivantes après trente jours passés dans les mêmes solutions de chacun de ces acides séparés. C'est là un fait d'une haute importance et qui doit trouver son application dans la désinfection, surtout avec les solutions phéniquées. Vous devez donc, désormais, lorsque vous utiliserez ces solutions, dissoudre en parties égales l'acide phénique avec l'acide tartrique, à raison de 2 grammes pour 100 de chacun de ces corps. Vous éviterez ainsi l'emploi de l'alcool absolument nécessaire, lorsque les doses d'acide phénique sont trop considérables pour obtenir une solution complète.

L'alcool, en effet, diminuerait le pouvoir antiseptique de l'acide phénique, et dans une récente discussion qui s'est élevée à la Société de médecine pratique, Weber (1) a montré que si la chirurgie humaine ne tirait pas des solutions phéniquées les mêmes avantages que l'art vétérinaire, c'est que dans le premier cas on employait les solutions phéniquées alcooliques, tandis que dans le second, on ne fait usage que des solutions phéniquées à la glycérine. Koch, dans des expériences très positives, a aussi montré, de son côté, que l'alcool diminuait considérablement l'action désinfectante de l'acide phénique.

Des agents physiques de la désinfection.

Du froid.

Lorsque je vous ai parlé des microbes pathogènes, je vous ai montré leur résistance au froid et nous en avons vu résister à une température de — 110 degrés. Le froid arrête le développement des micro-organismes, mais il ne les détruit pas. Applicable à la conservation des objets alimentaires qu'il permet de garder indéfiniment, le froid se montre un antiseptique absolument impuissant.

De la chaleur.

La chaleur, au contraire, est un des moyens les plus actifs de destruction des micro-organismes. Cette propriété de la chaleur

(1) *Comptes rendus de la Société de médecine pratique*, séance du 11 octobre 1888, p. 775.

est connue de toute antiquité ; Moïse n'a garde de l'oublier et ordonne de détruire par le feu les habitations contaminées, et le vieil adage : « le feu purifie tout », est une tradition populaire de l'influence antiseptique de la chaleur.

Pour revenir à des expériences plus scientifiques, il nous faut citer le travail de Henry (1) (de Manchester) qui, en 1832, montrait que le vaccin soumis à une température de 50 à 60 degrés perdait ses propriétés virulentes. Reprises avec plus de précision par Baxter (2), puis par Carsten et Coert (3), ces expériences montrèrent que si la température de 52 degrés appliquée pendant trente minutes n'arrêtait pas la virulence du vaccin, celle de 64°,5 le faisait. Davaine (4), à son tour, signale l'influence de la chaleur sur la destruction des virus charbonneux.

Mais à mesure que les expériences se multiplient, les conditions de l'intervention de la chaleur se précisent de plus en plus. Vallin (5) montre la différence qui existe à cet égard entre la chaleur sèche et la chaleur humide. Tandis que la chaleur humide peut détruire un grand nombre de germes à 100 degrés, il faut pour la chaleur sèche dépasser 140 degrés.

Puis on abandonne les expériences sur les matières virulentes et septiques pour ne s'occuper que de l'action sur les micro-organismes pathogènes, et sans vous parler des expériences de Tripe, de Koch, de Verner, de Miquel, j'insisterai surtout sur celles plus récentes de Grancher et de Vinay.

En 1885, une commission formée dans le sein du comité consultatif d'hygiène publique de France, fut chargé d'étudier cette question de l'action antiseptique de la chaleur, et le rapport (6) fait par Grancher et Gariel, conclut à l'excellence de la désin-

---

(1) Henry, *Nouvelles Expériences sur les propriétés désinfectantes des températures élevées*, traduit in *Journal de pharmacie et des sciences accessoires*, 1832, t. XVIII.

(2) Baxter, *Report on an Experimental Study of certain Desinfectants* (*Appendix to the Report of the Medical Office of the Privy Counsil*, t. VI, 1875, p. 216, 256).

(3) Carsten et S. Coert, *la Vaccination animale dans les Pays-Bas* (Congrès d'Amsterdam de 1879. La Haye, 1879).

(4) Davaine, *Recherches relatives à l'action de la chaleur sur les bactéries charbonneuses* (Académie des sciences, 25 septembre 1873).

(5) Vallin, *De la désinfection par l'air chaud* (*Annales d'hygiène et de médecine légale*, septembre 1877, p. 276).

(6) *Recueils du comité consultatif d'hygiène de France*, 1885, p. 98.

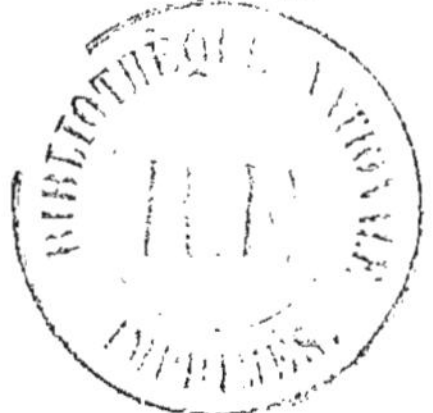

fection à l'aide de la vapeur sous pression, pour détruire les germes pathogènes, et à l'infériorité des appareils où la chaleur seule ou la vapeur sans pression sont utilisées.

L'année suivante, en 1886, la même question était agitée à Lyon par l'administration des hôpitaux et hospices de cette ville; et Vinay, au nom d'une commission chargée d'étudier l'action de la chaleur, formulait des conclusions que vous me permettrez de vous citer, car elles résument parfaitement tout ce que j'ai dit à ce sujet :

« 1° L'action de la vapeur sous pression est d'une efficacité absolue entre 112 degrés et 115 degrés centigrades ; elle détruit alors les germes les plus résistants, après quinze minutes ;

« 2° L'air chaud et la vapeur surchauffée sont d'une valeur moindre ; même à 130 degrés centigrades, certains germes échappent à leur influence, et lorsque l'application de la chaleur est prolongée pendant trente minutes ;

« 3° Les différents tissus de lin, de chanvre, de coton, de laine, exposés à des températures élevées, présentent des pertes de poids graduelles et sensiblement égales par les deux formes de chaleur. L'usure est cependant minime et ne s'élève qu'à 2 pour 100, après six passages consécutifs dans l'étuve ;

« 4° Le seul inconvénient sérieux est l'imprégnation du linge lorsqu'il est souillé par des matières colorées, comme le sang et les matières fécales ; cet inconvénient existe constamment, quelle que soit la forme de chaleur employée; il apparaît dès qu'on dépasse 100 degrés centigrades, c'est-à-dire dès qu'on approche du degré nécessaire pour la destruction des formes résistantes des micro-organismes (1). »

On a construit des appareils spéciaux pour rendre pratique cette application de la vapeur sous pression. Je reviendrai sur leur description dans ma prochaine leçon, lorsque j'étudierai devant vous les moyens à mettre en usage pour tirer de la vapeur les meilleurs résultats. Ce que je puis vous dire dès aujourd'hui, c'est que tandis que les étuves à air chaud et celles à vapeur sans pression, ne donnent que des résultats incomplets, seules les étuves à vapeur sous pression construites sur les modèles de Geneste et Herscher, donnent des résultats absolument positifs et définitifs au point de vue de la désinfection.

(1) Vinay, *De la pratique des étuves à désinfection* (*Lyon médical,* 1886 et 1887).

J'ai fini avec cette longue énumération des désinfectants, et s'il Conclusions. fallait me résumer, je vous dirais que le seul désinfectant est la chaleur humide lorsqu'elle atteint 110 à 115 degrés ; mais comme cette chaleur n'est pas applicable dans toutes les circonstances où la désinfection est urgente, il faut utiliser les désinfectants liquides et les gazeux ; en tête des premiers, il faut placer le sublimé qui est hors pair, puis le sulfate de cuivre ; dans les seconds, l'acide sulfureux et le chlore.

Dans la prochaine leçon, nous nous occuperons de la désinfection, c'est-à-dire des moyens pratiques pour utiliser les désinfectants dont je viens de vous faire l'histoire.

SIXIÈME CONFÉRENCE

DE LA DÉSINFECTION.

Messieurs,

Dans la leçon précédente, nous nous sommes occupés des désinfectants. Je vais aujourd'hui vous dire comment vous pouvez les utiliser, c'est-à-dire je vais vous parler de la désinfection.

Au point de vue auquel nous nous sommes placés, c'est-à-dire au point de vue de l'hygiène prophylactique, nous aurons à étudier successivement la désinfection des locaux contaminés, la désinfection des vêtements et objets de literie, puis celle des personnes en contact avec les malades, et enfin la désinfection des déjections, et en particulier celle des matières fécales. Commençons par la désinfection des locaux contaminés.

Ici, la chaleur, le plus actif des désinfectants, ne peut intervenir, à moins de brûler les maisons, comme on l'a fait pour certaines épidémies dans les contrées où ces demeures n'ont aucune valeur. C'est là un cas absolument exceptionnel, grâce à Dieu, dans notre pays, et nous ne pourrons avoir recours qu'à deux sortes de désinfection, celle par les désinfectants gazeux et celle par les désinfectants liquides. Les premières sont surtout utilisées en France sous la forme de fumigations sulfureuses ; les secondes sont employées en Allemagne, en Autriche et en Russie sous forme de lavage avec le sublimé et l'acide phénique. Examinons ces deux méthodes.

Pour les fumigations sulfureuses, on peut utiliser, comme je l'ai montré dans ma communication à l'Académie de médecine (1), trois sources de dégagement d'acide sulfureux : l'an-

Désinfection des locaux contaminés.

Des fumigations sulfureuses.

(1) Dujardin-Beaumetz, *Expériences sur la désinfection des locaux ayant été occupés par des malades atteints d'affections contagieuses (Aca-*

hydride sulfureux, le sulfure de carbone et enfin le soufre. Vous n'ignorez pas que Pictet (de Genève), auquel on doit de si beaux travaux sur les appareils frigorifiques, a utilisé l'acide sulfureux rendu liquide par la pression. Ce corps, que l'on décrit sous le nom d'*anhydride sulfureux*, est contenu dans des siphons analogues aux siphons d'eau de Seltz, et il suffit de presser sur le piston pour recueillir ce liquide qui bout à la température ordinaire en se transformant en acide sulfureux gazeux. C'est là

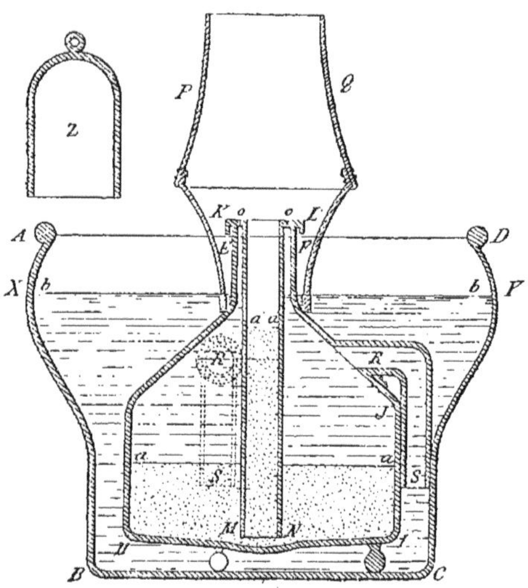

Fig. 16. — Brûleur de sulfure de carbone.

un procédé commode d'obtenir les vapeurs sulfureuses, et si on ne l'a pas plus utilisé, c'est que les siphons d'anhydride sulfureux sont d'un prix relativement élevé.

Lorsque le sulfure de carbone s'enflamme, il se dégage de l'acide sulfureux et de l'acide carbonique. Ckiandi-Bey, un des ingénieurs qui s'est le plus occupé de toutes les questions relatives au sulfure de carbone, a construit une lampe fort ingénieuse que je mets sous vos yeux (voir figure 16), et qui permet de brûler le sulfure de carbone sans aucun danger. En effet, dans ce brûleur, de l'eau, placée dans une cuve en cuivre (ABCD)

démie de médecine, 9 septembre 1884 et *Bulletin de thérapeutique*, t. CVII, p. 241).

qui renferme la lampe (IHEF), pénètre par trois siphons RS
dans son intérieur et vient se mettre en contact avec la partie
supérieure du sulfure de carbone, et remplacer ce dernier à mesure qu'il est brûlé. Lorsque tout le sulfure de carbone a été
consumé, l'eau pénètre à son tour dans la mèche et la lampe
s'éteint. Ces lampes ont surtout été utilisées par la marine qui
en a tiré un bon parti pour la sulfuration des bâtiments, et,
sauf la première acquisition de la lampe, le prix de la désinfection par le sulfure de carbone est relativement peu considérable
et revient à 1 fr. 25 pour une pièce de 100 mètres cubes.

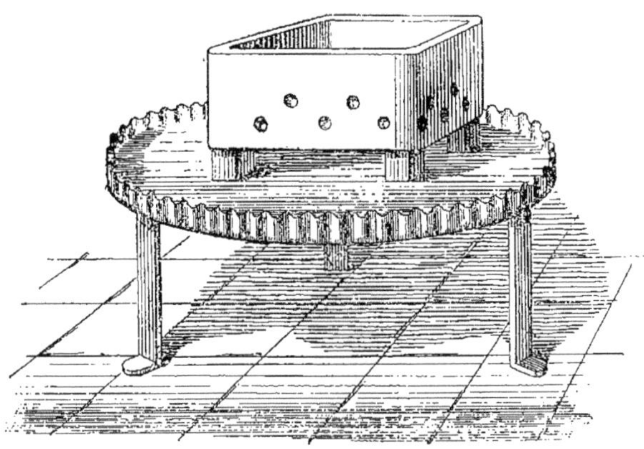

Fig. 17. — Brûleur de fleur de soufre.

On pourrait encore utiliser l'hydrogène sulfuré, qui, par sa
combustion, fournit de l'acide sulfureux et de l'eau, et dans les
expériences que j'ai faites avec Dariex (1), nous avons employé un
brûleur d'hydrogène sulfuré établi par Chantrelle ; mais le dégagement d'hydrogène sulfuré répandant une odeur désagréable,
et ce gaz étant toxique, cette méthode ne peut être applicable à
la désinfection, et il ne nous reste plus qu'à nous occuper du
soufre, qui est le plus ordinairement employé.

Combustion
de l'hydrogène
sulfuré.

Il faut tout d'abord se rappeler que 15 grammes de soufre,
en brûlant, dégagent 10 litres d'acide sulfureux. On se sert dans
la plupart des cas de la fleur de soufre, et comme la quantité

Combustion
du soufre.

(1) Dariex, *Traitement de la tuberculose pulmonaire par les inhalations
et les injections hypodermiques d'acide sulfureux* (Thèse de Paris, 1887).

à brûler varie entre 30 et 40 grammes par mètre cube, il faut que nous sachions comment on doit procéder à la combustion de ce soufre. Lorsque la pièce est cubée, vous divisez la quantité de soufre nécessaire à la désinfection en plusieurs foyers, de façon à ne pas dépasser 1 kilogramme de soufre par foyer. Pour brûler ce soufre, vous pouvez vous servir soit d'un creuset en terre réfractaire, percé de trous, analogue à celui que je vous présente (voir fig. 17), et porté sur une plaque de tôle, soit de briques réunies avec du sable ; vous disposez vos briques à plat sur un seul rang, un second rang limitant une excavation où vous placez le soufre. Enfin, pour allumer votre foyer sur toute sa surface, vous pouvez user d'un procédé fort commode qui me fut donné par M. Pasteur lors de nos expériences, et qui consiste à verser sur la fleur de soufre de l'alcool que l'on enflamme.

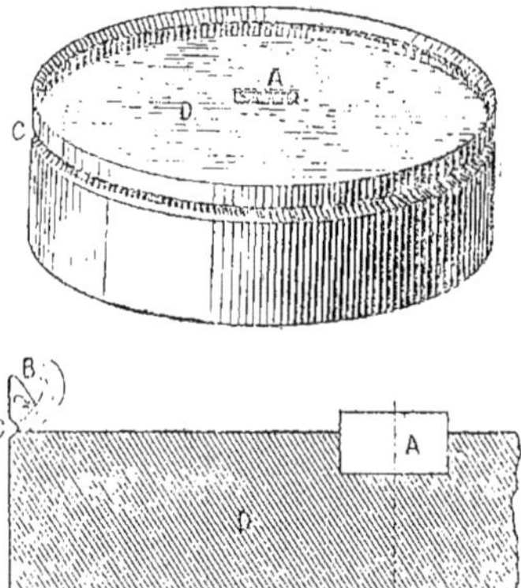

Fig. 18. — Brûleur de soufre de Deschiens.

Aujourd'hui, on peut se servir d'un procédé encore beaucoup plus simple, c'est d'user des bougies soufrées construites par mon élève Deschiens. Pour la désinfection des appartements, il a établi de véritables lampions contenus dans une boîte en fer-blanc C pleine de soufre fondu D ; une large mèche A occupe le centre de cette boîte, et permet l'inflammation facile de la bougie (voir fig. 18).

Comme je vous l'ai déjà dit, la valeur désinfectante du soufre est pour ainsi dire proportionnelle à la fermeture plus ou moins complète de la pièce où on opère ; il sera donc nécessaire de la clore le plus hermétiquement possible, et malgré tous vos soins, vous n'empêcherez jamais ce gaz de s'échapper en masse au dehors à cause de son extrême diffusibilité. C'est donc en collant du papier autour des fenêtres, en bouchant soigneusement les ouvertures des cheminées, en fermant hermétiquement les portes et les jours où peut passer l'air que vous pourrez tirer de bons effets de ces sulfurations des locaux contaminés.

Les fumigations sulfureuses ont cet avantage qu'on peut laisser dans l'appartement tous les objets meublants et en particulier la literie, l'acide sulfureux ayant une force de pénétration considérable et arrivant au centre des matelas. Dans nos expériences et dans celles faites par le docteur Aubert, nous avons montré l'un et l'autre qu'il y avait à peine altération des étoffes ; seuls les objets métalliques peuvent se ternir, on évitera cette action en revêtant ces objets métalliques d'une couche de vaseline.

Pour rendre la désinfection plus active, Vallin a proposé de charger d'humidité l'air de la pièce, soit en aspergeant d'eau le sol ou le parquet, soit en passant une éponge humide sur les murs, soit en faisant bouillir de l'eau dans la chambre ; je crois ce procédé excellent au point de vue désinfectant, malheureusement il a l'inconvénient de décolorer les objets, car dans ce cas, non seulement l'acide sulfureux se dissout dans l'eau, mais il se produit aussi de l'acide sulfurique.

Pour la dose de soufre à brûler, elle doit varier avec la fermeture plus ou moins hermétique de la pièce où on opère. Quand les ouvertures qui donnent dans la pièce ne sont pas trop nombreuses, et qu'il est facile de les boucher, la dose de 40 à 50 grammes doit suffire. Quand, au contraire, il est difficile de bien clore la pièce où on opère, il faut au moins doubler cette dose et encore dans ce cas n'est-on jamais sûr d'obtenir une désinfection suffisante. Après que le soufre a été enflammé, on se retire, et pendant vingt-quatre heures au moins on doit laisser ainsi la pièce absolument close, après quoi on peut procéder à un lavage et à un nettoyage très complets et très attentifs de ces pièces.

D'ailleurs, pour me résumer, je vais vous donner lecture de l'ordre de service que M. Bezançon, chef de division à la préfecture de police, et moi avons fait pour les escouades de désinfecteurs employés par la ville de Paris ; ces prescriptions résumeront d'une façon fort précise toutes les indications que je viens de vous fournir.

Instructions pour les désinfecteurs de la ville de Paris.

ORDRE DE SERVICE CONCERNANT LES ESCOUADES DE DÉSINFECTEURS.

Le service de désinfection à domicile, soit après le transport à l'hôpital, soit après décès, commencera à sept heures du matin et se terminera à sept heures du soir.

Le chef du dépôt tiendra la main à ce que les hommes soient

présents à l'heure réglementaire. Il signalera à la Préfecture les retardataires et, d'une façon générale, ceux qui ne se conformeront pas aux instructions et aux ordres donnés. Il veillera à ce que les ustensiles et produits mis à la disposition des escouades soient employés régulièrement, et il tiendra un compte d'entrée et de sortie.

Le chef du dépôt aura soin de s'assurer, avant chaque départ, que la voiture est pourvue des objets et matières désinfectantes ci-après :

1º Une plaque de tôle de 60 centimètres sur 60 centimètres ;

2º Du sable en sac ;

3º Du soufre, par paquets de 500 grammes ;

4º De l'alcool méthylique (esprit de bois), par flacons de 200 grammes ;

5º Des fourneaux de terre ou des briques ;

6º Des allumettes ;

7º Des allume-feu ;

8º Un mètre ;

9º Une échelle de 2 mètres ;

10º Un pot à colle et un pinceau ;

11º Du papier de collage, par exemple des vieux journaux ;

12º Des flacons de chlorure de zinc.

Lorsqu'un ordre de départ sera donné, le chef du dépôt remettra aux désinfecteurs une carte sur laquelle il inscrira : leur nom, l'heure exacte de leur départ du dépôt, et l'adresse du local à désinfecter.

La voiture partira immédiatement et se rendra sur place par la voie la plus directe.

A son arrivée au domicile du malade, l'escouade présentera au concierge, ou à toute autre personne de la maison, sa note de service. L'escouade se fera conduire dans la chambre à désinfecter, en priant un habitant du même immeuble d'assister au travail.

Il sera procédé à la désinfection ainsi qu'il suit :

Cuber la pièce. A cet effet, mesurer la hauteur, la longueur et la largeur, multiplier le premier nombre par le second et le produit par le troisième. Cette mesure a pour but de savoir quelle quantité de soufre doit être brûlée dans la pièce. Il en sera brûlé 20 grammes par mètre cube. Une pièce de 25 mètres cubes exigerait un paquet de 500 grammes.

Étendre à terre ou sur des tables tous les objets ayant été en contact avec le cholérique. Calfeutrer la cheminée, les fenêtres, les portes intérieures, en y collant du papier.

Disposer sur la plaque de tôle placée au milieu de la chambre, le fourneau ou les briques, en prenant toutes les précautions possibles pour éviter les causes d'incendie : on aura soin d'en écarter les papiers et les étoffes.

A défaut de fourneau, on formera au moyen de briques et de sable une sorte de cuvette peu profonde, de 30 centimètres sur 30 centimètres environ, dans laquelle on versera la quantité de soufre nécessaire. Sur ce soufre, on répandra de l'alcool, de façon à en humecter la surface ; on jettera quelques allume-feu et on allumera.

Avec un fourneau, l'opération de l'allumage serait analogue.

On fermera la porte de l'allumage. On calfeutrera hermétiquement la porte au dehors et on donnera la clef au concierge en lui recommandant de ne pas s'en dessaisir.

Avant de se retirer, ne pas manquer de jeter dans les plombs et dans les cabinets d'aisances une solution de 500 grammes de chlorure de zinc, mélangée à 10 litres d'eau.

Une fois cette opération terminée, les désinfecteurs feront constater par écrit, sur leur carte de service, soit par le concierge, soit par un des locataires de l'immeuble, l'heure de leur arrivée et l'heure de leur départ.

L'escouade regagnera ensuite son dépôt par la voie la plus directe.

Le chef du dépôt devra consigner sur la carte de service l'heure précise de la rentrée des désinfecteurs au poste et garder cette carte.

Le lendemain, l'escouade retournera dans le local, ouvrira les portes et les fenêtres, jettera de nouveau dans les plombs et dans les cabinets d'aisances, une solution de 500 grammes de chlorure de zinc mélangée à 10 litres d'eau, et rapportera les objets au dépôt.

Il est absolument interdit aux hommes de quitter le poste, sous quelque prétexte que ce soit, sans une autorisation du chef du dépôt.

Les désinfecteurs et les cochers sont prévenus que toute irrégularité ou négligence apportée dans le service sera sévèrement punie. L'employé qui exécuterait mal son service ou qui s'enivrerait pourrait subir une retenue de salaire ou même être immédiatement congédié.

Voilà comment la désinfection est pratiquée à Paris.

En Allemagne, en Autriche et en Russie, les fumigations sulfureuses ont été complètement abandonnées, et c'est à l'aide du sublimé ou de l'acide phénique qu'on procède à la désinfection des locaux contaminés. Nous prendrons, si vous voulez bien, comme exemple de ce second mode de désinfection, ce qui se passe dans la ville de Berlin, où l'on a établi pour la première fois un établissement public de désinfection, et nous suivrons la description si exacte et si fidèle qu'en a donnée le docteur A.-J. Martin (1).

Je laisserai de côté tout ce qui a trait à l'établissement même

Désinfection par les solutions antiseptiques.

---

(1) A.-J. Martin, *le premier Etablissement public de désinfection de la ville de Berlin* (*Revue d'hygiène et de police sanitaire*, 1888).

de désinfection où l'on amène les objets de literie et de tenture ; nous y reviendrons tout à l'heure lorsque je vous parlerai de la désinfection des vêtements et de la literie. Je ne m'occuperai donc ici que de la désinfection des locaux, et nous pourrons opposer l'ordre de service que je viens de vous lire à l'ordre de service qui est mis en pratique par les désinfecteurs de Berlin.

Instructions pour les désinfecteurs de la ville de Berlin. — Les premières parties de ces deux ordres sont similaires, c'est-à-dire que les voitures emportant les désinfecteurs reçoivent une feuille de service numérotée, on note l'heure exacte de départ et on leur indique le trajet à parcourir. Les désinfecteurs emportent avec eux un petit matériel qui se compose :

1° D'un masque spécial garni de ouate ;

2° D'un panier en fil de fer à trois compartiments, destiné à porter un flacon et un appareil pulvérisateur ; le flacon contient un liquide désinfectant ;

3° Une sorte de trousse comprenant des outils et des brosses ;

4° Des sacs de toile de formes différentes pour empaqueter les objets ; ces sacs portent des numéros brodés en coton rouge.

Le désinfecteur, car un seul homme opère, fait des paquets de tous les objets trouvés dans la chambre. Il brûle ceux qui sont sans valeur, puis il frotte avec soin les planchers, les murailles, les tentures, couvertures, fenêtres, peaux et meubles, avec des brosses et des éponges imbibées d'une solution d'acide phénique à 5 pour 100 ou de sublimé à 1 pour 1 000. Quant aux objets en métal, il les nettoie avec la vaseline et les soumet à des fumigations de chlore. Pour les objets placés dans les sacs, la voiture les porte à l'établissement de désinfection où on les fait passer à l'étuve.

Les désinfecteurs doivent se soumettre à des soins de propreté extrême. Lorsque le désinfecteur pénètre dans la pièce où il va opérer, il se revêt d'un manteau qui, après chaque manœuvre, est brossé et lavé avec des solutions phéniquées ; ce manteau ne peut être porté que dans la maison contaminée, et avant de quitter celle-ci on en fait un paquet spécial. Au moment de l'empaquetage des objets qui doivent être portés à l'étuve, l'homme place sur son visage le masque muni de ouate ; on retire et on brûle cette dernière après chaque désinfection. Enfin tous les soirs, à la fin de la journée de travail, qui dure de sept heures du matin à sept heures du soir, le désinfecteur prend un bain, et on lui fait laver avec grand soin ses cheveux et sa barbe.

Comme vous le voyez, la désinfection à Berlin comprend deux temps, d'abord celle de la pièce, puis celle des tentures et des objets de literie, et de tous les linges qui ont été en contact avec le malade.

J'ai vu, dans les hôpitaux de Saint-Pétersbourg que je viens de visiter, mettre en pratique ces procédés de désinfection au bel hôpital-baraque Alexandre, un des modèles du genre, et qui doit désormais servir de type aux hôpitaux que nous con-

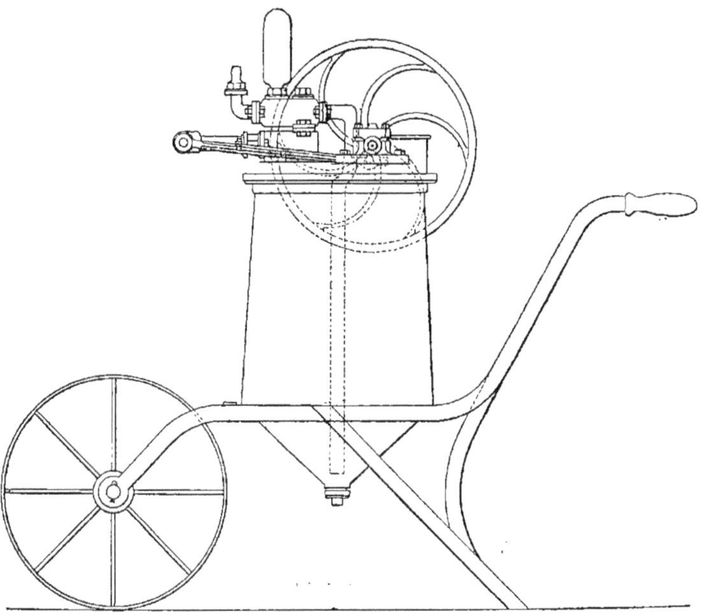

Fig. 19. — Pompe de Geneste et Herscher pour la désinfection par pulvérisations.

struirons. Dans cet hôpital, c'est un médecin, le docteur Krou-pine, qui est chargé, sous sa propre responsabilité, du service de la désinfection, qui porte à la fois sur les vêtements, les objets de literie et les salles.

Pour ces dernières, on utilise la solution de sublimé au millième, et à l'aide d'une pompe à main analogue aux pompes qu'on utilise dans les jardins, on couvre toutes les parois de la pièce avec cette solution. Mais, je le répète, ces parois sont

peintes, et leur surface est parfaitement lisse, tandis qu'au contraire, dans nos appartements et surtout dans les chambres oc-
cupées par la population pauvre, il n'en est plus de même, et il
me paraît difficile de concilier une désinfection parfaite de ces
pièces avec la conservation des papiers de tenture.

D'ailleurs, nous allons essayer à notre tour, à Paris, ce procédé de désinfection, et nous pourrons alors apprécier et com-
parer ce qu'il est préférable d'employer, des fumigations gazeuses
ou des lavages à l'acide phénique ou au sublimé.

Nous utiliserons pour pratiquer ces lavages une pompe cons-
truite par Geneste et Herscher et dont je vous présente un
modèle (voir fig. 19). Elle comprend un récipient contenant une
solution antiseptique et un piston qui aspire le liquide en le
refoulant dans un pulvérisateur relié à la pompe par un long
tube en caoutchouc, le liquide sort du pulvérisateur sous forme
d'un brouillard épais qui couvre complètement les parois de la
salle où on opère.

Aussi, pour me résumer, dans l'état actuel des choses, je vous
dirai : Toutes les fois que les circonstances le permettront, recourir au sublimé et faire ce lavage aussi complet que possible.
Toutes les fois, au contraire, que ce lavage au sublimé ne
pourra pas être complet, utiliser alors les fumigations sulfureuses, en ayant soin de rendre aussi hermétique que possible
la fermeture de la pièce où l'on opère.

Jusqu'ici, nous ne nous sommes occupés que de la désinfection des locaux contaminés lorsque ces locaux sont évacués ;
mais cette désinfection peut-elle être faite lorsque ces mêmes
locaux sont habités par les malades ? Il faut reconnaître que,
dans ces circonstances, elle devient bien difficile et un peu illusoire. Cependant, dans les cas où il s'agit de maladies éminemment transmissibles, comme la variole et la diphthérie, pour
empêcher la contagion entre le malade et les personnes qui
l'approchent, on a conseillé de répandre sur le sol des substances
désinfectantes ou d'en placer dans des vases que l'on met près
du lit du malade. Ce sont là des procédés à abandonner absolument, car ils n'ont aucune valeur ; ils répandent dans l'atmosphère des odeurs plutôt nuisibles qu'utiles. Ce qui vaut mieux,
tout en étant douteux comme résultat définitif, ce sont les pulvérisations de liquides antiseptiques, telles que des solutions
d'acide phénique, d'acide thymique ou de mélanges antiseptiques

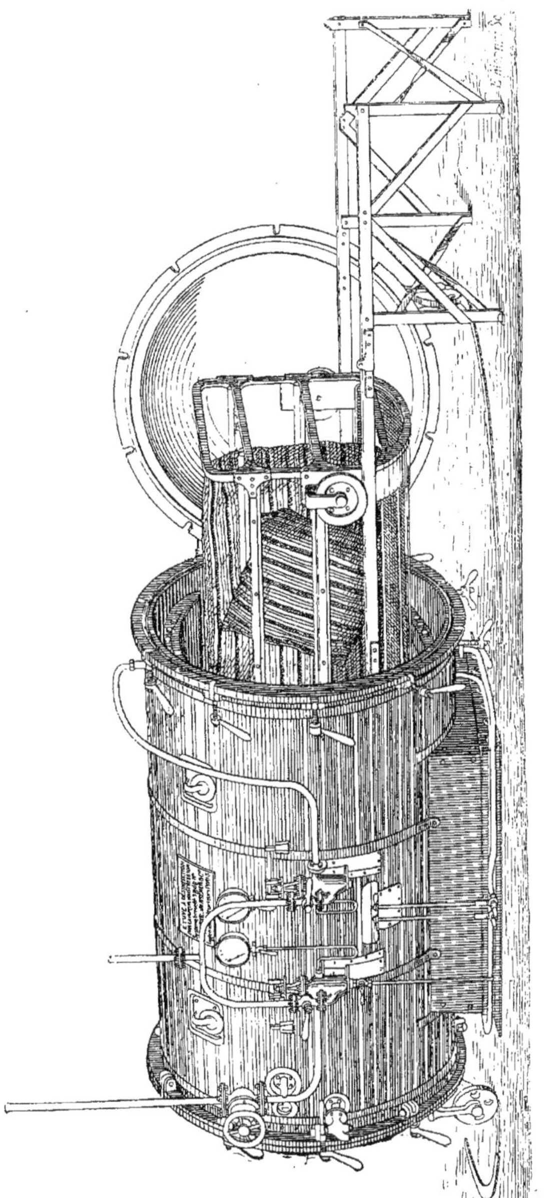

Fig. 20. — Étuve fixe à désinfection (modèle Geneste et Herscher).

dont l'un des plus actifs est le vinaigre de Pennès, dont voici la formule :

Acide salicylique.......................	30
Acétate d'alumine......................	30
Alcoolé d'*Eucalyptus globulus*...........	100
— de verveine...............	100
— de lavande..................	100
— de benjoin....................	100
Acide acétique.......................	100

Pour faire ces pulvérisations, on se sert des grands appareils qu'utilise la chirurgie pour le spray.

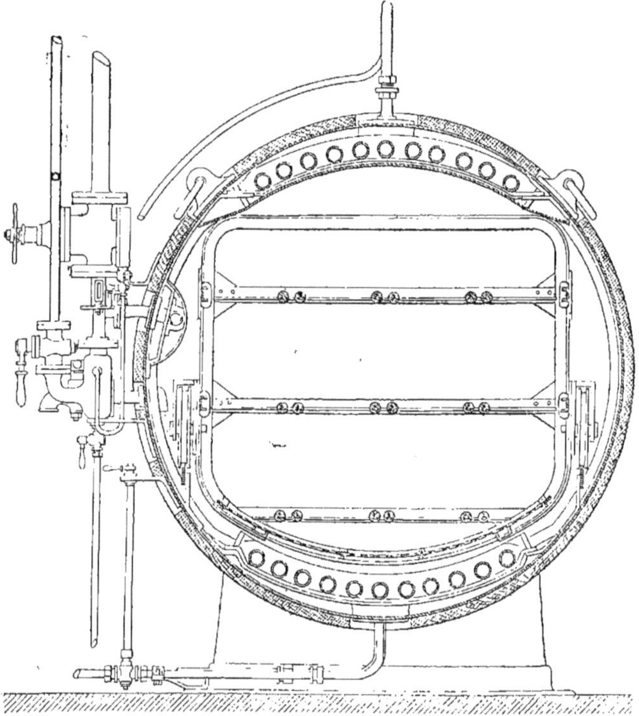

Fig. 21. — Coupe de l'étuve à désinfection.

Désinfection des vêtements.

Pour les vêtements et les objets de literie, tout le monde est d'accord pour reconnaître la suprématie indéniable de la chaleur, et si l'on discute encore, ce n'est pas sur le principe lui-

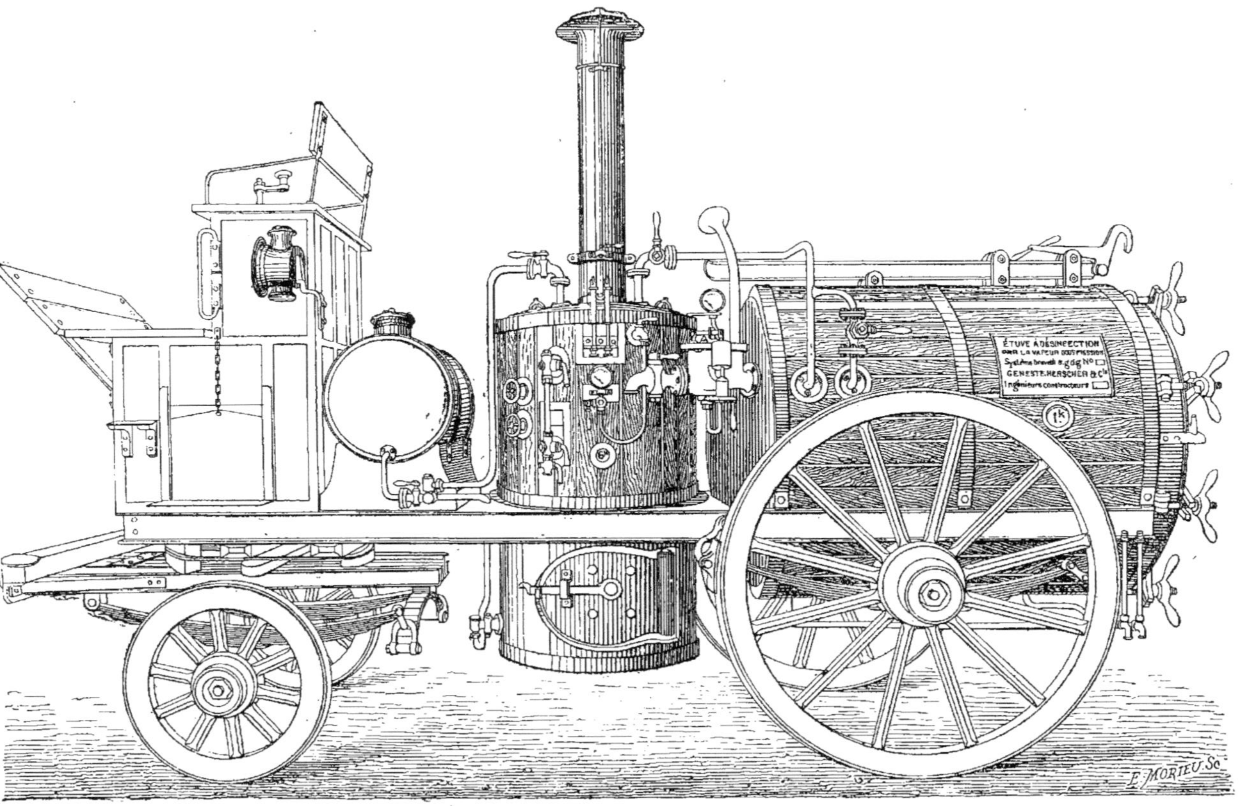

Fig. 22. — Etuve mobile à désinfection (modèle Geneste et Herscher).

même, mais bien sur l'appareil à employer pour obtenir de cette chaleur son maximum de pouvoir désinfectant, et ici, nous abordons l'étude des étuves à désinfection.

Des
étuves à vapeur
sous
pression.Bien des modèles ont été proposés, mais si vous vous rappelez ce que je vous ai dit dans la dernière conférence, vous verrez que les seuls qui doivent être utilisés sont les étuves à vapeur sous pression, et que désormais on doit repousser impitoyablement les étuves à air chaud, les étuves à vapeur surchauffée, et enfin les étuves à air chaud et à vapeur sans pression. Le type de ces étuves à vapeur sous pression a été fourni par MM. Geneste et Herscher. Ce sont ces étuves qui sont placées aujourd'hui dans nos hôpitaux, et vous pouvez en voir fonctionner une à cet hôpital Cochin.

Le dessin que je vous montre vous indique suffisamment sur quelle base sont établies ces étuves (voir fig. 20 et 21). Elles se composent d'un cylindre métallique de $1^m,30$ de diamètre dans lequel on a fait pénétrer, à l'aide de deux rails en fer qui se prolongent en dehors de l'appareil, un chariot sur lequel on place les objets à désinfecter. Ce cylindre se ferme, bien entendu, à l'aide de deux portes qui permettent de le clore hermétiquement. A côté de cet appareil se trouve une chaudière qui fournit la vapeur, laquelle pénètre dans l'étuve par des tubes, les uns fermés, qui permettent d'élever la température de l'étuve et de la porter à 130 degrés ; les autres, au contraire, percés de trous de 4 millimètres de diamètre, laissant échapper la vapeur à un moment donné.

Des étuves
mobiles.L'appareil que je viens de vous décrire s'applique aux étuves fixes, mais on peut faire varier ce dispositif suivant les circonstances, et l'une des adaptations les plus utiles est à coup sûr celle qui consiste à rendre mobiles de pareilles étuves. Le dessin que je vous montre indique suffisamment comment est disposée cette étuve mobile (voir fig. 22). Grâce à cette disposition, on peut désinfecter sur place les objets contaminés, et dans la récente épidémie de suette qui a eu lieu dans le Poitou, on a utilisé ces étuves mobiles avec un grand succès. Ces mêmes étuves ont été depuis attribuées à chacun des cantons du département de la Seine pour combattre sur place les épidémies qui viendraient à s'y produire.

On est en droit de se demander si, au point de vue de la pratique, ces étuves ne détériorent pas le linge et les divers objets qui y sont soumis à la désinfection. Le rapport si complet de

Vinay (1) répond victorieusement à ces questions. Ses expériences très rigoureuses et bien conduites ont montré que la détérioration subie par les objets placés dans les étuves est extrêmement faible. Seulement, lorsque les linges sont souillés de matières fécales et de sang, il en résulte des taches indélébiles. Aussi conseille-t-il de laver préalablement ces linges maculés avant de les désinfecter, et pour y procéder, il se sert d'une eau contenant en dissolution du permanganate de potasse.

Quant à la rapidité de la désinfection, elle est des plus considérables, puisque, au bout de quinze minutes dans de pareilles étuves, tous les microbes pathogènes sont détruits. Mais si les objets de laine, de coton, de lin peuvent subir l'action de la vapeur sous pression, il n'en est plus de même des substances animales utilisées pour les vêtements, telles que les souliers, les gants et les fourrures. Rien de plus curieux que de voir un gant ou un soulier soumis à l'action de ces étuves, ils se racornissent et cela à un tel point qu'ils ne peuvent plus s'appliquer qu'à des mains ou à des pieds de jeunes enfants. Aussi, pour ces parties du vêtement, faut-il recourir à d'autres procédés.

De la
désinfection
chimique
des vêtements.

En Allemagne et en Russie, où la fourrure joue un rôle si considérable dans le vêtement, on utilise les fumigations de chlore et les solutions phéniquées. En France, on emploie ou le chlore ou l'acide sulfureux. Je n'ai pas à revenir sur ce que je vous ai dit à propos de l'acide sulfureux ; je n'ai, pour compléter ce qui a trait à ces chambres de désinfection pour les vêtements, qu'à vous dire quelques mots sur l'emploi du chlore.

On peut obtenir le chlore de différentes façons, soit à l'aide du bioxyde de manganèse et de l'acide chlorhydrique, soit avec le chlorure de chaux. La formule adoptée ordinairement par les hôpitaux est celle qui a été proposée par le professeur Regnault (2) comme donnant les meilleurs résultats pour la désinfection des objets de literie.

Chlorure de chaux sec...........	500 grammes.
Acide chlorhydrique.............	1000 —
Eau...........................	3000 —

Vous mélangez dans une terrine l'acide et l'eau, et au moment de sortir de la pièce, vous projetez le chlorure de chaux

(1) Vinay, *De la valeur pratique des étuves à désinfection.* Lyon, 1887.
(2) Regnault, *Traité de pharmacie,* 8ᵉ édition, 1875, t. II, p. 497.

dans le mélange. On obtient ainsi un dégagement de 45 litres de chlore. Mais le procédé le plus commode est de faire parvenir, à l'aide d'un tube, le chlore dans une pièce hermétiquement close.

Aussi, dans tous les établissements de désinfection qui existent en Allemagne, en Russie et en France, faut-il joindre à l'étuve à désinfection par la chaleur une chambre où se pra-

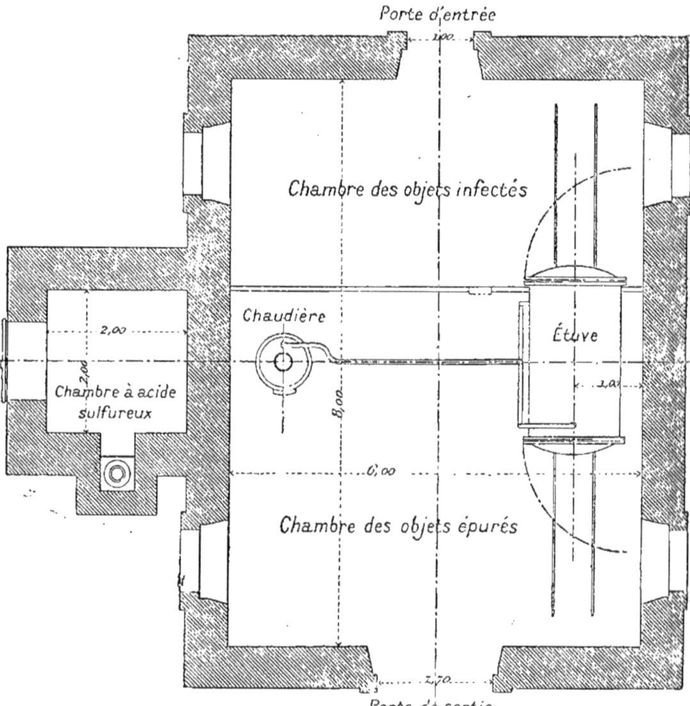

Fig. 23. — Plan d'un bâtiment à désinfection.

tique la désinfection chimique, et le plan que je mets sous vos yeux montre la disposition qu'on peut adopter pour pratiquer cette désinfection chimique (voir fig. 23).

Maintenant que nous connaissons le mode de procéder pour la désinfection des objets de literie et pour les vêtements, je dois vous dire en quelques mots comment vous devez mettre en pratique cette désinfection, et ici nous avons à examiner trois circonstances : ou il s'agit d'un hôpital, ou il s'agit d'une grande ville ou d'une commune.

Pour l'hôpital, ce que j'ai vu de plus parfait à cet égard, c'est ce qui se passe à l'hôpital Alexandre, de Saint-Pétersbourg; dès qu'un malade est reçu à l'hôpital, dans le bâtiment même de réception, et avant qu'il pénètre dans les salles, il est dépouillé de tous ses vêtements et prend un bain. Ses vêtements sont ensuite transportés dans un chariot spécial à la salle de désinfection.

Les fourrures et les chaussures sont placées dans la pièce à fumigation par le chlore où elles restent quarante-huit heures, les autres vêtements sont soumis à l'étuve. Puis, quand la désinfection est complète, on transporte le tout dans une pièce appropriée dont les parois à claire-voie permettent un courant d'air constant. Quant à la désinfection de la literie et des linges de pansement ou autres, elle est toujours faite par l'étuve.

Pour les grandes villes, on tend à établir des établissements publics de désinfection, et Paris n'aura rien à envier à cet égard aux autres villes, grâce aux efforts du Conseil municipal (1), qui veut établir deux stations publiques de désinfection, l'une dans la rue de Vanves, 166, l'autre rue des Récollets, et je puis mettre sous vos yeux le type d'un pavillon de désinfection qu'on peut utiliser à la fois pour un hôpital et pour le public (voir fig. 24).

Berlin, qui a un service très complet de désinfection, a fort bien organisé la disposition générale du bâtiment affecté à cet usage, et l'entrée des objets infectés se fait dans une cour spéciale absolument distincte d'une autre cour par où s'opère la sortie des objets désinfectés; des voitures différentes servent à l'un et à l'autre de ces transports. Il n'y a, comme l'a fait remarquer A.-J. Martin (2), qu'un reproche à faire à cet établissement, c'est l'étuve employée, qui est très inférieure aux étuves à vapeur sous pression usitées en France surtout comme rapidité d'exécution et rapidité d'opération.

Pour les communes, la désinfection peut se faire à l'aide des étuves mobiles, et je vous ai déjà dit que, dans la récente épidémie de suette qui a frappé la Vienne et la Haute-Vienne, ces étuves, mises en usage, ont rendu de grands services. Mais ces

(1) Chautemps, *Organisation sanitaire de Paris*, p. 98.
(2) A.-J. Martin, *le premier Établissement public de désinfection de la ville de Berlin* (*Revue d'hygiène*, 1877).

étuves ne peuvent être utilisées que dans les cas d'épidémies graves, et l'on comprend que, pour les maladies contagieuses qui sévissent avec une intensité moyenne, il faille recourir à d'autres moyens. Dans ces cas, on ne peut employer que le lavage, soit avec les solutions de sublimé au millième, soit avec les solutions de sulfate de cuivre, ou bien encore les fumigations. C'est au médecin à approprier chacun de ces moyens à l'objet que l'on veut désinfecter, et aux conditions dans lesquelles il se trouve

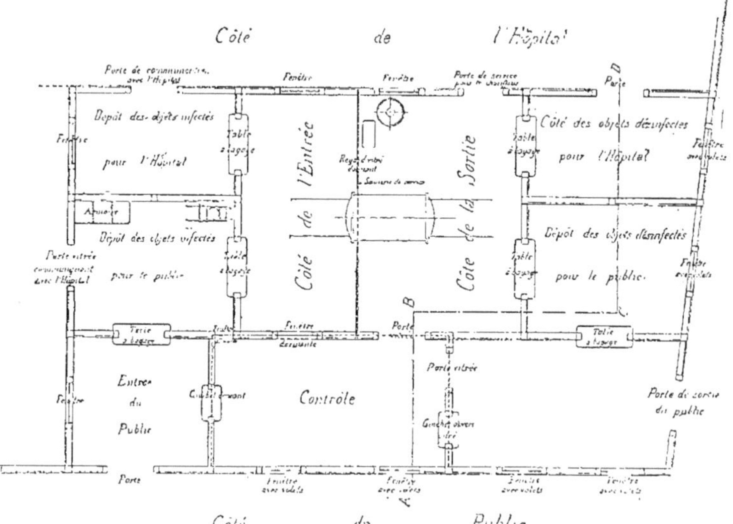

Fig. 24. — Plan d'un pavillon de désinfection.

pour pratiquer cette désinfection. J'arrive maintenant à un sujet plus difficile, je veux parler de la désinfection des personnes.

Il n'est pas douteux que les personnes qui ont été en contact avec des malades atteints de maladies infectieuses puissent être l'objet d'un contage, sans cependant être atteintes de la maladie contagieuse dont elles sont les propagateurs involontaires.

On comprend facilement que la peau ou bien les vêtements puissent recéler des microbes pathogènes et que ces microbes, ainsi transportés par le contact direct sur une autre personne, puissent être le point de départ d'une infection. Ces faits ont été signalés pour la fièvre typhoïde, pour la variole et les autres fièvres éruptives; ils l'ont été aussi pour la diphthérie, et de

Grésantignes a cité à ce propos des observations qui paraissent indiscutables (1).

Mais c'est surtout la chirurgie et l'obstétrique qui ont accumulé sur ce point les preuves les plus convaincantes, et il est admis aujourd'hui, sans conteste, que, dans un grand nombre de cas, c'est le chirurgien ou l'accoucheur qui est le facteur le plus actif de la septicémie qui survient, soit chez les blessés, soit chez les nouvelles accouchées. A cet égard, permettez-moi de vous citer les curieuses expériences de Kümmel, qui, plongeant les mains dans de la gélatine, observait quel était le lavage qui rendait ses mains absolument aseptiques. Il a montré qu'il y a des mains qui ne peuvent se nettoyer, et qui, malgré tous les soins, donnent toujours naissance, dans ces circonstances, à des colonies microbiennes ; de pareilles expériences nous expliquent, je crois, les succès et les insuccès de certains chirurgiens ; nous reviendrons d'ailleurs dans un instant sur ce point lorsque je vous parlerai de la désinfection des mains et des instruments.

La désinfection, en effet, des personnes comprend deux parties : la désinfection des vêtements et celle de la peau. Pour accomplir la première, on avait songé à placer les individus dans des boîtes à fumigations où la tête, étant placée en dehors, tout le corps peut être mis en contact avec des vapeurs chlorées ou sulfurées. C'est ce qui se fait à la Maternité royale de Copenhague, c'est ce qui se fait aussi aux hôpitaux de varioleux en Suisse, en Allemagne et en Italie.

Mais de telles pratiques sont bien difficiles à mettre en œuvre, surtout dans nos hôpitaux, où le personnel médical est très nombreux. Aussi a-t-on abandonné la pratique des cabines désinfectantes et a-t-on adopté l'usage fort utile du vêtement spécial pour l'hôpital, et en particulier des vêtements en toile, et exige-t-on que, dans les hôpitaux réservés aux varioleux ou aux malades atteints de maladies contagieuses, tout le personnel hospitalier ne sorte jamais au dehors avec les vêtements dont il fait usage à l'hôpital.

Quant aux soins de propreté de la peau, ils consistent en des bains et en des lavages fréquents du visage et des mains. On devrait exiger que la barbe fût toujours portée très courte et que les cheveux fussent presque ras.

Désinfection de la peau.

(1) De Grésantignes, *Contribution à l'étiologie de la diphthérie. Contagion par l'intermédiaire du sujet indemne* (*Bulletins et Mémoires de la Société de médecine pratique*, 5 juillet 1888, p. 505).

Désinfection
des mains.

En tout cas, on doit apporter le plus grand soin aux lavages des cheveux et de la barbe. Mais c'est sur la désinfection des mains que l'attention a été le plus appelée. Dans ses expériences, Kümmel a montré que le lavage des mains à la brosse, pendant cinq minutes, avec savon et eau chaude, et le rinçage à l'eau bouillie, n'empêchaient jamais le développement des colonies de bactéries et de microbes, et qu'il fallait un lavage des mains à la brosse, pendant trois minutes, avec savon et eau chaude, puis, pendant une minute, avec de l'eau phéniquée à 5 pour 100, pour empêcher la production de ces microbes. Les résultats de ces expériences ont été confirmés depuis par Gaertner et Forster.

Mais quand les mains sont infectées par une autopsie, ces précautions ne suffisent plus, et voici ce qu'il faut faire pour débarrasser les mains de tout micro-organisme : lavage à la brosse, pendant cinq minutes, avec du savon noir et de l'eau chaude, puis, pendant deux minutes, lavage à la brosse avec un mélange à parties égales d'eau de chlore et d'eau distillée, ou bien avec de l'eau phéniquée à 5 pour 100. Mais ce sont surtout les ongles qui doivent être nettoyés avec le plus grand soin et toujours portés excessivement courts.

Désinfection
des ongles.

Jules Roux et Reynès ont fait à cet égard d'intéressantes expériences (1) ; après des lavages successifs, ils raclaient l'espace sous-unguéal avec un fil de fer stérilisé, pour ensemencer des milieux de culture de gélatine ou d'agar-agar. Le lavage, le brossage et le nettoyage des mains à l'eau chaude et au savon, puis à l'eau phéniquée à 10 pour 100, n'a jamais empêché dans ces circonstances, le développement des micro-organismes.

Pour arriver à ce résultat, il a fallu employer le procédé de Furbringer, et opérer ainsi :

1° Curage mécanique des ongles à sec ;

2° Lavage et brossage au savon et à l'eau aussi chaude que possible pendant une minute au moins ;

3° Lavage et brossage à l'alcool à 80 degrés pendant le même temps ;

4° Avant l'évaporation totale de l'alcool, lavage et brossage avec les solutions antiseptiques. Laisser sécher les mains à l'air libre.

(1) Jules Roux et Reynès, *Nouvelle méthode de désinfection des mains des chirurgiens* (Académie des sciences, 26 novembre 1888).

D'après Furbringer, les raclures de l'espace sous-unguéal se seraient dans ces circonstances toujours montrées stériles. Jules Roux et Reynès sont arrivés à des résultats moins favorables. Au point de vue expérimental, l'asepsie aurait été obtenue 80 fois pour 100, et au point de vue clinique, 50 fois pour 100.

Pour obtenir cette antisepsie de la peau, on a aussi conseillé d'employer des solutions de permanganate de potasse ; c'est Danlos qui est l'auteur de ce procédé qui consiste à se laver les mains dans une solution de permanganate à 5 pour 1000. On enlève la coloration brune, que détermine un pareil lavage, en trempant ses mains dans du bisulfate de soude au cinquième. On a aussi conseillé des savons antiseptiques et des lotions aromatiques antiseptiques ; voici quelques-unes de ces formules données par Hélot :

1° *Savon antiseptique.*

Acide borique...................	15 grammes.
Crème de savon des parfumeurs...	90 —

2° *Lotion aromatique.*

Acide thymique....................	1 gramme.
Alcool à 90 degrés................	4 —
Eau distillée.....................	1000 —

Mollard a fait des savons sulfureux ; d'autres ont établi des savons à l'acide phénique, au thymol, etc.

Telles sont les règles générales applicables à la désinfection des personnes. Vous devez surtout les recommander aux gardes-malades ou aux membres de la famille qui sont en contact direct avec le malade. Vous leur direz de se laver les mains toutes les fois qu'ils auront touché le malade et surtout ses déjections ; ils le feront avec des solutions de sublimé à un millième ou de thymol à un millième ; vous leur recommanderez de se tenir très proprement les mains et les ongles ; ils devront se laver fréquemment le visage, les cheveux et la barbe ; des bains fréquents leur seront administrés. Vous leur défendrez de manger et de boire dans la chambre du malade ; enfin, vous leur interdirez de sortir au dehors avec les vêtements qu'ils portent auprès du malade. Il ne me reste plus maintenant qu'à vous parler de la désinfection des déjections. C'est là un sujet qui mérite de nous arrêter quelques instants.

Depuis que la bactériologie nous a fait connaître la présence de microbes pathogènes dans les déjections, la nécessité de la

Désinfection des déjections.

désinfection plus ou moins complète de ces déjections est devenue un des points les plus importants de l'hygiène prophylactique. Il est deux maladies surtout où la contagion se fait presque exclusivement par les déjections, ce sont la fièvre typhoïde par les matières fécales, la tuberculose pulmonaire par l'expectoration.

Désinfection
des crachats
des
tuberculeux.

Comme l'a dit Vallin dans son remarquable rapport sur la contagion de la tuberculose, on est en droit d'affirmer que les produits de l'expectoration sont sans contredit l'agent principal de la transmission de la tuberculose. Il y a donc une importance capitale à détruire la virulence de ces crachats.

Si vous vous reportez aux expériences de Schill et Fischer, ces crachats présenteraient, surtout à l'état humide, une extrême résistance à nos agents de désinfection, et, seule, la chaleur serait un moyen certain de la destruction des produits virulents.

Yersix affirme que les bacilles de la tuberculose, sporulés ou non, sont détruits quand ils sont chauffés à la température de 70 degrés pendant dix minutes. Mais je crois que, dans la pratique, cette température doit être plus élevée et portée au moins jusqu'à 100 degrés.

Ce qu'il y a de plus difficile, c'est de pratiquer cette désinfection des crachats. Pour y arriver, il faudrait interdire aux malades de cracher dans leurs mouchoirs, sur leurs vêtements ou sur le sol et exiger d'eux qu'ils le fassent exclusivement dans des crachoirs plus ou moins multipliés.

Ces crachoirs doivent être munis de sciure de bois, et, pour les humidifier, vous pourrez vous servir des mélanges suivants, recommandés par Vallin, quoique leur action destructive du bacille de la tuberculose ne soit pas également démontrée pour tous ces mélanges :

Chlorure de zinc liquide à 45 degrés...	100 grammes.
Eau et glycérine......................	1 litre.
Chlorure de chaux....................	50 grammes.
Eau.................................	1 litre.
Acide phénique cristallisé............	5 grammes.
Eau.................................	900 —
Glycérine...........................	100 —
Acide thymique cristallisé............	2 —
Alcool..............................	50 —
Eau.................................	900 —

Glycérine...........................	50 grammes.	
Sulfate de cuivre cristallisé...........	50	—
Acide azotique.....................	50	—
Eau............	850	—
Glycérine..........	50	—

Puis, à la fin de la journée, on détruira plus complètement la virulence des crachats, soit en jetant le contenu des crachoirs dans le feu, ce qui est le moyen le plus radical, soit en les mettant dans l'eau bouillante, soit en se servant de la vapeur. Deux sortes d'appareils sont actuellement en usage dans nos hôpitaux pour atteindre ce but : l'un, dû au docteur Lallier, utilise un jet de vapeur, les crachoirs sont portés près de la machine à vapeur de l'établissement et là ils sont désinfectés ; l'autre, construit par Geneste et Herscher, est installé dans la cuisine de la salle ; il permet, en cinq minutes, par un jet d'eau bouillante, d'obtenir la désinfection et le nettoyage des crachoirs recueillis dans un seau. De plus petits appareils construits sur le même type peuvent être utilisés par les particuliers.

Le problème est encore plus difficile lorsqu'il s'agit de la désinfection des matières fécales, et nous abordons ici une des plus graves questions de l'hygiène prophylactique. Désinfection des matières fécales.

Jusqu'ici, la plupart des moyens conseillés pour la désinfection des matières fécales ont plutôt consisté en une désodorisation de ces matières qu'en une destruction de leurs germes morbides. C'est ainsi que la tourbe, la terre ont été successivement proposées ; c'est surtout le sulfate de fer dont on se sert le plus souvent, et qui est surtout indiqué dans les arrêtés préfectoraux faits à cet égard. Le chiffre habituel est de 5 kilogrammes de sulfate de fer par mètre cube de matières à désinfecter. A Lyon, on a beaucoup vanté les huiles lourdes de houille, qui paraissent avoir une action microbicide beaucoup plus active.

Mais, encore ici, c'est la chaleur qui occupe le premier rang, et l'on peut, à l'aide de la vapeur sous pression, détruire absolument la virulence des matières fécales. J'ai pu voir à Saint-Pétersbourg, à l'hôpital-baraque Alexandre, un appareil fort ingénieux construit sur les indications du docteur Wassilieff, et dans lequel toutes les matières fécales peuvent subir, d'une manière continue, l'influence de la vapeur sous pression. Cet appareil a surtout été appliqué dans les cas de choléra ou dans les épidémies de fièvre typhoïde, et cela avec d'autant plus de raison

qu'à Saint-Pétersbourg il n'existe pas d'égout, et toutes les matières fécales vont se perdre dans le sol. A Paris, pendant l'épidémie de 1884, Durand-Claye et Masson ont installé à l'hôpital
spécial des Mariniers, un appareil qui cuisait les matières fécales
avant de les envoyer à l'égout.

Mais ces applications ne peuvent se faire que dans des cas absolument particuliers et ne peuvent se généraliser à une grande
accumulation d'individus. On a donc cherché d'autres moyens,
et, pour les grandes villes, on a proposé, pour obtenir la désinfection des matières fécales, soit de leur faire subir rapidement
des transformations chimiques, qui en font une source importante de sulfate d'ammoniaque, ou bien de se servir du sol comme
moyen de désinfection.

Je ne puis, messieurs, entrer ici dans cette grande question
du « tout à l'égout » qui est, en ce moment, l'objet de discussions vives et passionnées ; c'est un problème social et hygiénique qui demanderait bien des leçons pour être exposé complètement devant vous. Je ne dois vous faire connaître ici que les
grandes lignes de ce projet.

Des vidanges.   Le système des vidanges peut être ramené à trois types principaux : dans l'un, les matières réunies en grande masse subis-
sent l'action de l'air qui les dessèche et les transforme en
poudrette livrée à l'agriculture ; c'est le système des dépotoirs
aujourd'hui condamné par tous les hygiénistes. Un autre système consiste à transformer rapidement ces matières amenées
dans des usines spéciales, où, par des modifications successives,
on en retire le principe actif sous forme de sulfate d'ammoniaque.
Enfin, le troisième système consiste à conduire ces matières avec
les eaux d'égout, ou sans elles, soit dans le sol pour y servir
d'engrais, soit dans les rivières, soit à la mer. Les deux derniers
systèmes doivent être abandonnés, car la présence de ces matières
souille et contamine ces eaux et est une source de contagion et
de propagation des maladies infectieuses. Voilà pour l'utilisation
de ces matières fécales.

Examinons comment on peut recueillir ces matières. Il y a
trois procédés : celui des fosses fixes condamné par tout le monde,
celui des tinettes ou fosses mobiles, et enfin celui du « tout à
l'égout », y compris le système diviseur, qui n'est qu'un « tout à
l'égout » dissimulé.

Des tinettes.   Le système des tinettes ne résout pas la question ; il supprime

les inconvénients de la fosse fixe, mais, une fois les matières en-
levées, il faut ou les transformer chimiquement ou les détruire.

A ce système, on pourrait joindre celui qui est maintenant en
vigueur dans quelques maisons de Paris, où les matières fécales sont attirées, par l'aspiration, des cabinets d'aisances dans
les usines où elles doivent subir leurs modifications. Ce système,
dit système Berlier, qui fonctionne dans le quartier de la Made-
leine et à la caserne de la Pépinière, sur un réseau de 10 kilomètres d'étendue, paraît préférable ; mais il est peu applicable à
de grandes villes, et il ne pourra jamais être utilisé que dans des
cas absolument exceptionnels. De plus, il ne résout nullement
le problème, et, une fois amenées de l'immeuble à l'usine,
les matières doivent être transformées. Un système très analogue à
celui préconisé par Berlier est celui de Waring, installé à Paris
depuis 1884. Dans ce système, les eaux ménagères et les matières
fécales sont entraînées automatiquement par des masses d'eau
qui les font cheminer dans des conduits en grès vernissé.

Des systèmes aspiratifs.

Reste maintenant la question du « tout à l'égout », qui peut se
subdiviser en deux systèmes : dans l'un, les matières fécales sont
menées dans le sol qui doit les désinfecter par des conduits spéciaux, c'est le système Liénur qui est appliqué à Bruxelles et à
Amsterdam ; dans l'autre, les matières cheminent avec les im-
mondices dans les égouts sans canalisation spéciale, puis elles
sont déversées sur des champs et utilisées par l'agriculture.

Les partisans du « tout à l'égout » ont invoqué, à l'appui de
leur thèse, des raisons sérieuses ; d'abord, l'utilisation des matières fécales qui constituent un engrais d'une extrême richesse,
la purification par le sol des eaux d'égout, purification absolument démontrée par l'analyse et par la bactériologie, à condition,
toutefois, que le sol soit perméable et qu'une culture intensive
y soit faite, et à condition surtout que la quantité d'eaux d'égout
ainsi répandues sur le sol ne soit pas trop considérable par rapport à l'étendue du sol.

Du tout à l'égout.

Les adversaires de ce système ont soutenu que rien ne prou-
vait que la terre débarrassait absolument les eaux d'égout de
leurs microbes pathogènes, et que les légumes ou autres produits
du sol cultivés sur ces terrains irrigués par les eaux d'égout ne
fussent pas contaminés par ces microbes et en particulier par
ceux de la fièvre typhoïde. Ils ont aussi invoqué l'encrassement
du sol ou plutôt du filtre, surtout quand on songe qu'indéfini-

ment ces terrains recevront ainsi les eaux d'égout ; enfin, de part et d'autre, on a invoqué des statistiques pour prouver que les habitants qui habitaient ces terrains ainsi irrigués étaient plus ou moins sujets aux maladies infectieuses.

Aujourd'hui, la question n'est pas résolue, et cependant il faut reconnaître que les partisans du « tout à l'égout » paraissent triompher et cela surtout pour les raisons suivantes : parce qu'un certain nombre de grandes villes ont adopté ce système et en tirent de réels bénéfices, et, à cet égard, on peut citer particulièrement la ville de Berlin, où l'hygiène publique est le plus en honneur.

Je crois même qu'aujourd'hui l'accord serait unanime, si, par l'étendue de la canalisation de ces eaux d'égout, on restreignait considérablement la quantité de ces eaux qui doivent être répandues sur le sol par hectare et par an, et qu'on le ramenât à 10 000 mètres cubes par hectare, car les adversaires du « tout à l'égout », en adoptant le canal à la mer, veulent que, sur toute la longueur de ce canal, des prises de ces eaux puissent être faites pour les besoins de l'agriculture. Aujourd'hui, cette quantité dans les essais faits dans la plaine de Gennevilliers et qui vont être entrepris sur le terrain d'Achères, donne un chiffre de 40 000 mètres cubes par hectare. On comprend que, sur un canal d'une étendue beaucoup plus grande, cette quantité soit considérablement abaissée.

En tout cas, il faut, pour que le système du « tout à l'égout » donne toutes les garanties que l'hygiène réclame d'un pareil système, qu'il remplisse les conditions suivantes : que les égouts aient une pente suffisante pour l'écoulement rapide des eaux ; que leurs parois soient absolument étanches, pour s'opposer à l'infiltration du sol ; que la quantité des eaux qui parcourent ces égouts et les cabinets d'aisances soit calculée de manière à donner par jour et par habitant 10 litres ; qu'enfin les champs où ces eaux seront répandues soient très perméables, cultivés d'une façon intensive, et que la quantité versée par hectare ne dépasse pas un chiffre donné qu'on peut fixer à 40 000 mètres cubes par hectare et par an.

Cette leçon est déjà bien longue ; je n'ai pu qu'esquisser cette grave question du « tout à l'égout ». Ceux qui voudraient l'étudier dans son ensemble pourront consulter le beau rapport de Bourneville présenté à la Chambre sur cette question et celui

celui non moins important présenté au Sénat par notre collègue et ami le professeur Cornil, ainsi que l'ouvrage si intéressant que Rochard a fait paraître sur l'hygiène sociale (1). Mais ce n'est pas tout d'avoir prévenu, par différents moyens de désinfection, la propagation de la maladie, il faut encore que l'individu contaminé soit isolé, et c'est cette seconde face de cette question d'hygiène prophylactique que je me propose d'aborder dans la prochaine conférence.

(1) J. Rochard, *Traité d'hygiène sociale*. Paris, 1888.

SEPTIÈME CONFÉRENCE

DE L'ISOLEMENT.

Messieurs,

Dans la leçon précédente, nous avons étudié les désinfectants et la désinfection. Nous avons encore à examiner un autre mode de l'hygiène prophylactique pour s'opposer à la propagation des maladies infectieuses : c'est l'isolement. Je me propose, dans cette leçon, de vous résumer tous les graves problèmes que soulève cette grande question de l'isolement.

Je laisserai, bien entendu, de côté, ce qui a trait à la législation, puisque dans une leçon spéciale consacrée à ce sujet, nous aurons à examiner dans leur ensemble les moyens que le législateur a mis au service de l'hygiène pour arrêter la propagation des maladies. Mais ce que je puis vous dire de suite, c'est que si dans notre pays nous avons appliqué aux animaux atteints d'affections épizootiques, des lois et des mesures extrêmement sévères, il n'en est plus de même pour l'homme, et nous sommes, envers lui, presque désarmés.

Vous verrez ce fait étrange et peu croyable que, tandis qu'on a le droit d'arrêter sur la voie publique un homme qui devient dangereux pour ses semblables, soit par les armes qu'il porte, soit par le tumulte qu'il occasionne, soit par les cris qu'il profère, nous ne pouvons empêcher un individu atteint de variole de se promener dans la rue, et de répandre autour de lui la mort par la maladie dont il est porteur. Vous verrez aussi qu'à l'étranger on est beaucoup mieux armé qu'en France à cet égard, et vous comprendrez la nécessité où nous nous trouvons d'adopter des lois urgentes.

L'isolement doit être examiné à trois points de vue spéciaux : ou bien, il porte sur l'individu seul, placé dans sa famille, ou bien, il comporte un isolement collectif réunissant dans un même endroit les malades porteurs de la même affection, ou bien encore, il s'adresse à une grande collection d'individus que l'on sépare ainsi des populations qui les avoisinent. Nous examinerons successivement cet isolement individuel, cet isolement collectif, et enfin cet isolement de villes ou de peuples tout entiers, qui comprend les cordons sanitaires et les quarantaines. Mais avant d'aller plus loin, il nous faut d'abord juger une première question préjudicielle, à savoir pour quelles maladies on doit pratiquer l'isolement.

Pour que vous puissiez bien juger de l'influence des maladies contagieuses sur la mortalité d'une grande agglomération comme la ville de Paris, voici le tableau dressé par le docteur Bertillon (1), qui dirige avec tant de talent le service de la statistique municipale, tableau qui vous indique la mortalité pour 100 000 habitants par les différentes maladies contagieuses.

MORTALITÉ PAR 100 000 HABITANTS DE PARIS.

Années.	Fièvre typhoïde.	Variole.	Rougeole.	Scarlatine.	Coqueluche.	Diphthérie
1865 ...	64	42	19	8	12	53
1866 ...	53	32	45	4	10	45
1867 ...	48	17	31	4	11	36
1868 ...	51	33	34	7	12	41
1869 ...	54	36	27	14	7	41
1870 ...	132	531	42	12	12	27
1871 ...	243	149	32	14	14	30
1872 ...	51	5	31	7	10	62
1873 ...	56	0,9	30	5	4	64
1874 ...	43	2	33	4	13	55
1875 ...	53	13	34	4	15	67
1876 ...	102	19	44	7	10	79
1877 ...	61	7	33	5	26	121
1878 ...	40	4	32	3	13	93
1879 ...	53	43	43	4	13	84
1880 ...	92	99	44	16	24	94
1881 ...	87	44	40	20	22	98
1882 ...	143	28	45	7	9	100
1883 ...	88	20	49	4	30	84
1884 ...	67	3	67	7	20	86
1885 ...	59	8	68	6	12	73
1886 ...	42	9	54	18	25	67
1887 ...	61	17	72	10	19	70
1888 ...	33	11	40	8	12	77

(1) Bertillon. *Du degré de fréquence des principales causes de mort à Paris pendant l'année* 1888 (*Gaz. hebdomadaire*, nᵒ 8, 22 fév. 1889, p. 119).

Nous avons vu précédemment que, si toute maladie micro- Des maladies
réclamant
l'isolement.
bienne n'est pas contagieuse, la réciproque n'est pas vraie, et que
l'on peut établir, au contraire, cette loi que toutes les maladies
contagieuses sont microbiennes. A cet égard donc, l'isolement
devrait porter sur un grand nombre de maladies, et embrasser
presque toutes les affections à microbes pathogènes. Mais la
contagion peut avoir des degrés plus ou moins grands, et ce sont
ces degrés qui ont permis d'établir des divisions, à propos de
ces maladies.

En tête des maladies éminemment contagieuses, il faut placer
la diphthérie, et l'accord est unanime pour exiger un isolement
rigoureux dans ce cas. N'oubliez pas, messieurs, que la diphthérie
est une affection des plus graves et des plus meurtrières, surtout à Paris, et que, chaque année, la mortalité dans la population parisienne dépasse 2000 décès, ce qui correspond à plus de
100 décès pour 100000 habitants; en 1882, elle a atteint 186
pour 100000 habitants. Puis arrivent les fièvres éruptives, et
à leur tête se place la variole; quant à la rougeole et à la scarlatine, on peut discuter la valeur de l'isolement.

Pour la rougeole, Ollivier (1) s'est efforcé de montrer la né- Rougeole.
cessité de séparer les enfants atteints de rougeole en signalant
les ravages que fait cette maladie dans les hôpitaux d'enfants.
En effet, affection généralement bénigne chez les enfants bien
constitués, elle entraîne des complications graves chez ceux qui
sont débiles ou prédisposés à la tuberculose. Il y a donc un réel
intérêt à séparer les rubéoliques dans les hôpitaux d'enfants;
mais cette séparation est beaucoup moins urgente quand on a
affaire à des enfants bien constitués et ne présentant aucune
trace de tuberculose dans leur hérédité.

Quant à la scarlatine, il y a à établir une distinction très nette Scarlatine.
entre les enfants et les adultes; chez l'enfant, la scarlatine est
une affection contagieuse et vous pourrez en juger par les chiffres
que voici : en 1886, à l'hôpital des Enfants Malades, il y a eu
18 cas déclarés à l'intérieur, tandis que 132 cas venaient de l'extérieur; à l'hôpital Trousseau, il y a eu 22 cas déclarés à l'intérieur, pendant que 202 cas y étaient reçus. Il n'en est plus de
même chez l'adulte, du moins dans notre pays, et la propagation
de la scarlatine dans nos salles est un fait tellement rare, que

(1) Ollivier, *Etude d'hygiène publique*, 2e série, p. 1.

9*

depuis que je suis médecin des hôpitaux, je n'ai jamais vu un cas de scarlatine se propager dans mes salles, et cependant, à cet hôpital Cochin, il n'est pas de mois où je ne reçoive de scarlatineux.

C'est donc, à mon sens, la moins contagieuse des fièvres éruptives, et tout en reconnaissant que pour les hôpitaux d'enfants l'isolement individuel s'impose, il n'en est plus de même pour les hôpitaux d'adultes.

Coqueluche. — A côté de ces fièvres éruptives, il faudrait placer la coqueluche, qui, elle aussi, est une affection éminemment contagieuse. La coqueluche est généralement bénigne, ne prend de gravité que chez les enfants débiles et délicats. Tandis qu'en ville les décès par coqueluche sont fort rares, il n'en est pas de même à l'hôpital des Enfants malades, où, d'après Ollivier, la mortalité aurait été, en 1886, de 25,6 pour 100.

Fièvre typhoïde. — Mais où ces discussions sont devenues encore plus vives, c'est à propos de la fièvre typhoïde et de la tuberculose. Aujourd'hui que la nature bacillaire de ces deux affections est bien connue, ainsi que leur mode de contagion, il n'est pas douteux qu'il y ait un intérêt à isoler ces affections.

Dans les familles l'isolement des typhiques peut être facilement pratiqué. En est-il de même dans nos hôpitaux ? Sans nier qu'il puisse se développer dans nos salles des cas de fièvre typhoïde, c'est là, il faut le reconnaître, un fait extrêmement rare, et quoique les hôpitaux étrangers aient créé des salles spéciales pour les typhiques, je ne crois pas cependant que cet isolement soit d'une absolue nécessité au point de vue des hôpitaux.

Tuberculose. — Ma réponse sera aussi négative pour la tuberculose; qu'il soit utile de séparer dans une certaine mesure un mari ou une femme tuberculeux d'un conjoint indemne et d'empêcher par exemple leur cohabitation dans le même lit, j'en conviens, mais que l'isolement nous pousse à créer des hôpitaux de tuberculeux, cela ne me paraît nullement indispensable, car si la contagion de la tuberculose existe, elle nécessite pour se produire de telles conditions qu'elle est assez difficile à s'accomplir. Si l'on arrivait à isoler les tuberculeux, il faudrait isoler pour ainsi dire toutes les maladies, y compris les pneumoniques, et le service hospitalier, dans de pareilles conditions, ne pourrait plus se faire.

A ces maladies il faut joindre les maladies importées, telles que le choléra, la suette miliaire, la fièvre jaune, la peste,

maladies éminemment contagieuses et qui réclament impérieusement l'isolement.

Jusqu'ici je ne me suis occupé que des maladies purement médicales. La chirurgie à son tour exige un isolement pour les
affections septiques et éminemment inoculables, il en est de
même pour l'obstétrique, où, grâce aux méthodes antiseptiques
et à l'isolement rigoureux des affections puerpérales, on a réduit
jusqu'à néant la mortalité dans nos services d'accouchements.

Une fois ce premier fait acquis, voyons maintenant comment
nous allons procéder à cet isolement. Peu de chose à dire au
point de vue de l'isolement individuel pratiqué dans la famille.
Placer un malade dans une chambre vaste et aérée, éloigner de
lui toutes les personnes qui peuvent contracter la maladie dont
il est atteint et ne laisser auprès de lui que les personnes stricte-
ment nécessaires pour lui donner des soins est généralement
chose facile, et il suffit de l'autorité du médecin et de la bonne
volonté de la famille pour obtenir à cet égard la mise en pratique des mesures que je viens de vous signaler.

Cet isolement individuel peut être total ou relatif, et à propos
de cet isolement relatif, permettez-moi d'insister sur celui que
nécessite la tuberculose. Si je suis l'adversaire des hôpitaux de
tuberculeux, pour les raisons que je vous ai données, je suis au
contraire le partisan résolu de l'isolement relatif des tuberculeux.
Je crois que, lorsque dans un ménage un des conjoints est tuberculeux, il est dangereux qu'ils occupent le même lit et la même
chambre; le même isolement s'impose pour les enfants issus de
tuberculeux, qui ne doivent pas coucher dans la même pièce que
leurs parents.

Telles sont les quelques réflexions que je voulais faire à propos de l'isolement individuel dans la famille. Mais si cet isolement a soulevé peu de discussions, il n'en est plus de même quand
on étudie l'isolement collectif; nous avons à examiner des questions de la plus haute importance et nous suivrons, si vous le
voulez bien, la marche qu'ont adoptée Fauvel et Vallin dans leur
beau rapport fait sur cette question au Congrès international
d'hygiène de 1878 et qu'on peut considérer comme un modèle
du genre.

Nous aurons donc à étudier les trois points suivants :

1° L'isolement collectif augmente-t-il la mortalité pour les
malades isolés?

2° Cet isolement crée-t-il des foyers d'infection?

3° Comment doit-on pratiquer cet isolement collectif?

Sur le premier point, tout le monde est unanime à reconnaî-tre que l'accumulation dans un même lieu d'individus atteints de la même affection contagieuse n'augmente pas la mortalité de ces individus, et je puis à cet égard vous fournir des chiffres démonstratifs, surtout pour la variole et le typhus.

Colin (1) nous a montré que, lors de l'année terrible, on avait isolé tous les varioleux de Paris à l'hospice de Bicêtre, et 7 578 varioleux avaient passé par cet hospice; du 12 octobre 1870 au 1er avril 1871, il y eut 1094 décès, ce qui fait une mortalité de 14 pour 100, mortalité qui n'a pas été supérieure à celle observée quand l'isolement n'existait pas.

Mais c'est l'Angleterre qui nous fournit à cet égard les chif-fres les plus importants. Ce pays a fait beaucoup pour l'isole-ment et en particulier pour celui de la variole, et vous trouverez, dans la remarquable étude de Lutaud et Douglas Hogg (2) sur les hôpitaux d'isolement en Angleterre des renseignements très circonstanciés sur ce sujet.

Consultez les statistiques fournies par les *Smallpox Hospital's* et vous y verrez que la mortalité n'y est pas plus considérable que dans les cas où la variole n'est pas l'objet d'un isolement collectif. Ainsi voici la statistique du *Stockwell Hospital*, qui est un des hôpitaux du sud-ouest de Londres, et vous pourrez voir que le nombre des varioleux admis ne modifie pas sensiblement la mortalité générale de cet hôpital.

Statistique du Stockwell Smallpox Hospital, de 1871 à 1876.

	Nombre des cas de variole.	Mortalité.
1871......................	2288	18,6
1872......................	601	18,9
1873......................	64	18,9
1874	59	8,5
1875......................	89	19,0
1876......................	800	20,2

On peut encore invoquer les chiffres fournis par l'isolement des individus atteints de typhus, et dans ce cas, c'est encore

(1) Colin, *la Variole au point de vue épidémique et prophylactique.* Paris, 1883, p. 113.

(2) Lutaud et Douglas Hogg, *Étude sur les hôpitaux d'isolement en Angleterre.* Paris, 1886.

l'Angleterre qui nous fournit les statistiques les plus probantes.

A *London fever Hospital*, en 1862, sur 1107 cas de typhus pétéchial réunis dans une même salle, il y eut 232 décès ; la mortalité fut donc de 20,95 pour 100. Dans la même période, dans les autres hôpitaux de Londres, 343 cas de la même maladie y furent traités et la mortalité fut de 80 décès, soit 23,3 pour 100 ; la même proportion se maintint pour les années suivantes, car, de 1862 à 1865, 7498 cas de typhus traités dans les salles d'isolement du *London fever Hospital* ont fourni une mortalité de 18,57 pour 100 ; pendant la même période, 400 cas traités dans les salles communes ont donné une mortalité de 21,15 pour 100. La question est donc jugée et l'on peut affirmer aujourdhui que la réunion dans une salle commune des malades atteints de la même maladie infectieuse n'augmente pas sa léthalité.

Bien plus difficile à résoudre est le deuxième point qu'il nous faut aborder, c'est-à-dire si les hôpitaux d'isolement pour les maladies infectieuses créent des foyers d'infection au voisinage de ces hôpitaux.

Des hôpitaux d'isolement comme foyers d'infection.

A Paris, dès la formation d'hôpitaux d'isolement pour la variole dans les hôpitaux généraux, on a vu se produire dans le périmètre entourant ces hôpitaux un plus ou moins grand nombre de cas de variole, et dès 1870 ce fait était signalé pour l'hôpital Liennec, situé rue de Sèvres, où le service d'isolement des varioleux propageait cette affection dans les rues avoisinantes. La même année, Delpech (1) faisait, à ce propos, deux rapports successifs au Conseil d'hygiène, et cette question revenait de nouveau devant le Conseil il y a peu de temps, à propos de l'hôpital de varioleux situé à Aubervilliers. Dans un rapport présenté à ce Conseil, j'exposais la réalité des faits (2).

Créquy (3), de son côté, communiquait à l'Académie des observations qui paraissaient probantes au point de vue de la propagation de la variole aux ouvriers de l'usine à gaz voisine de cet hôpital d'Aubervilliers.

(1) Delpech, *Sur l'épidémie de variole observée à Paris de 1865 à 1870.*

(2) Dujardin-Beaumetz, *Sur les cas de variole observés dans les dix-huitième et dix-neuvième arrondissements de Paris et dans les communes d'Aubervilliers, de Pantin et de Saint-Denis, en 1887.*

(3) Créquy, *Sur l'épidémie de variole qui a atteint les ouvriers de l'usine à gaz d'Aubervilliers* (Académie de médecine, 18 octobre 1887).

Mais c'est encore en Angleterre que nous trouvons à cet égard les chiffres les plus démonstratifs. Les *Asylum's Hospital* et les *Smallpox Hospital's* ont été accusés, comme nos hôpitaux d'isolement, de créer des foyers d'infection de variole, et pour juger cette question une commission royale fut nommée.

La réponse de cette commission fut la suivante : « Il nous paraît clairement établi par l'expérience des cinq hôpitaux de variole pendant ces six dernières années que, dans leur état actuel, les *Asylum's Hospital* sont une cause d'augmentation de la variole dans leur voisinage. Cependant, la Commission fait observer que la communication directe et par les personnes peut avoir joué dans cette propagation un rôle plus important que l'air lui-même. »

Hil, Tripp et Power, dans leurs travaux, arrivent à des conclusions à peu près analogues, et je vous signalerai surtout le travail de ce dernier médecin, qui a étudié l'influence du *Fulham Hospital* sur la propagation de la variole.

Cet hôpital, situé dans la région ouest de Londres et qui a cinquante lits pour les varioleux, a permis à Power de rechercher dans différentes zones tracées autour de l'hôpital le nombre des maisons infectées, et je cite ici textuellement les chiffres donnés par Vaillant dans le rapport de Chautemps au Conseil municipal sur la nécessité de l'isolement des maladies infectieuses.

« Procédant sur cette base, il trace autour de l'hôpital quatre cercles ayant respectivement pour rayons un quart de mille (400 mètres), un demi-mille (800 mètres), trois quarts de mille (1 200 mètres), et un mille (1 600 mètres). La surface totale renfermée dans le plus grand cercle, il la nomme la zone spéciale. Il divise alors la période pendant laquelle le Fulham Hospital est demeuré ouvert en cinq périodes épidémiques, et il examine, relativement à chaque période, la proportion de maisons infectées dans la zone ou cercle central et dans chacune des zones d'un quart de mille qui l'entourent. Le résultat est que, dans chacune des zones épidémiques distinctes, la maladie se disséminerait autour de l'hôpital en zones de décroissante intensité. Cette intensité décroissante en s'éloignant de l'hôpital est montrée par le tableau ci-contre, où, comme dans tout le rapport, le terme *aigu* désigne tous les cas qui ne sont pas arrivés à la période de convalescence. »

Tableau des admissions de variole aiguë au Fulham Hospital, et quantité de varioles dans les maisons des diverses subdivisions de la zone spéciale, pendant cinq périodes épidémiques.

CAS ADMIS DE VARIOLE aiguë.	EN PÉRIODES ÉPIDÉMIQUES depuis L'OUVERTURE DE L'HOPITAL.	QUANTITÉ POUR 100 MAISONS DANS LA ZONE SPÉCIALE ET SES SUBDIVISIONS				
		Dans la totalité de la zone spéciale.	Dans le petit cercle intérieur de 1/4 de mille.	Dans la première zone extérieure de 1/4 à 1/2 mille.	Dans la deuxième zone extérieure de 1/2 à 3/4 mille.	Dans la troisième zone extérieure de 3/4 à 1 mille.
327	Mars 1877 à la fin de 1877.....	1 10	3 47	1 37	1 27	0 36
714	Janvier 1878 à septembre 1878.	1 80	4 62	2 55	1 84	0 67
679	Septembre 1878 à octobre 1879.	1 68	4 40	2 63	1 49	0 64
292	Octobre 1879 à décembre 1880.	0 58	1 85	1 06	0 30	0 28
515	Décembre 1880 au 2 avril 1881.	1 21	3 00	1 64	1 25	0 61
2.527	Cinq périodes épidémiques....	6 37	17 35	9 25	6 16	2 57

Tous ces chiffres vous montrent que, pour la variole, les hôpitaux d'isolement créent des foyers d'infection, et peuvent propager la maladie d'autant plus activement que les maisons sont plus rapprochées de l'hôpital.

Il nous reste maintenant à juger ce deuxième point, à savoir comment se fait cette propagation. Se fait-elle par l'air ? se fait-elle au contraire par les personnes ? La question paraît jugée aujourd'hui. Si l'air des salles des varioleux peut renfermer, comme l'a montré Brouardel (1), des particules solides provenant des croûtes de varioles desséchées, ces particules cessent de se montrer dans l'air qui entoure ces salles. Aussi Colin fixe-t-il à 100 mètres la distance où l'air cesse d'être contaminé.

D'après les enquêtes souvent faites à ce propos, il paraît démontré que c'est par le contact direct que se fait cette propagation de la variole, et, comme on l'a dit fort judicieusement, le cabaret y joue un rôle plus considérable que l'influence atmosphérique.

Pour l'hôpital d'Aubervilliers, c'est en particulier un débit de vin, surnommé le Château des Alouettes, situé à la porte de l'hôpital et où les personnes accompagnant le varioleux venaient trinquer à sa santé, qui a été le plus actif propagateur de la variole au voisinage de cet hôpital. Ajoutons que quelques infirmiers, qui quittaient l'hôpital en franchissant les faibles barrières qui l'entourent, violant les règlements qui exigeaient d'eux qu'ils changeassent de costume avant de se rendre au dehors, ont été une cause de propagation de la maladie.

Aussi ma conclusion sera-t-elle aussi formelle que celle que j'ai donnée à la première question que soulevaient ces hôpitaux d'isolement et je la formulerai dans les termes que voici : La rigueur de l'isolement dans les hôpitaux spéciaux pour les infectieux est le plus sûr moyen d'empêcher que ces hôpitaux deviennent des foyers d'infection.

Des divers éléments collectifs.

Une fois ces deux questions abordées, nous nous trouvons en face de la deuxième question à résoudre, savoir comment nous allons procéder à cet isolement collectif. Faut-il créer dans nos hôpitaux généraux des pavillons spéciaux ? Faut-il au contraire constituer des hôpitaux pour chaque maladie infectieuse ? Enfin, où peut-on placer ces hôpitaux d'isolement ?

(1) Brouardel, *Des conditions de propagation et de contagion de la variole* (Société médicale des hôpitaux, 9 décembre 1870).

Dans la longue et remarquable discussion faite par Fauvel et Vallin au Congrès international d'hygiène de 1878, nous trouvons les conclusions suivantes qui répondent absolument aux diverses questions que je viens de poser (1) :

1° L'isolement le plus près de la perfection est celui obtenu à l'aide d'un hôpital affecté à une seule maladie ou à plusieurs maladies traitées dans des pavillons séparés. C'est aussi le plus coûteux et le plus difficile à organiser ;

2° Un pavillon distinct, dans un hôpital général, donne une sécurité moindre, mais encore suffisante. L'installation en est notablement plus facile ;

3° Les services spéciaux sans communication avec le reste des bâtiments au milieu desquels ils sont placés sont une ressource précaire, fertile en déceptions.

4° Quant à l'isolement dans des salles réservées, simplement attenantes aux services généraux, il vaut mieux sans doute que la promiscuité, mais il est d'ordinaire illusoire et donne une sécurité trompeuse.

Il nous faudra donc autant que possible créer des hôpitaux spéciaux pour les principales maladies infectieuses, et c'est à ces conclusions qu'arrive Chautemps dans son rapport présenté au Conseil municipal sur les hôpitaux d'isolement (2).

Mais cette création d'hôpitaux d'isolement soulève immédiatement des questions fort embarrassantes à résoudre. Obligée de placer ces hôpitaux dans de vastes espaces éloignés des habitations, la ville de Paris a cherché dans la banlieue les lieux les plus propices ; mais alors les communes suburbaines veulent s'y opposer.

Dans un rapport fort important de Colin, fait au Conseil d'hygiène en 1888, notre collègue a montré la nécessité d'édifier ces hôpitaux en dehors de Paris, et cela en particulier pour la variole, la rougeole, la coqueluche et la diphthérie.

« J'estime, dit-il, que la construction de semblables établissements, suivant les données modernes de l'architecture nosocomiale, n'est pas faite pour nuire à la salubrité des communes suburbaines (3). »

(1) Fauvel et Collin, *Congrès international d'hygiène*, 1878, p. 676.
(2) Chautemps, *De l'organisation sanitaire de Paris*. Paris, 1888.
(3) Colin, *Construction dans la banlieue d'hôpitaux d'isolement* (20 août 1888).

Dans ces derniers temps, cette question de l'isolement dans les hôpitaux d'enfants a pris une face nouvelle, et cela surtout à la suite des essais faits simultanément à l'hôpital des Enfants-Malades, par le professeur Grancher, et à l'hôpital des Enfants-Assistés, par le docteur Sevestre (1).

Ces tentatives ont prouvé la supériorité de la désinfection sur l'isolement. Grancher a montré en effet que l'isolement à l'hôpital des Enfants-Malades n'avait pas produit tout ce qu'on en espérait, et les chiffres qu'il a signalés à cet égard paraissent des plus concluants. Ainsi pour la diphthérie, voici les chiffres des cas intérieurs déclarés avant la création du pavillon d'isolement et depuis que ce pavillon a été ouvert, à savoir le 20 juillet 1882 :

Avant l'isolement.		Après l'isolement.	
1877	78	1886	115
1878	61	1887	77
1879	78	1888	200

Comme vous le voyez, ces chiffres sont des plus significatifs et montrent que les cas intérieurs, malgré l'isolement, se sont accrus d'une façon véritablement effrayante. Il en est de même pour la rougeole, et malgré la création, en 1886, d'une salle d'isolement pour les rubéoleux dans l'hôpital même, les cas de contagion ont été tout aussi fréquents.

Les conclusions du docteur Sevestre sont à peu près les mêmes, et pour lui l'isolement des malades atteints de rougeole n'empêche que dans une proportion très restreinte la propagation de cette maladie.

Aussi le professeur Grancher propose-t-il de compléter l'isolement ou de lui substituer la désinfection aussi rigoureuse que possible, et voici comment il procède dans son service. Avec les étuves à vapeur sous pression, on désinfecte tous les objets de literie, la vaisselle et tous les objets auxquels le malade a touché.

On exige de toutes les personnes qui ont approché les malades, qu'après un lavage au savon et à la brosse, elles se lavent avec des solutions de sublimé ainsi composées :

(1) Sevestre, l'*Hospice des Enfants-Assistés en 1888* (Société des hôpitaux, 25 janvier 1889; *Bulletin et mémoire de la Société des hôpitaux*, n° 2, février 1889, p. 45).

Sublimé...........................   1 gramme.
Acide tartrique...................   4   —
Eau .... 1.000   —

On exige que les élèves aient un vêtement spécial, ainsi que tout le personnel des infirmières, et tous ces vêtements sont désinfectés après chaque visite. Les lits, facilement démontables, sont entourés de paravents en toile métallique qui empêchent les enfants, atteints d'une maladie ordinaire, d'approcher le malade infecté. Enfin, le personnel a été doublé, et pour vingt-quatre enfants, il y a six infirmières (1). Telles sont les mesures mises en vigueur ; il faut que le temps permette maintenant d'apprécier la valeur de ce mode de procéder. En résumé donc, il faut toujours faire marcher de pair et l'isolement et la désinfection, et peut-être par la suite donner le pas à la seconde sur le premier.

Ce n'est pas tout de créer, pour les maladies les plus infectieuses et les plus contagieuses, des hôpitaux d'isolement au pourtour des grandes agglomérations urbaines, il faut encore transporter les malades dans ces hôpitaux, et empêcher que par ce transport le malade ne devienne un agent actif de la propagation de la maladie infectieuse dont il est atteint. Pour répondre à ce desiderata, on a créé des services de transport pour les malades dans des voitures spéciales, destinées exclusivement à cet usage.

Ces voitures doivent être désinfectées après chaque voyage et elles sont à l'entière disposition de toute personne atteinte d'affection contagieuse dont le transfert est jugé nécessaire. Aujourd'hui, à l'exemple de Londres et de Bruxelles, la ville de Paris possède un service analogue, dont Duchesne (2) nous a bien fait connaître le mécanisme : un dépôt situé à l'hôpital Saint-Louis, un autre à l'Hôtel-Dieu, permettent d'avoir rapidement à sa disposition les voitures, et pour que vous jugiez de l'importance de ces transports, je vous citerai les chiffres de ceux opérés pendant le deuxième semestre de l'année 1887.

(1) Grancher, *Leçon d'ouverture*, février 1889.
(2) Duchesne, *Du transport à l'hôpital de malades atteints de maladies contagieuses (Bulletins et Mémoires de la Société de thérapeutique*, 15 juillet 1888, p. 356).

	Juillet.	Août.	Sept.	Oct.	Nov.	Déc.	Total.
Fièvre typhoïde.	20	33	45	25	64	63	250
Variole.........	96	120	80	75	97	108	586
Rougeole.......	10	5	4	1	5	9	34
Scarlatine......	47	25	12	24	13	20	108
Croup..........	10	11	9	22	15	22	89
Erysipèle.......	3	3	9	9	13	15	52
Divers........ ..	6	7	11	4	4	9	41
	162	204	170	157	211	256	1160

Malheureusement, ce service, qui fonctionne cependant depuis l'année 1881, est encore peu connu, et les 1160 malades transportés sont loin de représenter tous les cas d'affections contagieuses qui ont été amenés dans les hôpitaux, et si l'on se reporte aux statistiques, on voit que pendant le même laps de temps 1701 malades atteints de variole, de diphthérie, de rougeole ou de scarlatine se sont servis d'autres moyens de transport.

C'est là une circonstance des plus fâcheuses, et des faits terribles ont démontré combien, pour la diphthérie, par exemple, ce transport d'un enfant malade peut avoir de conséquences graves pour les autres enfants qui voyagent avec lui dans les voitures publiques comme les omnibus, par exemple, ou qui viennent à occuper la même voiture, sans que celle-ci ait subi de désinfection.

Pour les affections moins contagieuses, telles que la fièvre typhoïde et la tuberculose, je crois qu'il n'est pas nécessaire de créer des hôpitaux spéciaux, mais l'on pourrait alors réunir les malades atteints de ces affections dans des salles spéciales, et c'est ce projet que l'on peut réaliser à l'aide des hôpitaux à pavillons isolés.

Des hôpitaux à pavillons isolés.

Ce que j'ai vu de plus complet en ce genre est l'hôpital-baraque Alexandre, de Saint-Pétersbourg. Dans cet hôpital, dont je vous présente ici le plan (voir fig. 25), chaque pavillon, construit sur un type uniforme, ne renferme que douze malades, et chacun d'eux est destiné à recevoir une maladie infectieuse spéciale.

Ces pavillons, d'ailleurs élégamment construits et sur lesquels je me suis déjà expliqué (1), et que vous trouverez décrits dans la thèse de mon élève le docteur Loris-Mélikoff (2), ont une

(1) Dujardin-Beaumetz, *Des hôpitaux-baraques russes et en particulier de l'hôpital-baraque Alexandre* (*Gazette hebdomadaire*, décembre 1888).

(2) Loris-Mélikoff, *Des hôpitaux-baraques russes et en particulier de l'hôpital-baraque Alexandre* (Thèse de Paris, 1888).

disposition que vous pouvez apprécier par le dessin que je mets
sous vos yeux (voir fig. 26, 27, 28, 29).

Dans ces hôpitaux à pavillons isolés, la réception des malades
se fait ainsi : Si l'affection dont le malade est porteur est reconnue
au moment où il se présente à l'hôpital, il est transporté directe-
tement dans le pavillon affecté à la maladie dont il est porteur. Lorsque le diagnostic est douteux, on l'envoie dans un pavillon, dit d'attente, et il y reste jusqu'à ce que les symptômes

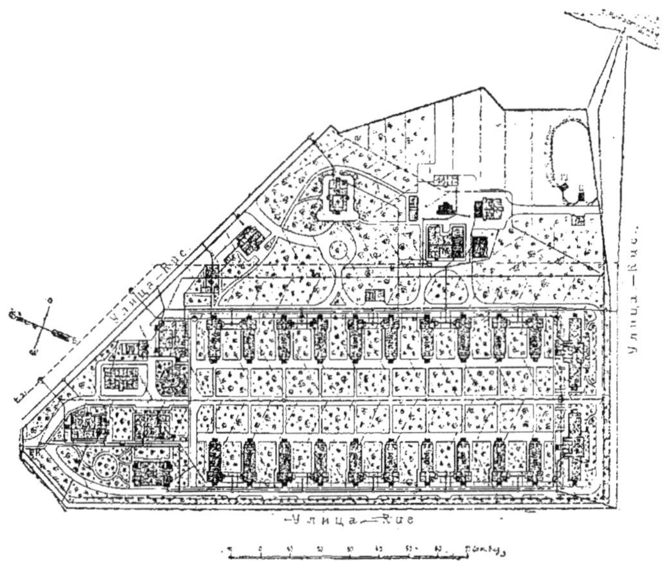

Fig. 25. Plan de l'hôpital Alexandre.

qu'il présente soient assez accusés, pour que le diagnostic de sa
maladie devienne définitif, et de cette salle d'attente il est alors
transporté dans la baraque qui lui est destinée.

Dès qu'il est admis, et avant de franchir l'enceinte de l'hôpital,
le malade prend un bain, et tandis que tous ses vêtements sont
envoyés à la désinfection, il reçoit les objets d'habillement de
l'hôpital.

L'absence de corridors réunissant ces pavillons, si elle rend le
service proprement dit de l'hôpital pénible pour le service médical, est très favorable à l'isolement relatif de ces maladies infectieuses. Je crois donc que c'est ce type de pavillons isolés qu'il

nous faudra désormais adopter pour la construction de nos
futurs hôpitaux, tout en reconnaissant cependant que nous
pourrions augmenter le nombre de lits affectés à chaque pavillon
et le porter à vingt. Le nombre de douze lits en effet par pavillon, comme à l'hôpital Alexandre, nécessite un personnel extraordinairement nombreux, et pour les 250 malades que renferme
cet hôpital, il y a un personnel traitant de 198 personnes.

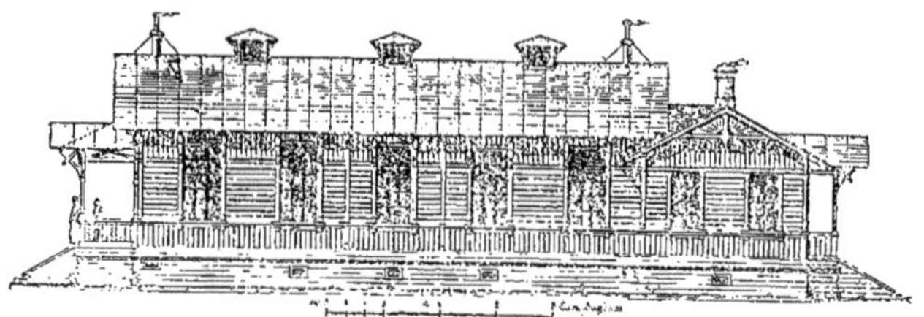

Fig. 26. — Elévation.

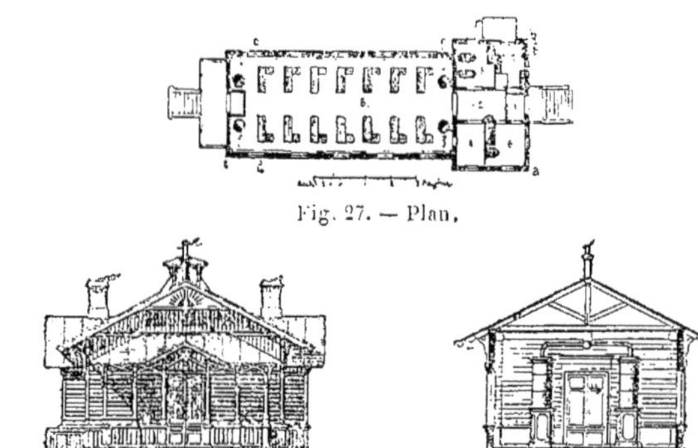

Fig. 27. — Plan.

Fig. 28. — Façade.   Fig. 29. — Coupe.

Baraques de l'hôpital Alexandre.

On pourrait encore modifier heureusement ces pavillons en y
ajoutant une salle où les malades valides prendraient leurs repas,
salle qui servirait à la fois de lieu de récréation, de bibliothèque
et éviterait ainsi le séjour trop prolongé, dans les salles des individus valides, et je proposerais alors pour ces pavillons isolés le
modèle que je mets sous vos yeux et qui a été dessiné avec grand
soin par un élève du service, M. Burais (voir fig. 30, 31, 32, 33).

On pourrait encore prendre pour modèle les doubles baraques
qui servent aux convalescents à l'hôpital Alexandre, dont je vous

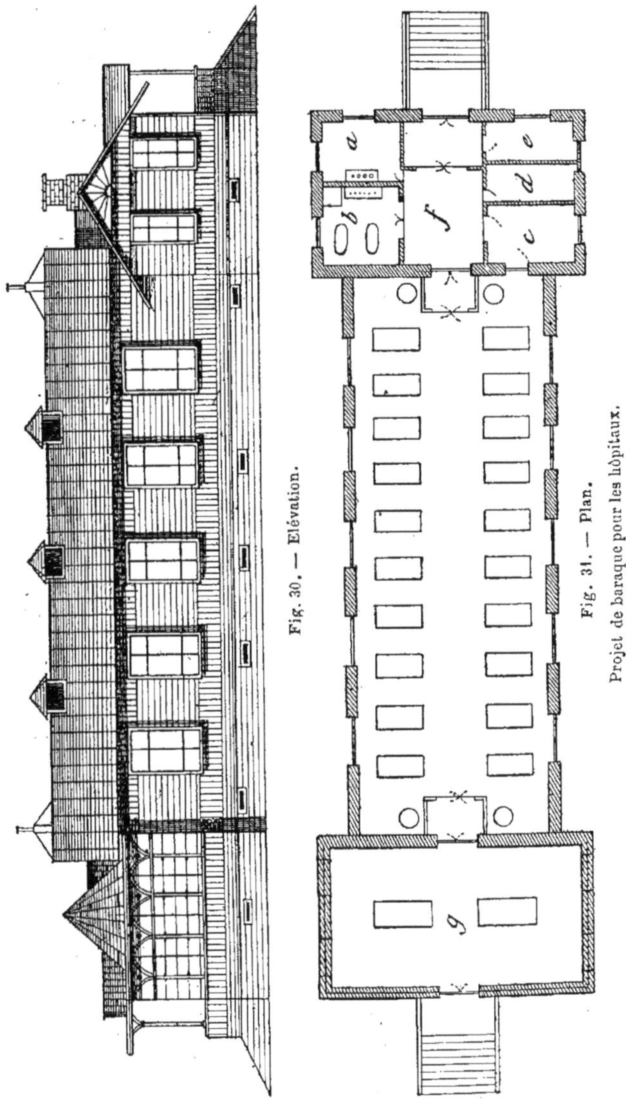

Fig. 30. — Elévation.
Fig. 31. — Plan.
Projet de baraque pour les hôpitaux.

montre le plan (voir fig. 34). Un bâtiment central renfermant les services généraux, et ayant une grande salle donnant sur une vérandah qui sert de lieu de récréation et de salle à manger aux malades, réunit deux baraques identiques où sont placés quinze lits dans chacune d'elles.

Des hôpitaux flottants. Enfin, il est un mode d'isolement pour les hôpitaux, peu employé à Paris, mais dont nos voisins d'outre-Manche font grand usage, je veux parler des hôpitaux flottants. Vous trouverez dans l'ouvrage de Lutaud et Hogg la description de ces deux hôpitaux qui se trouvent sur la Tamise à Londres, le *Castalia* et l'*Atlas*.

A ces hôpitaux de la Tamise, se joint celui du port de Tène. Tous ces hôpitaux flottants résultent de l'aménagement d'anciens navires déclassés et sur lesquels on a élevé, comme à Tène, des constructions spéciales.

Isolement des populations. Je ne me suis occupé jusqu'ici que de l'isolement collectif dans nos hôpitaux et de l'isolement individuel, il nous faut maintenant jeter un coup d'œil sur cette grave question des quarantaines et des cordons sanitaires.

Les maladies pestilentielles, la peste, le choléra, la fièvre jaune, toutes nées sur des territoires plus ou moins éloignés de notre pays, ne peuvent l'atteindre que lorsqu'elles y sont importées. On s'est donc efforcé d'édicter des mesures sanitaires pour combattre cette importation.

C'est Venise qui, en 1348, créa le premier service de police sanitaire; en continuelles relations commerciales avec l'Orient, ravagée par des épidémies incessantes de peste, Venise songea à prendre des mesures propres à s'opposer à ces épidémies. Elle nomma d'abord des médecins provéditeurs chargés de la surveillance des navires qui pénétraient dans ses lagunes, puis en 1403, elle créa un lazaret, et à partir de ce moment, toutes les villes qui faisaient du commerce avec elle s'empressèrent de construire des établissements analogues.

Bien des années après, en 1821, l'apparition de la fièvre jaune dans le midi de la France nécessita des mesures spéciales consignées dans une loi adoptée le 3 mars 1822. Enfin, le choléra apparaissait en 1830, et à partir de ce moment ce fut surtout contre ces deux maladies et en particulier contre le choléra, que se réunirent des conférences sanitaires internationales, et je signalerai particulièrement celles tenues à Paris en 1852 et 1859 et celle de 1865 qui fut réunie sous l'inspiration de Fauvel à Constantinople et où fut créée pour ainsi dire l'hygiène internationale. Tout récemment, en 1885, à Rome, la dernière conférence modifia dans une large mesure le système des quarantaines.

Il me faut maintenant vous dire quelques mots des cordons sanitaires, des lazarets, des quarantaines, de la patente de santé et de l'arraisonnement.

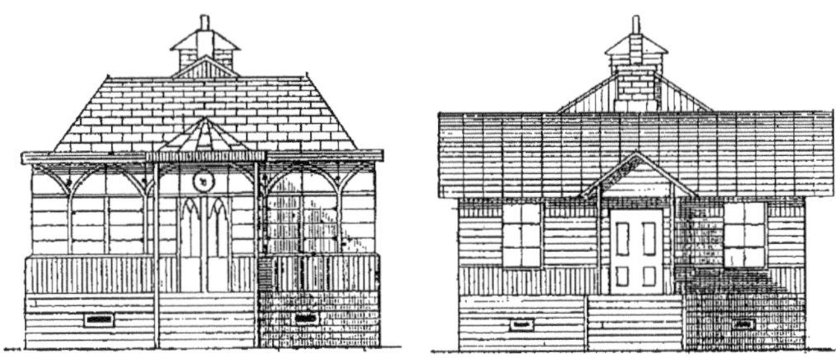

Fig. 32. — Façade.   Fig. 33. — Coupe.

On donne le nom de *cordons sanitaires* à des lignes composées de soldats qui s'opposent soit à la sortie des habitants d'une ville contaminée, soit à l'entrée d'un territoire sain. On comprend

Des cordons sanitaires.

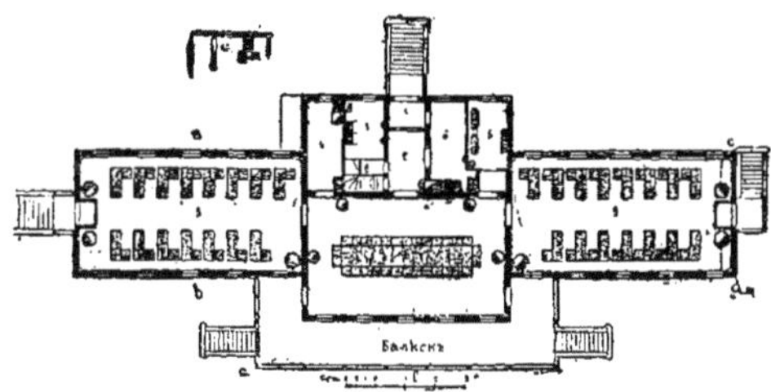

Fig. 34. — Plan des baraques de convalescents à l'hôpital Alexandre.

que de pareilles mesures ne puissent être prises que dans des pays peu peuplés, et surtout où il n'existe pas de mouvement commercial très étendu.

En Orient et en Russie, ces mesures ont pu être quelquefois appliquées avec un certain avantage. Mais à mesure que les voies ferrées pénètrent dans tous les pays, que les relations commerciales prennent plus d'importance, ces cordons sanitaires doivent être abandonnés, comme appartenant à un autre âge. Ajoutons que ce qui vient encore augmenter les causes d'abandon, c'est que les troupes elles-mêmes qui composent ce cordon sanitaire, peuvent être atteintes par l'épidémie, et être à leur tour la cause de la propagation de la maladie infectieuse qu'elles sont appelées à combattre.

Des quarantaines. Si les cordons sanitaires s'appliquaient aux localités situées dans l'intérieur des terres, les lazarets et les quarantaines, au contraire, concernent nos ports et nos villes maritimes.

Provenant presque toujours de contrées éloignées et qui ne peuvent avoir de relations commerciales avec notre pays qu'à l'aide de la navigation, c'est surtout à nos ports et à cette navigation que sont appliqués les lois et les règlements de la police sanitaire. Ces lois veulent que tout navire provenant d'une région où existe une maladie pestilentielle (choléra ou fièvre jaune) ne puisse pénétrer dans nos ports sans subir un temps d'arrêt qui permettra soit de le désinfecter, soit de constater l'état sanitaire des passagers, pour que toute maladie infectieuse en voie d'incubation ait le temps de se développer.

C'est ce temps d'arrêt plus ou moins prolongé auquel on donne le nom de *quarantaine*, quelle que soit sa durée, ne fût-elle que de vingt-quatre heures ; il permet aussi de désinfecter les marchandises et tout ce qui a été en contact avec ce navire, si surtout, pendant sa traversée, des passagers sont morts d'une maladie infectieuse.

On distingue deux espèces de quarantaines : la quarantaine d'observation et la quarantaine de rigueur. Cette dernière comporte la désinfection du navire, et comme pour l'opérer, il faut qu'il soit abandonné des passagers, on transporte ces derniers dans des locaux spéciaux, véritables hôpitaux d'isolement, auxquels on a donné le nom de *lazarets*.

Des lazarets. Le plus souvent, ces lazarets occupent une île, ou bien encore ils sont constitués par des pontons formant ainsi des lazarets flottants. Leur organisation laisse beaucoup à désirer, et cela dans tous les pays. Ces mesures de quarantaine sont vexatoires et très préjudiciables au commerce maritime. Elles jettent dans nos relations commerciales une perturbation profonde, et l'on comprend facilement que l'on se soit efforcé de s'affranchir, autant que possible, de ces lois et de ces règlements, encore en vigueur aujourd'hui.

Tout navire provenant d'un pays où règne endémiquement une maladie pestilentielle ne peut pénétrer dans nos ports qu'avec une patente de santé ; cette patente de santé, comme le dit fort bien Proust (1), est le passeport du navire, et constate son état sanitaire depuis le point de départ jusqu'au point de relâche. Il faut distinguer la patente de santé de l'arraisonnement qui est la déclaration du capitaine sur tous les incidents du voyage, pouvant intéresser la santé publique.

En présence des difficultés si nombreuses soulevées par cette question des quarantaines, on s'est efforcé de trouver des moyens qui permettraient de faire disparaître ces mesures vexatoires. Ces moyens ont été étudiés avec grand soin à la dernière conférence internationale qui s'est tenue à Rome en 1885. L'inspecteur général de nos services sanitaires, le professeur Proust, a proposé de substituer à ces quarantaines des mesures d'assainissement et de désinfection à prendre pendant la traversée.

Le Comité consultatif d'hygiène a adopté, le 11 mai 1886, un projet de règlement où ont été exposées avec une grande minutie toutes les mesures à prendre pour l'assainissement et la désinfection des navires.

Dans ce projet, le rôle du médecin du bord serait très important, et il lui incomberait une haute responsabilité. C'est lui qui déciderait à quel moment et comment doivent être appliquées ces mesures rigoureuses de désinfection. Vous en jugerez par les conditions générales fixées dans le projet de règlement concernant les médecins et dont je vous donne ici communication :

1° Dans l'intérêt de la santé publique et dans celui des compagnies de navigation, les médecins embarqués doivent user de tous les moyens que la science et l'expérience ont mis à leur disposition.

A. Pour préserver le navire des maladies pestilentielles exotiques (peste, fièvre jaune, choléra) et des autres maladies contagieuses graves.

B. Pour empêcher ces maladies, lorsqu'elles viennent à faire apparition à bord, de se propager parmi le personnel confié à leurs soins et dans les populations des divers ports que leur navire est appelé à fréquenter.

2° Dans le cas d'invasion à bord d'une maladie pestilentielle,

_____

(1) Proust, *Traité d'hygiène*, 2ᵉ édition, 1881.

le médecin doit veiller à ne pas jeter le trouble dans l'esprit des gens faciles à démoraliser ;

3° Le médecin embarqué doit toujours avoir présent à l'esprit que, pour prévenir la propagation à bord et l'importation, aux ports d'escale ou d'arrivée, des maladies pestilentielles, la désinfection a le premier rôle et le plus important.

Le rôle du médecin, comme vous le voyez, devenait prépondérant ; aussi le gouvernement proposait-il de nommer ces médecins directement sous sa propre responsabilité.

Communiqué au Congrès d'hygiène tenu au Havre en 1887, ce projet de règlement, malgré l'appui que lui prêtaient Proust et Brouardel, a rencontré une opposition très vive chez les armateurs et les grandes compagnies de navigation, qui ont vu, dans cette nomination directe d'un médecin par l'Etat, une atteinte portée à leurs attributions et à l'unité du commandement.

Mais il est à penser que l'accord se fera sur ce point. On pourrait peut-être prendre la mesure suivante : c'est que les compagnies soumettraient au gouvernement une liste de médecins parmi lesquels il ferait son choix après enquête préalable, ou bien après avoir fait subir un examen portant surtout sur les applications des mesures d'hygiène et de prophylaxie à prendre en cas d'épidémie, et je crois que la plupart des hygiénistes adopteront les conclusions formulées par Proust (1) dans les termes suivants : « La plupart des entraves imposées au commerce et à la navigation par les quarantaines ne sont que la conséquence de l'inobservation à bord des règles hygiéniques les plus élémentaires ; ces entraves disparaîtront à peu près complètement, le jour où l'on voudra faire exécuter sur les bâtiments des prescriptions sanitaires rationnelles. »

Comme vous le voyez, messieurs, cette question de l'isolement soulève des points intéressants ; je n'ai fait ici que les effleurer, car pour les exposer longuement, il faudrait étudier tout notre système hospitalier, et surtout l'ensemble si diffus de nos règlements sanitaires, et examiner de près les bases si complexes de l'hygiène internationale.

Nous avons vu, dans les leçons précédentes, comment on peut préserver l'homme des maladies infectieuses par la désinfection

(1) Proust, *Rapport au ministre du commerce et de l'industrie sur la prophylaxie des maladies pestilentielles exotiques*, 14 janvier 1885.

et l'isolement. Il nous reste maintenant à examiner un autre
mode de préservation, qui consiste à créer par des inoculations
un milieu réfractaire aux maladies infectieuses, et dans deux
leçons successives sur la vaccine et les virus atténués, je me propose d'étudier avec vous cet autre point de l'hygiène prophylactique.

HUITIÈME CONFÉRENCE

DE LA VACCINATION ANTI-VARIOLIQUE.

MESSIEURS,

S'il est une maladie infectieuse qui a dû frapper les populations dès son apparition par les ravages qu'elle occasionne et le cortège repoussant des symptômes qui la caractérisent, c'est à coup sûr la variole. Confinée d'abord dans l'Asie, la variole apparaît en Europe au sixième siècle à la suite des invasions sarrasines, et, depuis, cette affection n'a cessé de faire de nombreuses victimes dans les différentes contrées du globe. Cependant, nous verrons que, grâce à des méthodes prophylactiques, certains pays, comme l'Allemagne par exemple, en édictant dans leurs lois des mesures de prophylaxie rigoureuses, ont pu faire disparaître cette affection de leur table de mortalité. Ces mesures prophylactiques résident tout entières dans la création d'un terrain impropre au développement de la variole. C'est ce qu'on obtient par la variolisation et la vaccination.

Les peuples de l'Asie, en se basant sur ce fait d'observation que les malades atteints de variole acquéraient une immunité à d'autres atteintes de la maladie, songèrent à inoculer la variole aux individus sains, et nous voyons, en Chine et dans l'Inde, ces pratiques appliquées dès la plus haute antiquité. C'est ainsi que les brahmes pratiquaient la variolisation à l'aide de sétons dont le fil avait été trempé dans du pus variolique, c'est ainsi que les Chinois inoculaient la variole à l'aide de croûtes provenant de pustules desséchées, qu'ils plaçaient dans le nez des patients.

De l'Inde et de la Chine, ces pratiques passèrent en Géorgie et en Circassie. Grâce à cette variolisation, on empêchait les jeunes esclaves que l'on amenait au marché de Stamboul d'être défigurées, et Emmanuel Timoni introduisait la variolisation à

Constantinople dès le dix-septième siècle, en 1673. Lady Worthly Montagu, femme de l'ambassadeur d'Angleterre à Constantinople, se fit pratiquer cette inoculation en 1721, et, grâce à son appui, nous voyons cette variolisation introduite en Angleterre et de là se répandre dans les différentes contrées de l'Europe.

Vivement attaquée par les uns, non moins vivement défendue par d'autres, cette variolisation n'en constituait pas moins un véritable progrès sur toutes les autres méthodes de prophylaxie jusqu'alors proposées. Mais on comprend combien les résultats de ces inoculations devaient être variables, puisqu'il fallait, pour préserver de la variole, inoculer cette même variole, et il était impossible de prévoir, une fois cette inoculation faite, si cette maladie serait régulière, bénigne ou grave.

Jenner. Jenner était un de ces médecins inoculateurs ; il était né en 1749. Il avait observé depuis longtemps, dans le pays où il exerçait, à Berkeley, que les garçons de ferme, qui contractaient aux mains des pustules communiquées par une éruption semblable qui siégeait au pis des vaches, étaient préservés de la variole ; il inocula alors, en 1796, à un enfant dont l'histoire a gardé le nom, le jeune Phipps, le contenu des pustules qu'une fille de ferme, Sarah Helms, avait gagnées en trayant des vaches, et il remarqua que cette inoculation déterminait une éruption semblable dans les points inoculés. Puis, et c'est là le trait de génie qui caractérise la découverte de Jenner, trois mois après il inoculait la variole à ce même enfant. Ces inoculations restèrent inactives ; la vaccine était découverte. Ce ne fut que deux ans après, en 1798, que Jenner publiait le résultat de ses découvertes dans une brochure de près de soixante pages, ainsi intitulée : *An inquiry into the causes and effects of the variolæ vaccinæ*.

De a vaccine. Je ne vous ferai pas passer par toutes les péripéties qu'a subies cette question de la vaccine depuis près de cent ans, et je n'insisterai ici que sur les points les plus importants et les plus pratiques de cette grande question de la vaccine.

On devait penser que les travaux de Pasteur qui, par sa découverte géniale des virus atténués, ont ouvert de nouveaux horizons à la médecine et surtout à la prophylaxie, auraient modifié nos connaissances sur la vaccine jennérienne. Nullement, messieurs, et c'est là un des points les plus curieux de cette histoire. Il n'est pas douteux que la variole soit une maladie microbienne ; il n'est pas douteux non plus que la vaccine soit une affection de même nature, et cependant, malgré les recherches incessantes microbiologiques faites à ce sujet, nous ignorons la nature réelle de ces microbes, et surtout les points de contact qui pourraient exister entre les micro-organismes de l'une et l'autre de ces affections.

Malgré la bonne description qu'ont donnée Cornil et Babès *Des micro-organismes du vaccin.* de la pustule variolique et des micro-organismes qu'elle renferme, on est dans l'impossibilité de cultiver ces micro-organismes et d'en tirer le vaccin. Nous savions déjà par les beaux travaux de Chauveau, faits il y a vingt ans (1), qu'il existe dans le vaccin des corpuscules que l'on peut séparer par la filtration de la lymphe dans laquelle ils se trouvent. Ces corpuscules sont seuls actifs dans le virus vaccin. On a soumis, bien entendu, ces corps à tous les procédés de culture jusqu'ici connus ; mais les résultats sont encore bien incertains, et on ne peut fonder sur eux aucune donnée positive. C'est ainsi que Cohn et Weiggert sont arrivés à une culture imparfaite, et que Quinst d'Helsindfors affirme avoir transmis la vaccine à l'aide de ces cultures ; mais ces faits sont niés par d'autres observateurs, de telle sorte que nous sommes encore sur ce point particulier dans une ignorance complète.

Ainsi donc, malgré les progrès incontestables qu'a faits dans *De l'origine du vaccin.* ces dernières années la question des virus atténués, nous en sommes encore à discuter sur l'origine de la vaccine. Jenner, comme vous le savez, avait soutenu que le *cow-pox* ne se développait pas spontanément chez la vache, mais que cette maladie était inoculée par les mains des individus qui soignaient les pieds des chevaux, où se développent parfois des vésico-pustules, affection à laquelle Jenner donnait le nom de *grease*. Cette affection serait ce qu'en France nous appelons les *eaux-aux-jambes*. Jenner, comme vous le voyez, attribuait au *horse-pox* l'origine de la vaccine.

Cette opinion paraît aujourd'hui abandonnée, et, si l'on se reporte aux expériences faites par la commission lyonnaise sous la direction de Chauveau, la vaccine serait bien du cow-pox et non du horse-pox.

(1) Chauveau, *Nature du virus vaccin* (*Compte rendu de l'Académie des sciences*, 10 février 1868) ; *Nature des virus* (*Ibid.*, février 1868).

Il est une opinion des plus séduisantes, qui a été soutenue par Depaul autrefois dans une discussion mémorable qui eut lieu à l'Académie de médecine, en 1863 ; c'est que le cow-pox ou le horse-pox ne seraient, en somme, que la variole des animaux. Cette opinion cadrerait parfaitement avec les idées nouvelles que nous nous faisons aujourd'hui sur les virus atténués, et il était logique de penser que la vaccine ne serait que la variole qui, en passant dans un autre organisme, comme nous le faisons aujourd'hui expérimentalement pour un grand nombre d'affections virulentes, verrait ses propriétés virulentes s'affaiblir, s'atténuer, et qui, ensuite reportée à l'homme, constituerait la vaccine.

Malheureusement, il n'en est rien. Malgré les expériences faites par Sunderland, en 1831, qui entourait le pis des vaches avec des couvertures de varioleux, malgré les recherches de Theile, en Russie, qui inoculait la variole à la vache, puis reprenait cette éruption pour la reporter à l'homme, malgré les travaux de Cely et de Léonard Voigt, de Hambourg, cette question paraît tranchée dans un sens contraire à toutes nos prévisions, et constamment la variole a donné la variole et la vaccine la vaccine.

Il paraît donc bien acquis que ces deux maladies sont nettement séparées l'une de l'autre. Cependant quelques expérimentateurs n'ont pas perdu courage et ont pensé que peut-être on pourrait, par des procédés spéciaux, atténuer le virus varioleux pour en faire la vaccine. C'est ainsi que l'on a proposé de mélanger le lait au virus varioleux et de faire un virus lacto-varioleux. Papillaud suit une autre marche et conseille une double vaccination ; on commence d'abord par la vaccine, et on pratique ensuite la variolisation. Tous ces procédés paraissent abandonnés, et on est revenu au point de départ, c'est-à-dire à l'emploi du vaccin jennérien.

Du vaccin de génisse. Comme toutes les maladies virulentes, la vaccine voit sa virulence augmenter ou diminuer lorsqu'elle passe d'un organisme dans un autre. Chez l'homme, par exemple, le passage successif de la vaccine de l'homme à l'homme pendant de longues années diminue l'activité du vaccin. Aussi les gouvernements accordent-ils des primes considérables pour les vaches présentant du cow-pox, ce cow-pox naturel permettant de donner une nouvelle vigueur et une nouvelle activité aux inoculations vaccinales. Lorsque, au contraire, on fait passer la vaccine de la vache à la vache, il semble que la virulence augmente. Chez ces animaux, les pustules vaccinales prennent un grand développement et fournissent une source considérable de vaccin.

Si l'on ajoute que grâce à cet artifice on évite l'un des dangers de la vaccine, c'est-à-dire l'inoculation de la syphilis, on comprend le succès de cette vaccine animale, et l'on peut dire aujourd'hui que, dans tous les pays de l'Europe, cette vaccine animale est généralement préférée, et, en Allemagne, elle est universellement adoptée.

L'idée de cultiver le vaccin sur la génisse est loin d'être récente, et, dès les premières expériences sur la vaccine, nous voyons ce procédé mis en usage. Car elle fut mise en pratique dès 1800, à Reims, par Duquémel, à Nancy, par Valentin, puis à Naples, par Troja, en 1805, et par Galbiati, en 1810.

Cette vaccine animale comporte deux procédés : dans l'un c'est le cow-pox qui a été inoculé de vache à vache ; c'est le procédé dit de Mégry et que Chambon et Lannois ont propagé en France. Dans l'autre, il s'agit de vaccin humain transporté à la vache et qui constitue la rétrovaccine. Qu'il s'agisse de cette dernière ou de la vaccine spontanée transmise de vache à vache, il n'en reste pas moins acquis que l'organisme de la génisse augmente la virulence du vaccin, et l'on est d'accord pour admettre que même le vaccin de l'homme se régénère en traversant l'organisme de la vache.

Je ne puis ici entrer dans les détails de cette vaccination animale. Je vous renvoie à cet égard au travail du docteur Vaillard, qui nous a donné un excellent manuel pratique de la vaccination animale (1); vous y trouverez tous les détails que comporte cette question. Je me contenterai de vous dire comment se comporte cette éruption vaccinale chez la génisse.

C'est le cinquième jour, c'est-à-dire cinq fois vingt-quatre heures après l'inoculation qu'un liquide limpide parfaitement transparent apparaît au point d'inoculation fait à la génisse. Cette transparence persiste pendant le sixième jour, mais, à partir de ce moment, apparaissent des phénomènes généraux ; le liquide devient légèrement opaque, et, le septième jour, la purulence est bien marquée et la pustule commence à se couvrir de croûtes. C'est durant le cinquième et le sixième jour que le

De
l'éruption
vaccinale
chez
la génisse.

(1) Vaillard, *Manuel pratique de la vaccination animale*, Paris, 1886.

vaccin doit être employé ; c'est le moment où son activité paraît la plus grande.

Lorsque vous vous servirez du vaccin humain, cette période où l'on peut puiser la lymphe vaccinale est un peu plus tardive et c'est le sixième ou le septième jour, que, le plus ordinairement, on utilise ce vaccin ; mais, au delà du septième jour, la purulence fait perdre à la lymphe vaccinale ses propriétés actives.

Du vaccin humain. Lorsque vous vous servirez d'enfants comme vaccinifères, il faut apporter une scrupuleuse attention à l'état de santé de l'enfant et surtout à celui des parents. Ne prendre que des enfants âgés de six mois, en parfait état de santé et qui soient indemnes de toute affection transmissible. Il faut même que cet examen remonte au père et à la mère, car si la syphilis vaccinale est rarement observée, elle n'en existe pas moins, et les faits constatés en Bretagne, à l'Académie de médecine et à Alger, sont à cet égard indiscutables. Cette possibilité de l'inoculation de la syphilis et la nécessité d'un examen rigoureux des enfants et de leurs père et mère font abandonner de plus en plus l'emploi du vaccin humain. Enfin la création d'instituts de vaccine dans les différents pays de l'Europe ont été encore une cause d'abandon de ce vaccin.

Mais avant d'aborder l'étude de ces instituts vaccinaux et des procédés que l'on y met en usage pour la conservation et la propagation du vaccin animal, je dois vous dire quelques mots des phénomènes que produit l'inoculation de la vaccine à l'homme.

De l'éruption vaccinale. Pendant les trois premiers jours qui suivent la piqûre, rien ne s'observe autour du point inoculé ; c'est la période d'incubation. Vers le quatrième jour apparaît une petite élevure entourée d'une légère induration. Le cinquième jour, la vésicule est bien formée, et le sixième, on aperçoit une ombilication à son centre et la lymphe que renferme cette vésicule est claire et transparente. Le septième jour la vésicule est à son apogée. A partir de cette période, la maturation commence, le liquide devient opalescent. Une croûte se forme à la surface de la pustule ; cette croûte se détache, laissant une cicatrice apparente, qui permet de constater par la suite que l'individu a été vacciné. Cette éruption vaccinale peut présenter des anomalies et des complications qui sont décrites avec grand soin dans tous les traités de vaccine, traités auxquels je vous renvoie, et en particulier aux articles que les deux dictionnaires de Dechambre et de Jaccoud ont consacrés à cette étude.

Aujourd'hui que tout le monde paraît d'accord pour reconnaître les avantages de la vaccination et de la revaccination, on a
songé à créer dans les grands centres de populations des établissements qui permissent de fournir à ces populations la quantité
de vaccin qui leur est nécessaire. Ces instituts vaccinaux tendent
à se répandre de plus en plus, et nous voyons, à l'instar de ce
qui se passe à notre Académie de médecine, qui, parmi ses attributions, a celle de conserver et de répandre la vaccine, nous
voyons, dis-je, à Lyon et à Bordeaux se créer des instituts vaccinaux, et récemment une discussion assez vive s'est élevée entre
ces instituts au sujet de la supériorité des moyens employés pour
la conservation et la propagation du vaccin. A l'étranger, ces
instituts sont aussi nombreux, et nous les voyons se multiplier
en Allemagne, en Suisse, en Italie.

Tous ces établissements se servent du vaccin animal; je vous
ai dit tout à l'heure les avantages de ce vaccin, qui a plus d'activité que le vaccin humain et qui s'oppose à la transmission
de la syphilis par la vaccine. Avant d'aller plus loin, il faut que
je repousse cette hypothèse que la génisse pouvant être atteinte
de tuberculose, on pourrait transmettre à la fois la vaccine et la
tuberculose. C'est là une hypothèse absolument gratuite, aucun
fait expérimental n'a été cité à l'appui de cette opinion; aussi,
je crois que l'on doit repousser comme illusoire cette possibilité
de la transmission de la tuberculose par la vaccine. D'ailleurs,
pour enlever même l'idée de cette transmission, dans les instituts
vaccinigènes, on ne fait usage du vaccin que lorsque l'animal qui
l'a fourni a été sacrifié et que l'on a constaté la parfaite intégrité
de ses viscères.

Mais où les discussions commencent, c'est de savoir si l'on
doit préférer la vaccination directement de l'animal à l'homme,
ou bien, au contraire, se servir de ce vaccin conservé pour propager cette vaccine animale; les uns affirmant que l'inoculation
directe de l'animal à l'homme est une garantie pour la réussite
de l'inoculation, les autres, au contraire, soutenant que cette
nécessité du transport de la bête près des personnes à vacciner
est un procédé barbare, et cela d'autant plus que la conservation
du vaccin faite avec soin ne fait rien perdre des qualités de ce
dernier.

Si l'on s'en rapporte à des expériences fort précises entreprises
à Bruxelles, en 1884, par l'inspecteur du service de santé de

Des
instituts
vaccinaux.

Du vaccin
conservé.

l'armée sur le vaccin animal conservé ou vivant, l'avantage resterait toujours au vaccin conservé, et, sur les quatorze mille inoculations pratiquées de 1864 à 1885, voici les proportions obtenues avec les deux espèces de vaccin :

Vaccin conservé : 38 pour 100 de bonnes pustules; 60 pour 100 de succès (y compris les fausses pustules).

Vaccin vivant : 33 pour 100 de bonnes pustules ; 48 pour 100 de succès (y compris les fausses pustules).

Tels sont les chiffres cités par Titeca (1), médecin de régiment à Bruxelles.

Si l'on ajoute que les vaccinations faites avec le vaccin animal vivant exigent trois fois plus de temps que celles faites avec le vaccin conservé et que surtout cette conservation du vaccin permet d'en fournir de grandes quantités à de grandes distances, on comprend que le nombre des partisans du vaccin animal conservé sur le vaccin animal vivant devienne de jour en jour plus considérable, et il arrivera peut-être un jour où il suffira d'un seul établissement vaccinal en France pour envoyer sur tous les points du territoire, et en suffisante quantité, du vaccin animal conservé. Il me reste maintenant à vous dire quels sont les meilleurs procédés de conservation de ce vaccin animal.

De la conservation du vaccin. Un de mes élèves qui s'est le plus occupé de cette question de la conservation du vaccin animal, le docteur Ciaudo (de Nice) (2), nous a fait connaître les méthodes que nous devions employer pour sa conservation.

On a abandonné ces tubes que vous connaissez tous, tubes fermés avec soin à leurs deux extrémités effilées et dont la partie centrale renflée renfermait le virus vaccin à l'abri de l'air. C'est là un procédé coûteux et délicat, qui ne peut être utilisé lorsque l'on veut faire des vaccinations sur un grand nombre d'individus.

On a abandonné encore plus rapidement les plaques enduites de vaccin, ces dernières n'empêchant pas l'action de l'air, et, par suite, ne s'opposant pas à l'altération du virus vaccin. Ce procédé, qui a été longtemps employé par notre Académie, est,

(1) Titeca, *Du vaccin animal conservé ou vivant* (Congrès international de Vienne, 1887).

(2) Ciaudo, *Du vaccin de génisse (Étude comparative du vaccin animal et du vaccin humain.* Mémoire couronné par l'Académie de médecine. Paris, 1882).

il faut le reconnaître, des plus défectueux, et il a été pour quelque chose dans les résultats négatifs obtenus si fréquemment à l'aide de ces plaques fournies par l'Académie.

On a songé alors à se servir de pointes d'ivoire qu'on enduisait de vaccin, vaccin qui s'y desséchait et que l'on faisait pénétrer par la piqûre faite par la lancette. Varlomont (1), à qui nous devons un beau traité sur la vaccine, s'est fait pendant longtemps le propagateur de ces pointes d'ivoire.

C'est là un procédé qui, quoique supérieur à celui des plaques, présente encore de sérieux inconvénients, et l'on paraît préférer aujourd'hui de beaucoup l'emploi du vaccin lui-même soit à l'état de poudre, soit, ce qui est bien préférable encore, à l'état de pulpe.

C'est Verardini qui a surtout conseillé la poudre vaccinale; il dessèche, à l'aide de la machine pneumatique, la lymphe vaccinale, et il réduit cette lymphe ainsi desséchée en poudre. Cette poudre est conservée à l'abri de l'air et on peut s'en servir pour pratiquer les inoculations. Mais son inoculation se fait difficilement; aussi préfère-t-on de beaucoup la pulpe glycérinée.

On fait avec la lymphe vaccinale et la glycérine une pâte homogène, et c'est cette pâte dans laquelle on trempe l'instrument inoculateur. Cette pâte ou pulpe vaccinale se conserve fort bien et cela pendant longtemps; elle est d'un transport facile et elle paraît renfermer les propriétés virulentes du vaccin, aussi bien que si on prenait ce vaccin directement sur l'animal.

Il existe plusieurs procédés pour obtenir cette pulpe vaccinale: celui employé à l'Institut de vaccination de Milan, celui de Pissin, de Leipzig, celui de Pfeiffer de Weimar, celui de Varlomont et celui de l'Institut de Lyon. Voici comment on procède, dans l'armée, pour obtenir cette pulpe glycérinée, et, ici, permettez-moi de citer textuellement les termes de la circulaire ministérielle :

« Pour l'obtenir, on gratte les boutons vaccinaux de la génisse à l'aide d'une curette tranchante, et l'on dépose la matière obtenue dans un petit mortier *rigoureusement propre*. On ajoute au produit du râclage un volume égal de glycérine *neutre, chimiquement pure*, et on mélange, par une trituration prolongée, jusqu'à formation d'une substance homogène, mielliforme, sans

____

(1) Varlomont, *Traité de la vaccine*. Bruxelles, 1883 ; *Relevé de 5 020 revaccinations et de 500 vaccinations pratiquées en 1870 et 1871, au moyen du vaccin animal sur pointes d'ivoire de l'Institut vaccinal de l'État* (Bulletin de l'Académie royale de médecine de Belgique, 1871, t. V, n° 7).

grumeaux. La pulpe est alors introduite dans des tubes de verre *stérilisés*, qui seront fermés par un bouchon et cachetés à la cire. »

Si on s'en rapporte aux chiffres donnés par Hubert, chaque génisse donnerait 4ᵍ,50 de pulpe pure, dose suffisante pour vacciner 1 000 hommes, et le prix de revient, d'après Vallin, serait, par homme, de 0ᶠ,049. Si on se servait de vaccin d'enfants, la dépense, par homme, serait de 0ᶠ,237.

Il me resterait maintenant, pour terminer ce qui a trait à cette vaccination, à vous parler du procédé opératoire à employer ; je vais le faire aussi brièvement que possible.

De la vaccination.

Bien des procédés ont été conseillés pour pratiquer l'inoculation de la vaccine. Nous avons d'abord le procédé le plus naturel, celui de la friction, que Morlamm a conseillé ; puis le procédé par le vésicatoire, procédé absolument abandonné aujourd'hui. Bourgeois, lui, a conseillé de placer le vaccin sous le derme et de pratiquer une véritable injection hypodermique de virus vaccin ; puis arrive l'inoculation par piqûre, que l'on fait soit avec l'aiguille ordinaire, soit avec les aiguilles canules de Depaul ou de Mathieu.

Le procédé le plus ordinaire est celui qui a été conseillé par Sutton, et qui consiste à soulever l'épiderme à l'aide de l'extrémité d'une lancette et à introduire par cette voie le virus vaccinal. C'est le procédé employé par Chambon, qui se sert, lui, de véritables aiguilles à cataracte. On a proposé aussi de faire des incisions plus profondes avec la lancette, et enfin même de pratiquer des scarifications. Ce dernier procédé ne doit pas être absolument abandonné, et lorsque l'on a affaire à des personnes réfractaires au vaccin, il me paraît utile de pratiquer dans ce cas la vaccination en scarifiant le point que l'on veut inoculer et en répandant à la surface de ces scarifications la lymphe vaccinale.

· Le même procédé peut être employé, quand on veut, à l'aide de ces vaccinations, faire disparaître certaines taches de naissance. C'est là, comme vous le savez, un procédé très en usage pour combattre ces *nævi materni*, et qui donne souvent de bons résultats. Enfin, on a construit des appareils plus ou moins complexes, tels que le scarificateur de Monteil, celui de Umé, le vaccinateur de Varlomont et celui plus complexe de Burcq.

Quel que soit le procédé que vous mettiez en usage, il faut toujours éviter les hémorragies dans la vaccination. Lorsque le sang apparaît, il entraîne le virus vaccin et, par cela même, s'oppose à l'inoculation. Il faut aussi bien mettre en contact avec le derme dénudé le virus vaccinal, et c'est ce qui donne à la méthode dite *suttonienne* un avantage très marqué sur la méthode par piqûre.

Depaul, pendant de longues années, a pratiqué à l'Académie de médecine ces inoculations par piqûre à l'aide d'une aiguille qui porte même son nom, et, si ce procédé est très rapide et peu douloureux, il est souvent inefficace, l'aiguille en traversant les tissus ne porte pas toujours dans le derme le virus dont elle est chargée, et l'on a vu bien souvent ces inoculations par piqûre rester inefficaces.

Il est, enfin, une dernière précaution qui malheureusement est trop souvent négligée, c'est d'avoir soin d'employer les méthodes antiseptiques, lorsque, surtout, on a à pratiquer de très nombreuses inoculations. Dans ces cas, vous devez avoir un assez grand nombre de lancettes qui vous permettent, une fois l'inoculation faite à un individu, de plonger celle-ci dans une solution désinfectante avant de la charger à nouveau de vaccin pour inoculer un autre individu.

Il ne faut pas oublier en effet que, si la loi n'a pas encore introduit dans notre pays la vaccine obligatoire, nous exigeons cependant que tous les soldats soient revaccinés à leur arrivée au corps, et, comme aujourd'hui tous les Français passent au régiment, on peut affirmer que les hommes sont tous revaccinés de vingt à vingt et un ans. Comme, d'autre part, le ministre de l'instruction publique vient d'exiger aussi que, dans tous les établissements scolaires, les revaccinations soient pratiquées, vous êtes appelés à faire des vaccinations sur un très grand nombre de sujets, et par cela même vous devez employer les méthodes les plus rapides et les plus sûres pour arriver au meilleur résultat.

L'endroit le plus ordinairement choisi pour pratiquer les inoculations est la partie supérieure du bras. Pour éviter les marques que laissent les cicatrices vaccinales, marques désagréables pour les femmes, on a proposé de pratiquer cette vaccination à la jambe ou bien encore sur les parties latérales du thorax. Les vaccinations à la jambe ne doivent être faites que sur la demande expresse des familles ; chez le très jeune enfant, les pustules sont en contact avec les urines et les matières fécales, ce qui peut être une cause d'inflammation et de complication. Chez l'adulte, les frottements des bas et les efforts de la marche joints à l'inflammation que développent toujours ces inoculations, augmentent l'intensité de cette dernière, ce qui nécessite souvent un repos de plusieurs jours au lit. Je crois que, si on voulait éviter les marques vaccinales au bras, rien ne serait plus simple que de vacciner sur les parties latérales du thorax ; mais je ne sache pas que cette pratique soit adoptée.

De l'utilité de la vaccine. Ce serait aujourd'hui chose banale que d'insister devant vous sur l'utilité de la vaccination. La lutte entreprise entre les partisans et les adversaires de la vaccine depuis la découverte de Jenner, qui avait été encore vive durant ces dernières années, paraît aujourd'hui avoir cessé par la déroute et la défaite complète des antijennériens. La cause de cette déroute résulte surtout de ce grand fait qui vient de se passer dans un pays voisin, en Allemagne, où, grâce à l'application rigoureuse d'une loi sur les vaccinations et revaccinations, on a pu faire disparaître complètement la mortalité par variole dans l'empire allemand, et ce fait est assez démonstratif pour que vous me permettiez d'y insister quelque temps devant vous, en vous signalant ici pourquoi cette loi a été adoptée et comment elle est appliquée. Nous trouvons dans cette étude de nombreux enseignements, dont notre pays pourrait grandement profiter.

Après nos désastres, l'armée allemande remporta dans ses foyers la variole, et, de 1870 à 1874, cette maladie fit des ravages terribles dans tout l'empire allemand, et la mortalité s'éleva en moyenne par an au chiffre de 252,27 par 100 000 habitants. En présence de cette mortalité par la variole toujours croissante, la Société médicale de Kœnigsberg soumit au Reischtadt un projet de loi pour rendre la vaccination et la revaccination obligatoires. Cette loi fut adoptée le 8 avril 1874, et rendue exécutoire dans tout l'empire allemand le 1er avril 1875.

De la vaccination obligatoire. Cette loi veut que la vaccination soit obligatoire pour tous les enfants dans la première année, et rend la revaccination obligatoire pour tous les enfants de douze ans. Les pères, les tuteurs et les parents adoptifs qui n'exécutent pas la loi, sont soumis à une amende qui ne dépasse pas 150 marcs (187 fr. 50), ou d'un emprisonnement d'un à quinze jours. La loi fixe avec soin le vaccin dont on doit se servir, les procédés opératoires, etc.

Dans la discussion qui précéda l'adoption de cette loi, les adversaires de la vaccine firent une suprême tentative, et on les vit invoquer tour à tour la possibilité de l'inoculation de la syphilis, celle de l'érysipèle, la transmission de la tuberculose, de la fièvre typhoïde, de la diphthérie, de la rougeole, de la scrofule. Sauf pour la syphilis et l'érysipèle, les adversaires de la vaccine ne fournirent aucun fait positif à l'appui de leur manière de voir, et l'on montra que, pour la syphilis, il suffisait pour l'éviter d'avoir recours au vaccin animal. Quant à l'érysipèle infectieux, transmissible par l'inoculation, l'antisepsie mettait à l'abri d'une pareille transmission.

Le docteur Jeunhomme (1), qui nous a fait connaître d'une façon très précise l'état de la vaccination et de la revaccination en Allemagne, nous a montré les grands bénéfices qu'avait tirés ce pays de l'application de cette loi, en prouvant qu'en moins de treize ans l'empire allemand a fait disparaître la mortalité par variole, et cela à ce point que les statistiques mortuaires ont supprimé la variole de leur tableau. Voulez-vous des chifffres à l'appui de cette affirmation ?

En voici quelques-uns.

Pepper affirme qu'il n'y a plus un seul décès par variole dans l'armée allemande, depuis 1874. Pour la ville de Berlin, il vous suffira de jeter les yeux sur les deux tableaux suivants qui comparent la mortalité par variole pour 100 000 habitants, de 1880 à 1888.

Des résultats
de la
vaccination.

Mortalité par la variole à Paris et à Berlin
par 100 000 habitants.

Années.	Paris.	Berlin.
1881	44	0,80
1882	28	4,74
1883	20	0,43
1884	3,3	0,33
1885	3	0
1886	9	0
1887	17	0
1888	11	0

On peut encore invoquer des chiffres tout aussi intéressants dans les autres pays. Ainsi à Zurich, la loi d'obligation sur la

(1) Jeunhomme, *De la vaccination et de la revaccination en Allemagne Revue d'hygiène et de police sanitaire*, 20 octobre 1888, t. X, p. 874).

vaccine n'a plus été appliquée depuis 1883, et la mortalité variolique annuelle s'est élevée de 8 à 85 par 100 000 habitants. Dans
notre pays même où la vaccine est obligatoire dans l'armée, la
mortalité n'est plus en 1885 que de 6 pour 100 000 soldats, et
aujourd'hui elle est, comme en Allemagne, absolument nulle,
et cela surtout depuis les nouveaux règlements qui président aux
vaccinations et aux revaccinations dans l'armée.

Vous n'ignorez pas, en effet, que, depuis le 21 novembre 1888,
la vaccine animale est devenue obligatoire dans l'armée, et
5 centres vaccinogènes ont été créés : 1 à Paris, 1 à Châlons, 1 à
Bordeaux et les 2 autres en Algérie. Et je vous renvoie à la note
très complète qui a paru à ce sujet dans le *Bulletin officiel du
ministère de la guerre*, et à l'article que le docteur Vallin a
consacré à ce même sujet dans la *Revue d'hygiène et de police
sanitaire* (1).

Mais c'est Ritchie qui a fourni à l'égard des bénéfices de la vaccine les chiffres les plus saisissants. Il prend ce qui s'est produit
à Sheffield où, sur 100 000 enfants de moins de dix ans, il y en
a 95 000 qui ont été vaccinés et 5 000 qui ne l'ont pas été. Les
95 000 vaccinés ont fourni 180 cas de variole avec 2 décès.
Les 5 000 non vaccinés ont eu 172 cas de variole avec 70 décès.
« Si tous les enfants de Sheffield, dit Ritchie, avaient été vaccinés, il y aurait donc eu 200 cas de variole et un peu plus de
2 décès. Au contraire, si aucun de ces 100 000 enfants n'avait
été vacciné, il y aurait eu 3 377 cas de variole avec 1330 décès,
c'est-à-dire une mortalité six cents fois plus grande. »

Des
revaccinations. Ce bénéfice de la vaccination est-il acquis à toutes les périodes
de la vie? Nullement, messieurs, et il semble que tous les dix
ans cette immunité acquise tend à s'atténuer ; de là la nécessité
des revaccinations. Il semblerait qu'à mesure que l'on avance
en âge, la faculté de contracter la variole diminue. Dans une
intéressante communication faite à la Société de médecine pratique, Toledano (2) a montré qu'au point de vue de la vaccine il
n'en était pas ainsi, et que les revaccinations pratiquées à l'hôpital des Invalides avaient donné des résultats tout aussi favo-

(1) *Bulletin officiel du ministère de la guerre*, 1888, n° 63, p. 878 ;
Vallin, *de la vaccination animale dans un corps d'armée* (Revue d'hygiène
et de police sanitaire, 20 septembre 1887, p. 713).

(2) Toledano, *Résultat des vaccinations pratiques dans les écoles du
septième arrondissement* (Journal de médecine de Paris, 1er juillet 1888).

rables chez les vieillards que chez les jeunes gens. Vous pouvez
en juger par les chiffres suivants :

De 20 à	30 ans,	2 succès sur	6 revaccinations, soit.	33 pour 100.
30 à	40 —	5 —	10 —	50 pour 100.
40 à	50 —	14 —	17 —	82 pour 100.
50 à	60 —	21 —	35 —	60 pour 100.
60 à	70 —	41 —	60 —	68 pour 100.
70 à	80 —	31 —	37 —	84 et demi.
80 à	90 —	10 —	13 —	77 pour 100.
90 à 100	—	1 —	1 —	100 pour 100.

Total... 123 succès sur 169 revaccinations, soit.   70 pour 100.

D'ailleurs, les résultats obtenus par les vaccinations sont
extrêmement variables et oscillent entre 40 et 50 pour 100 de
succès, et cela résulte du procédé opératoire employé et du vaccin
dont on s'est servi. Le docteur Antony qui s'est beaucoup occupé
de cette question, a obtenu dans l'armée jusqu'à 70 pour 100 de
succès, et il pense qu'on doit attribuer ce résultat à la multiplicité des piqûres, qu'il conseille de pratiquer. Un résultat encore
plus remarquable a été obtenu dans l'armée par le docteur André
qui, sur 190 hommes revaccinés, a obtenu 182 succès. Vallin (1),
dans le 3ᵉ corps d'armée, a obtenu une moyenne de 46 pour 100
de succès.

Il me reste à discuter ici la valeur du nombre des inoculations
vaccinales, au point de vue de l'immunité acquise par la vaccination.

Il semble que, plus les cicatrices vaccinales sont nombreuses
et accentuées, plus l'immunité est grande. Le relevé fourni
par Marson sur 6 000 sujets vaccinés, admis au *London Smallpox Hospital* en vingt-cinq ans, est à cet égard des plus intéressants. Chez les sujets vaccinés qui n'avaient plus de cicatrices
appréciables, la mortalité par variole a été de 21 pour 100;
avec une cicatrice, de 75 pour 100 ; avec deux cicatrices, de
4,12 pour 100 ; avec trois cicatrices, de 1,7 pour 100 ; avec quatre
cicatrices et plus, de 0,07 pour 100. Il en résulte donc que
nous ne devons pas nous tenir à une seule piqûre, et qu'il faut
en faire trois à quatre pour conférer à l'individu une réelle immunité.

(1) Vallin, *La vaccination animale dans un corps d'armée* (*Revue d'hygiène et de police sanitaire*, 20 septembre 1887).

Oppert était déjà arrivé à des résultats analogues, et voici les chiffres fournis par cet observateur :

Nombre de cicatrices.	Cas graves pour 100.
0	82
1	34
2	25
10	13
11	5
12	4

Des cicatrices vaccinales.

A propos de ces cicatrices, le docteur Paul Lalagade d'Albi (1), a soutenu cette doctrine qui paraît assez étrange, c'est que, plus on a de l'aptitude à prendre la vaccine, plus on a aussi d'aptitude à prendre une nouvelle vaccination ; en un mot, que, plus l'individu a des cicatrices antérieures nombreuses et bien marqués, plus il est disposé à reprendre de nouveau une nouvelle vaccine, et le docteur Lalagade fonde ce fait sur la statistique suivante qui paraît en effet démonstrative :

CICATRICES antérieures.	SUCCÈS complets.	EFFLORESCENCES vaccinales.	RÉSULTATS négatifs et fausses vaccines.	TOTAL des revaccinés.	SUCCÈS complets proportionnels.
1	101	113	567	781	13 0/0
2	152	109	623	884	17 0/0
3	288	117	1 025	1 430	20 0/0
4	669	249	1 535	2 453	27 0/0
5	829	232	1 625	2 688	31 0/0
6	1 048	276	1 227	2 548	41 0/0
7	46	21	24	92	50 0/0
8	87	19	66	172	51 0/0
TOTAUX.	3 220	1 136	6 692	11 048	29 0/0

Telles sont les considérations que je voulais vous présenter sur la vaccine et la vaccination. Quoique la plupart d'entre vous fussent au courant de cette grande question, je tenais à vous en rappeler les points principaux et à insister surtout sur la nécessité qui s'impose à notre pays d'adopter une loi qui rende obligatoires les vaccinations et les revaccinations. Mais les bénéfices

(1) Lalagade, *Etude pratique sur les cicatrices vaccinales*, Albi, 1887.

que l'on a tirés de la vaccine jennérienne contre une maladie infectieuse si redoutable ne sont pas limités à la variole, et nous allons voir que, grâce aux virus atténués, nous pouvons aussi créer d'autres vaccines qui confèrent à l'homme de réelles immunités contre d'autres maladies infectieuses. C'est ce que je me propose de faire dans la prochaine leçon.

NEUVIÈME CONFÉRENCE

DES VACCINATIONS PASTORIENNES.

MESSIEURS,

Il y a près de dix ans, le 10 février 1880, Pasteur (1) annonçait à l'Académie des sciences que la virulence des cultures du microbe du choléra des poules pouvait subir une atténuation progressive, et que l'inoculation à la poule de ce virus atténué conférait l'immunité contre une atteinte ultérieure de la maladie ; il établissait de plus cette loi que chaque virus atténué constitue un vaccin pour le virus moins atténué.

L'année suivante, le 21 mars 1881, il faisait savoir en son nom et en celui de ses collaborateurs, Chamberland et Roux (2), que l'on pouvait aussi, par des procédés spéciaux, atténuer le virus charbonneux et rendre les animaux réfractaires au charbon, et le 5 mai de la même année, avait lieu la célèbre expérience de Pouilly-le-Fort qui démontrait la réalité des faits avancés par Pasteur.

En 1881, toujours dans la même année, Pasteur (3) commençait ses études sur la rage ; il montrait que, par des procédés analogues, on pouvait s'opposer chez le chien, puis chez l'homme au développement des accidents rabiques, et le 6 juil-

---

(1) Pasteur, *Sur les maladies virulentes et en particulier sur le choléra des poules* (Académie de médecine, 10 février 1880) ; *Sur le choléra des poules* ; *Étude sur la non-récidive de la maladie et de quelques autres de ses caractères* (Académie de médecine, 27 avril 1880) ; *Atténuation des virus du choléra des poules* (Académie des sciences, 26 octobre 1880).

(2) Pasteur, Chamberland et Roux, *De l'atténuation des virus et de leur retour à la virulence* (Académie des sciences, 28 février 1881); *Le vaccin du charbon* (Académie des sciences, 21 mars 1881).

(3) Pasteur, Chamberland, Roux et Thuillier, *Comptes rendus de l'Académie des sciences*, 30 mai 1881 et décembre 1882.

let 1885, à huit heures du soir, en présence de Vulpian et de Grancher, il appliquait cette méthode au jeune Joseph Meister (1).

Telles sont les trois grandes étapes qu'a parcourues cette question des virus atténués et des vaccinations qui en résultent, étapes tout à la gloire de notre illustre compatriote, dont le nom doit désormais être attaché à cette grande découverte qui plaçait Pasteur au-dessus de Jenner, car, comme je vous le disais au début de ces leçons, si l'un a fait une découverte de génie, l'autre a créé une méthode de génie.

Mais il est un homme dont le nom ne doit pas être oublié dans cette découverte des virus atténués, c'est celui de Toussaint. Le 12 juillet 1880, Toussaint (2) communiquait à l'Académie des sciences un travail où il s'efforçait de montrer que, par la filtration ou par l'élévation de la température, on créait un virus atténué qui conférait aux animaux l'immunité. Toussaint soutenait que le *Bacillus anthracis* ne produisait ses effets infectieux que par des produits solubles, peut-être des alcaloïdes, sécrétés par ces micro-organismes. Le premier donc, il signalait la possibilité de conférer aux animaux l'immunité par les toxines sécrétées par les microbes, procédés de vaccination auxquels on a donné depuis le nom de vaccins chimiques. Le premier aussi, il montrait l'influence de la chaleur pour atténuer les propriétés virulentes de ce bacille.

Je me propose d'aborder devant vous les points principaux que soulève cette grande question des vaccinations pastoriennes, et je me guiderai dans cette étude, non seulement sur les travaux si nombreux qui ont été publiés à ce sujet, mais encore sur le résumé que le docteur Rodet (3) a donné de ces travaux dans l'important travail qu'il a fait paraître dans la *Revue de médecine*.

De
l'atténuation
des virus.

Lorsqu'on embrasse d'un coup d'œil général tous les procédés que la physiologie expérimentale peut mettre en œuvre pour obtenir ces virus atténués, véritables vaccins, on voit qu'ils peuvent être rangés dans trois grandes classes.

Dans la première, l'atténuation résulte des modifications que

(1) Pasteur, *Comptes rendus de l'Académie des sciences*, séance du 26 octobre 1885.

(2) Toussaint, *De l'immunité pour le charbon acquise à la suite d'inoculations préventives* (Académie des sciences, 12 juillet 1880); *Sur quelques points relatifs à l'immunité charbonneuse*, 18 juillet 1881.

(3) Rodet, *Atténuation des virus* (*Revue de médecine*, 1887, 1888, 1889).

l'on fait supporter à la vitalité du microbe ; dans la seconde, on n'agit plus directement sur le micro-organisme, mais on obtient l'atténuation en diminuant le nombre des micro-organismes introduits, ou en modifiant le mode d'introduction, ou bien encore en faisant passer ces microbes dans des organismes différents. Enfin, dans un troisième groupe, on ne s'adresse plus au micro-organisme lui-même, mais à la leucomaïne qu'il sécrète, et c'est ici l'élément chimique qui constitue le vaccin préservateur. Examinons chacun de ces groupes.

On peut par bien des moyens, agents physiques ou chimiques, modifier la vitalité des microbes, et transformer ainsi les microbes pathogènes en microbes saprogènes, suivant l'expression de Chauveau (1). Cette transformation a donné lieu à d'importantes et récentes communications. Les uns veulent, comme Bouchard (2), que le microbe puisse sécréter des ptomaïnes différentes, les unes virulentes, les autres vaccinales, et que l'on arrive, par les agents physiques ou chimiques, à faire disparaître les premières en conservant les secondes ; telle n'est pas l'opinion de Chauveau (3) qui pense au contraire que les propriétés vaccinales résultent de la diminution de la virulence propre au microbe pathogène.

Il faut reconnaître que nous n'avons pas encore l'explication physiologique de l'immunité créée par ces vaccins, et il faudra attendre peut-être encore longtemps avant que la science ait dit son dernier mot sur cette question de l'immunité, question que j'ai déjà abordée quand je vous ai parlé des infections et des intoxications. En tout cas, voyons donc comment nous pouvons atténuer les virus au moyen des agents physiques ou chimiques. Commençons, si vous voulez bien, par les premiers.

Les agents physiques que l'on peut mettre en œuvre sont la chaleur, la lumière et la dessiccation.

Des agents physiques.

La chaleur a été l'un des premiers modes mis en usage pour

---

(1) Chauveau, *Sur les propriétés vaccinales des microbes ci-devant pathogènes transformés en microbes d'apparence saprogène* (*Archives de médecine expérimentale et d'anatomie pathologique*, mars 1889, p. 161).

(2) Bouchard, *Sur l'atténuation des virus* (Académie des sciences, séance du 25 février 1889).

(3) Chauveau, *Les microbes ci-devant pathogènes n'ayant conservé en apparence que la propriété de végéter en dehors des milieux vivants, peuvent-ils récupérer leurs propriétés infectieuses primitives ?* (Académie des sciences, séance du 4 mars 1889.)

De la chaleur. l'atténuation des virus, et c'est, comme je vous le disais, Toussaint (1) qui, le 12 juillet 1880, a conseillé le premier ce moyen pour atténuer le sang charbonneux et créer ainsi un véritable vaccin contre le charbon. Ce procédé consistait à chauffer le sang défibriné à 55 degrés pendant dix minutes, et à pratiquer, avec 3 centimètres cubes de ce sang, des injections sous-cutanées. Toussaint, en opérant sur le mouton, obtint l'immunité par une seule inoculation et chez trois autres par deux inoculations.

Mais c'est à Pasteur que revient l'honneur d'avoir établi sur des bases définitives cette atténuation des virus et d'avoir montré comment se modifiait le *Bacillus anthracis* sous l'influence de la chaleur. Déjà l'année précédente (2), en étudiant le choléra des poules, il avait montré que l'on atténuait les cultures du microbe de ce choléra par le vieillissement et que cette perte de virulence se faisait graduellement jusqu'à l'inactivité complète. Les organismes dont les propriétés virulentes ont été ainsi atténuées voient se transmettre cette atténuation dans leur descendance, de telle sorte qu'on peut constituer ainsi des races microbiennes à atténuation plus ou moins marquée. Comme je vous le dirai tout à l'heure, lorsque je vous parlerai de l'oxygène, c'est à l'action de ce corps et à celle de la lumière qu'il faut attribuer cette atténuation. C'est donc guidé par ces premières recherches que Pasteur a entrepris l'atténuation des virus charbonneux.

De l'atténuation du virus charbonneux. Pasteur et ses collaborateurs Chamberland et Roux montrèrent qu'à partir de 42 degrés les cultures du *Bacillus anthracis* donnaient lieu à un abondant chevelu de mycelium, comme vous le montre la figure suivante (fig. 35), mais dans lequel on n'observe plus de développement de spores ; au delà de 45 degrés, les cultures ne se développent plus. Ce sont ces mycelium du *Bacillus anthracis* privés de spores qui peuvent subir alors l'action de l'oxygène et atténuer leurs propriétés. Il y a là, comme vous le voyez, une double action : action de la chaleur qui modifie la culture du *Bacillus anthracis* et en fait une espèce qui se développe

(1) Toussaint, *De l'immunité pour le charbon acquise à la suite d'inoculations préventives* (Académie des sciences, 12 juillet 1880).

(2) Pasteur, *Sur le choléra des poules. Étude des conditions de la non-récidive de la maladie et de quelques autres de ses caractères* (Académie de médecine, 27 avril 1880); *Atténuation du virus du choléra des poules* (Académie des sciences, 26 octobre 1880).

sans sporulation, action de l'oxygène qui en atténue la virulence.

On constitue ainsi deux vaccins : l'un est un premier vaccin qui résulte du séjour d'une culture de ce bacille privé de spores maintenu à l'étuve à une température de 45 degrés pendant quinze à vingt jours ; ce vaccin ne tue ni le lapin ni le cobaye, mais il tue la souris. Le deuxième vaccin est produit par une culture identique, mais qui n'a séjourné dans l'étuve que dix à douze jours ; ce vaccin tue la souris et le cobaye, et rend malade le lapin adulte sans le faire mourir.

C'est avec ces vaccins que fut faite, le 5 mai 1881, la célèbre expérience de Pouilly-le-Fort dont vous devez garder le souvenir, car ce fut dans cette mémorable expérience que cette question des virus atténués sortit du domaine du laboratoire pour entrer dans

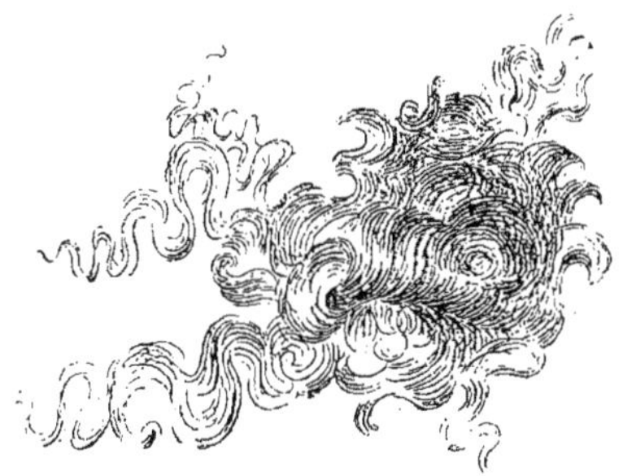

Fig. 35. — Colonie du *Bacillus anthracis* sur plaque de gélatine à un faible grossissement.

celui de la pratique. La Société d'agriculture de Seine-et-Marne, présidée par le baron de la Rochette, décida qu'une expérience serait faite dans une ferme située près de Melun, à Pouilly-le-Fort (1). Cette expérience fut commencée le 5 mai 1881. Vingt-quatre moutons, une chèvre et six vaches furent inoculés ce jour-là avec le premier virus ; douze jours après, on pratiqua une seconde inoculation avec le deuxième virus atténué. Le 31 mai on pratiquait avec du virus extrêmement virulent des inoculations à tous ces animaux ainsi qu'à trente-deux autres bêtes qui devaient servir de témoins.

Le lendemain l'on vit accourir avec empressement toutes les

(1) Pasteur, Chamberland et Roux, *Compte rendu sommaire des expériences faites à Pouilly-le-Fort, près Melun, sur la vaccination charbonneuse* (Académie des sciences, 13 juin 1881).

personnes qui avaient assisté à cette expérience, et l'émotion fut grande lorsque l'on vit que, dans l'enclos où étaient placés les animaux non inoculés, vingt et un moutons étaient morts et toutes les vaches étaient malades ; au contraire, tous les animaux vaccinés avaient résisté.

L'expérience était concluante, et désormais il fut acquis que, par la méthode conseillée par Pasteur, on pouvait protéger nos troupeaux des fléaux qui les ravageaient, et je vous montrerai, lorsque je vous parlerai des conséquences pratiques des inoculations pastoriennes, à quel résultat on est arrivé aujourd'hui.

Atténuation par la lumière. La lumière, vous ai-je dit, est un des agents d'atténuation des virus, et je dois vous citer à ce sujet les travaux d'Arloing. Arloing a opéré sur le *Bacillus anthracis ;* il essaya d'abord la lumière du gaz, puis la lumière solaire, et montra l'action destructive rapide de cette lumière même sur les spores de ce bacille. Cette influence atténuante n'était pas due aux rayons caloriques ou lumineux de la lumière solaire, mais à l'ensemble de cette lumière (1).

Cette action si rapide de la lumière solaire sur les spores du *Bacillus anthracis* donna lieu même à des discussions fort intéressantes. Lorsque je vous ai parlé des microbes pathogènes, je vous ai dit quelle résistance les spores de ce bacille offrent à nos agents de destruction. Les résultats auxquels arrivait Arloing étaient en contradiction absolue avec cette affirmation. Aussi vit-on émettre des doutes sur la valeur de ces expériences, et Nocard d'une part et Straus (2) de l'autre soutinrent cette opinion que les rayons solaires agissaient non pas sur les spores, mais sur le mycelium naissant ; en un mot, les rayons solaires activeraient la germination, mais détruiraient rapidement la nouvelle progéniture.

(1) Arloing, *Influence de la lumière sur la végétation et les propriétés pathogènes du Bacillus anthracis* (Académie des sciences, 9 février 1885); *Influence du soleil sur la végétabilité des spores du Bacillus anthracis* (Ibid., 24 août 1885); *Influence du soleil sur la végétation et la virulence du Bacillus anthracis* (Lyon médical, 7, 14 et 21 février 1886) ; *Influence de la lumière blanche et de ses rayons constituants sur le développement et les propriétés du Bacillus anthracis* (Archives de physiologie, 1886); *Destruction des spores du Bacillus anthracis par la lumière solaire* (Académie des sciences, 7 mars 1887).

(2) Straus, *Note sur l'action de la lumière solaire sur les spores du Bacillus anthracis* (Société de biologie, 6 novembre 1886).

Arloing (1) a repris depuis les expériences de Straus et a maintenu ses premières affirmations ; d'après lui, la lumière solaire agirait également sur les spores et sur le mycelium, et même le mycelium serait plus résistant, surtout lorsqu'il est très jeune. Ce serait donc un des plus puissants agents de destruction des microbes, et elle permettrait d'obtenir une atténuation rapide des virus charbonneux.

La dessiccation est aussi un procédé d'atténuation des virus, et nous voyons mettre en œuvre ce procédé, joint à celui de la chaleur, pour deux virus, celui du charbon symptomatique et celui de la rage.

Atténuation par la dessiccation.

Dans ma conférence sur les microbes pathogènes, je vous ai dit qu'il existait deux espèces de charbon, l'un qui atteint nos troupeaux de moutons, c'est le sang de rate dont le microbe pathogène est le *Bacillus anthracis;* l'autre, qui est le charbon symptomatique qui décime les troupeaux de bêtes à cornes, et qu'on décrit sous le nom de *mal des montagnes;* son microbe pathogène est le *Bacterium Chauvei.* Ces deux maladies sont absolument distinctes, on pourrait même dire opposées.

Arloing, Cornevin et Thomas, qui ont fait de ce charbon symptomatique une étude complète et qui ont examiné tous les procédés d'atténuation du *Bacterium Chauvei,* ont surtout mis en pratique dans leur méthode l'emploi de la chaleur et de la dessiccation, et voici comment ils procèdent : ils dessèchent, par un courant d'air sec, la pulpe musculaire charbonneuse, ils réduisent en poudre cette masse ainsi desséchée, l'humectent, et on soumet le tout à une température de 100 à 104 degrés. Au bout de sept heures, on obtient un virus très fortement atténué et qui peut servir de premier vaccin. Pour obtenir le second vaccin, on se sert encore de la pulpe desséchée et on la soumet pendant six heures à l'action d'une température de 85 à 90 degrés. Mais c'est dans l'atténuation du virus rabique que l'action de la lumière, de la température et de la dessiccation est surtout mise en usage.

Lorsque Pasteur, en 1881, eut montré (2) que c'était dans le système nerveux que se localisait le virus rabique, transfor-

De la vaccination antirabique.

(1) Arloing, *Destruction des spores du Bacillus anthracis par la lumière solaire* (Académie des sciences, 7 mars 1887).

(2) Pasteur, Roux, Chamberland et Thuillier (Académie des sciences, 30 mai 1881 et 11 décembre 1882).

mant ainsi en réalité scientifique l'hypothèse faite en 1879 par Duboué (de Pau) (1), on fut en possession désormais d'une méthode qui permettait de faire des recherches expérimentales précises et multipliées sur la rage.

Se basant sur la période d'incubation, Pasteur établit que l'on pouvait augmenter ou diminuer la virulence de la rage en la faisant passer dans des organismes différents et établit que l'on pouvait pour chaque animal obtenir un virus fixe. La rage des chiens des rues, communiquée de lapin à lapin, donne au bout d'un certain temps un virus qui détermine, par inoculation intra-crânienne, la rage en sept jours.

C'est ce virus fixe que Pasteur a atténué et qui sert de base à ses vaccinations. Pour obtenir cette atténuation, il a mis en œuvre les procédés qui lui avaient déjà servi dans d'autres atténuations. Comme jusqu'ici il a été impossible d'isoler le microbe pathogène de la rage et d'agir sur les bouillons de culture, c'est la moelle elle-même qui a été soumise à l'action de la chaleur et de la dessiccation.

On suspend dans des vases de verre exposés aux rayons solaires des moelles de lapins qui ont succombé à la rage, et ces moelles sont ainsi maintenues à une température constante de 20 degrés, et l'air qui pénètre dans ces vases y est desséché à l'aide de la potasse caustique. La virulence de ces moelles s'atténue graduellement, de telle sorte que, au bout de sept jours, elles ne peuvent plus transmettre la rage. Cette atténuation d'abord très faible dans les deux premiers jours s'accentue le troisième, puis cette atténuation va en progressant de plus en plus.

La température a une influence très notable sur cette atténuation ; Gamaleia a montré qu'il suffit d'élever la température de 3 degrés et de la porter à 23 degrés pour faire perdre, en cinq jours, toute virulence à la moelle. Helman, de Saint-Pétersbourg, affirme même qu'en vingt-quatre heures cette virulence est perdue si on élève la température à 35 degrés.

Grâce à cette action combinée de l'air sec, de la lumière, de la chaleur et du temps, Pasteur était en possession d'une gamme de virus plus ou moins atténués, allant du plus inoffensif au plus actif. C'est cette gamme qu'il a mise en œuvre

____

(1) Duboué, *De la physiologie pathologique et du traitement rationnel de la rage.* Paris, 1879 ; *Des progrès accomplis sur la question de la rage et de la part qui en revient à la théorie nerveuse*, 1887.

pour la vaccination antirabique, en allant graduellement chaque jour du virus le plus inoffensif au virus le plus actif. Je ne puis entrer ici dans toute cette question antirabique pastorienne et je vous renvoie à tous les travaux faits à ce sujet, et en particulier au livre de Suzor (1).

Dans l'action de tous ces agents physiques, chaleur, lumière, dessiccation pour l'atténuation du virus, il existe un facteur toujours constant, c'est l'oxygène. Déjà, dès les premières recherches sur l'atténuation du virus, Pasteur avait montré que, dans l'atténuation du virus du choléra des poules, cet oxygène était l'agent véritablement efficace, et l'expérience qu'il fit à cet égard est des plus démonstratives. Il place dans deux récipients des cultures du micro-organisme du choléra des poules faites dans des conditions identiques et dans le même milieu nutritif; il ferme hermétiquement le premier récipient et bouche le second avec de la ouate. La culture dans le vase hermétiquement clos ne s'atténue pas, tandis que celle où l'oxygène de l'air peut se renouveler subit les effets de l'atténuation. Mais c'est Chauveau qui a surtout bien étudié cette action de l'oxygène sur l'atténuation des virus, et en a fait l'objet de travaux fort intéressants (2).

Ces recherches se firent de 1883 à 1885, et portèrent exclusivement sur l'atténuation du virus charbonneux. Il étudia d'abord quel était, de la chaleur ou de l'oxygène, l'agent le plus actif. Il établit qu'il est des conditions où la chaleur et l'air favorisent, entravent ou empêchent le développement du *Bacillus anthracis*. Il donna le nom de conditions *eugénésiques* aux premiers, de *dysgénésiques* aux seconds et d'*agénésiques* aux troisièmes.

Il montra qu'aux températures agénésiques et dysgénésiques l'oxygène ne joue aucun rôle, du moins dans les températures élevées. Il n'en est plus de même aux températures basses et cet oxygène rend plus précoces la virulence et la perte de la propriété prolifique.

Mais lorsqu'on augmente la pression de l'oxygène, l'action est

'Atténuation par l'oxygène.

(1) Suzor, *Exposé pratique du traitement de la rage par la méthode pastorienne.* Paris, 1888.

(2) Chauveau, *Du rôle de l'oxygène de l'air dans l'atténuation quasi instantanée des matières virulentes par l'action de la chaleur* (Académie des sciences, 12 mars 1883); *Du rôle respectif de l'oxygène et de la chaleur dans l'atténuation du virus charbonneux par la méthode de Pasteur* (*Ibid.*, 21 mai 1883); *Sur la nature des transformations que subit le sang de rate atténué par culture dans l'oxygène comprimé* (*Ibid.*, 13 juillet, 1885).

beaucoup plus active, et voici comment il opère. Il place une culture de *Bacillus anthracis* dans un récipient suffisamment résistant pour que l'on y puisse comprimer de l'oxygène ou de l'air, et cela à la pression de 8 atmosphères ; c'est plutôt de l'air que Chauveau utilise. La température du milieu est maintenue à 35 degrés. Au bout de trois semaines, il y a une atténuation de cette culture, mais encore faible, puisqu'elle amène la mort de la moitié des moutons inoculés.

Mais si l'on fait, avec cette première culture déjà atténuée, une autre culture dans les mêmes conditions, et toujours sous la même pression, on obtient un virus plus atténué encore, et l'on peut, en renouvelant ainsi ces cultures, leur faire subir des atténuations successives. Elles portent non seulement sur leurs propriétés virulentes, mais encore sur leurs propriétés prolifiques, et, comme dans la méthode Pasteur, chacune de ces cultures, ainsi atténuée, est le point de départ d'une espèce microbienne dont la végétation et la prolification sont désormais fixées.

Chauveau affirme même que son procédé est de beaucoup supérieur à l'atténuation par la chaleur. Aussi a-t-il substitué, dans la pratique, sa méthode à celle jusqu'ici employée. Cette supériorité résulterait surtout pour lui de la résistance au vieillissement qu'offrent les cultures atténuées par la compression de l'air. Ces cultures conserveraient leurs propriétés vaccinales pendant plusieurs mois, et d'autant plus longtemps que l'atténuation est moins forte. Pour le virus vaccinal employé chez le mouton, cette conservation pourrait être de trois mois.

Atténuation par les antiseptiques. A côté de l'oxygène se placent toutes les substances chimiques capables de modifier la vitalité de ces microbes, et c'est ainsi que Chamberland et Roux (1) ont montré que la plupart des substances antiseptiques avaient la propriété d'atténuer le *Bacillus anthracis*. Voici quelques-unes des recherches faites par ces expérimentateurs.

Lorsqu'on emploie par exemple l'acide phénique dans des bouillons de culture, on voit que 1 pour 800 ne modifie pas sensiblement le développement du *Bacillus anthracis*, mais en

____

(1) Chamberland et Roux, *Sur l'atténuation de la virulence de la bactéridie charbonneuse sous l'influence des substances antiseptiques* (Académie des sciences, 9 avril 1883) ; *Sur l'atténuation de la bactéridie charbonneuse et de ses germes sous l'influence des substances antiseptiques Ibid.,* 14 mai 1883).

revanche, la proportion double de 1 pour 400 détruit toute végétation en quarante-huit heures. Mais si l'on prend un moyen terme et que l'on place, dans un bouillon de culture à 35 degrés, 1 pour 600 d'acide phénique, on obtient une culture privée de spores et suffisamment atténuée.

Chamberland et Roux montrèrent même que le bouillon de culture avait une réelle importance dans ces cas et que, si l'on substitue par exemple au bouillon de culture de l'eau distillée, cette même proportion de 1 pour 600 entraîne la mort rapide du *Bacillus anthracis*, et il faut abaisser la dose à 1 pour 900 pour obtenir, dans l'eau distillée, la même atténuation que 1 pour 600 produit dans le bouillon ordinaire.

Arloing, Cornevin et Thomas ont, de leur côté, étudié avec un grand soin l'action des antiseptiques sur l'atténuation du *Bacterium Chauvei*. Ils ont mis en lumière ce fait important et intéressant, c'est que les antiseptiques agissent différemment sur chacun des microbes que l'on veut atténuer et qu'il est impossible, *a priori*, d'établir une loi applicable à l'atténuation des différents micro-organismes, et voici comment ils concluent : On peut, en déterminant le titre de certaines solutions antiseptiques et les proportions suivant lesquelles ces substances antiseptiques doivent être associées et la durée du contact, préparer des vaccins à l'aide desquels on arrive à pratiquer des inoculations prophylactiques.

A la longue liste des substances antiseptiques expérimentées par Arloing, Cornevin et Thomas pour l'atténuation du charbon symptomatique, Nocard et Mollereau (1) ont joint l'eau oxygénée. De son côté, Gamaleia a appliqué à l'atténuation du virus charbonneux le bichromate de potasse, et c'est ainsi que la vaccination charbonneuse a été pratiquée en Russie (2).

Maximovitsch (3) a étudié l'action des naphtols sur le même virus, et ses expériences ont montré ce fait curieux, c'est que le naphtol α, à la dose de 0,3 pour 1000, et le naphtol β, à la dose

(1) Nocard et Mollereau, *De l'emploi de l'eau oxygénée comme moyen d'atténuation de certains virus* (*Bulletin de l'Académie de médecine*, 2 janvier 1883).

(2) Gamaleia, *Étude sur la vaccination charbonneuse* (*Annales de l'Institut Pasteur*, 1888, n° 10).

(3) Maximovitsch, *Nouvelles Recherches sur les naphtols* α *et* β (Académie des sciences, 14 mai 1888).

de 0,6 pour 1000, détruisent la végétabilité du *Bacillus anthracis* en quinze à vingt minutes ; mais, pour détruire la virulence, il faut cinq à six jours de contact avec les mêmes solutions. Ainsi donc, la végétation de ce bacille et sa virulence ne marcheraient pas de pair.

Maximovitsch a aussi fait agir ces naphtols sur le bacille pyocyanique et a montré, comme pour le virus charbonneux, qu'il fallait distinguer dans leur action antiseptique les effets sur la végétabilité de ceux sur la virulence. Plus récemment, Grancher et Chautard (1) ont montré que si l'acide fluorhydrique ne détruit pas le bacille de la tuberculose, il en atténue les effets ; cependant, ils n'ont pas constitué un véritable vaccin avec ces bacilles.

Enfin, on doit rapprocher de ces faits les récentes expériences de Manfredi (2) qui, en mettant dans les milieux de culture où l'on cultive le *Bacillus anthracis* des matières grasses, a constaté que ces matières grasses modifient la culture et permettent d'obtenir des virus atténués. S'il est des substances chimiques qui atténuent les virus, il en est d'autres, au contraire, qui exaltent leurs propriétés virulentes, et je puis vous signaler à cet égard les effets de l'acide lactique sur les virus du charbon symptomatique.

Arloing et Cornevin ont montré que l'on doublait pour ainsi dire sa virulence en le mettant en contact avec 1 cinquième d'acide lactique. Les virus atténués par d'autres méthodes reprennent leur virulence première quand on les met en contact avec de l'acide lactique. C'est là un fait important qui montre que l'on peut trouver dans une même série de corps des substances qui augmentent ou affaiblissent la virulence des microbes pathogènes.

Je passe maintenant au second groupe des moyens à mettre en œuvre pour atténuer les virus.

Du nombre des microbes. — Ici aucune atteinte n'est portée à la vitalité du microbe pathogène, mais on obtient l'atténuation soit en introduisant un nombre très minime de micro-organismes dans l'économie, soit

(1) Grancher et Chautard, *Influence des vapeurs d'acide fluorhydrique sur les bacilles tuberculeux* (*Annales de l'Institut Pasteur*, 1888, n° 5).

(2) L. Manfredi, *De l'excès de graisse dans l'alimentation des micro-organismes pathogènes comme cause de l'atténuation de leur virulence* (*Giorn. internez. del scienze Mediche*, 1887, n° 6).

en modifiant le mode d'introduction, soit en faisant passer ce microbe dans des organismes différents.

Lorsque je vous ai parlé de l'immunité, j'ai signalé les expériences de Chauveau montrant que l'on peut, en introduisant un très petit nombre de *Bacillus anthracis* à des animaux, conférer à ceux-ci l'immunité. Je ne reviendrai pas sur ces points, et je vous renvoie à l'important mémoire que Chauveau vient de publier *Sur les propriétés vaccinales des virus atténués* (1).

Mais je désire insister un peu plus longuement sur l'immunité acquise par le point où se pratique l'inoculation. Je puiserai surtout mes exemples dans l'atténuation du virus du charbon symptomatique et dans la rage.

Arloing, Cornevin et Thomas ont montré que le mode d'introduction du *Bacterium Chauvei* modifiait considérablement les effets de ce microbe. Ainsi, quand on injecte ce microbe dans le sang, on provoque des malaises pendant deux ou trois jours, mais l'animal ne succombe pas, et cette injection lui a conféré l'immunité. C'était même là le premier procédé de vaccination conseillé par ces expérimentateurs. Mais, comme ce procédé donnait lieu souvent à des accidents, on lui a substitué celui qui consiste à inoculer les animaux à l'extrémité de la queue, et ce procédé est encore employé aujourd'hui.

Pour la rage, nous trouvons aussi des faits comparables, et nous pouvons, selon le mode d'introduction, augmenter ou atténuer la virulence. Tandis qu'inoculée sous la peau, l'incubation est longue et incertaine, elle diminue considérablement lorsque l'inoculation est faite directement dans le cerveau. Pour répondre aux objections qu'on a faites à cette méthode des inoculations intra-crâniennes, on a recours, aujourd'hui, à un procédé tout aussi rapide et qui n'entraîne aucun traumatisme, c'est l'inoculation de la matière virulente dans la chambre antérieure de l'œil, d'après le procédé de Gibier.

Tels sont les moyens d'augmenter la virulence de la rage par le mode d'introduction ; mais on peut aussi atténuer ses effets en injectant le virus rabique dans le sang, et on obtient même une certaine immunité, comme l'a montré Galtier (2), en injec-

Du point
où se fait
l'inoculation.

---

(1) Chauveau, *Sur les propriétés vaccinales des microbes ci-devant pathogènes* (*Archives de médecine expérimentale*, n° 2, 1er mars 1889, p. 161).

(2) Galtier, *Comptes rendus de l'Académie des sciences*, 1er août 1881.

tant, dans les veines, de la salive de chien enragé à des moutons et à des chèvres.

Lorsque l'on fait passer une maladie virulente d'un organisme dans un autre, on en exalte ou on en diminue les propriétés virulentes, et l'on peut, en reprenant ce même virus chez ces animaux, constituer un vaccin.

Des vaccins chimiques. — Nous en sommes arrivés au troisième groupe que nous avons établi, c'est-à-dire examinons les procédés de vaccination, non plus par le microbe lui-même, mais par les liquides de culture où il se développe.

Comme je vous le disais au début même de cette leçon, c'est à Toussaint que l'on doit la première idée de ce mode de vaccination. Dans ses communications faites en 1880 et 1881 à l'Académie des sciences, Toussaint (1) avait obtenu l'immunité pour le charbon en filtrant le sang charbonneux défibriné par le battage entre 10 ou 12 doubles de papier à filtre et en injectant aux animaux le liquide ainsi dépourvu de bacilles, ce qui donnait raison à l'hypothèse qu'il avait soutenue, que le *Bacillus anthracis* produisait ses effets nocifs non par lui-même, mais par les produits toxiques qu'il sécrétait. Malheureusement, comme le démontra Pasteur, cette filtration était incomplète et laissait passer un certain nombre de bactéridies, de telle sorte que la question resta à l'état d'hypothèse, hypothèse déjà soutenue par Pasteur qui avait démontré, dès 1880, la possibilité d'expliquer l'immunité par la sécrétion de certains produits faits par les microbes. Chauveau, de son côté, la même année, admettait la même hypothèse.

De l'immunité par les leucomaïnes. — Tous ces travaux devaient être repris en 1887. Mais je dois vous signaler cependant une œuvre qui n'a pas été indiquée dans l'historique si complet que le professeur Bouchard a consacré à ce sujet dans son beau livre sur la thérapeutique des maladies infectieuses (2). Cette brochure, sans nom d'auteur, parut en 1886, et elle porte comme titre : *l'Immunité par les leucomaïnes.*

L'auteur, qui signe E. G… B. (3), après avoir fait la critique

(1) Toussaint, *De l'immunité pour le charbon acquise à la suite d'inoculations préventives* (Académie des sciences, 12 juillet 1880) ; *Sur quelques points relatifs à l'immunité charbonneuse* (*Ibid.*, 18 juillet 1881).

(2) Bouchard, *Thérapeutique des maladies infectieuses.* Paris, 1889, p. 116.

(3) E. G… B., *l'Immunité par les leucomaïnes.* Paris, 1886.

de tous les ouvrages parus sur les virus atténués, les vaccins et l'immunité, arrive à cette conclusion que ce sont les leucomaïnes sécrétées par le microbe pathogène qui, en pénétrant dans l'organisme, confèrent l'immunité, soit que le microbe ait pénétré dans l'économie, soit qu'on introduise les leucomaïnes par la filtration du bouillon de culture.

D'ailleurs, l'auteur inconnu ne fait qu'œuvre de critique et non d'expérimentateur. Mais nous allons voir à partir de 1887 ces expériences se précipiter et devenir de plus en plus démonstratives, établissant la réalité de la vaccination par les matières solubles.

Le 27 janvier 1887, Pasteur, dans une lettre adressée à Duclaux et publiée dans le premier numéro des *Annales de l'Institut Pasteur*, à propos de la rage, tend à admettre que, dans un bulbe rabique, il y a deux choses : le virus et la matière vaccinante, séparant ainsi les propriétés virulentes des propriétés vaccinales.

La même année, au mois de septembre, Salmon et Smith font connaître au Congrès de Washington les résultats auxquels ils sont arrivés et montrent que les bouillons de culture du choléra des poules, débarrassés de leurs micro-organismes par la chaleur, comme l'avait fait d'ailleurs Toussaint pour le charbon inoculé à des gallinacés, confèrent à ceux-ci l'immunité. Ces recherches remonteraient d'après leurs auteurs aux années 1885 et 1886.

Au mois d'octobre 1887, Charrin, dans des communications faites à l'Académie des sciences, démontre le même fait pour le bacille pyocyanique, et lorsqu'on injecte sous la peau la culture filtrée de ce microbe, on confère au lapin une immunité aux injections intra-veineuses du liquide infectieux.

Toujours dans cette même année 1887, Peyraud (de Libourne), le 30 avril, communique à la Société de biologie ses curieuses expériences sur la tanaisie et les phénomènes convulsifs qu'elle détermine chez les animaux. Il tend à montrer que ces phénomènes se rapprochent de ceux de la rage ; il attribue à cet empoisonnement le nom de rage tanaisique et soutient qu'en injectant cette substance sous la peau on confère aux animaux l'immunité contre la rage des rues. Il s'efforce de rechercher la leucomaïne de la rage et compare le poison rabique à l'essence de tanaisie (1).

(1) Peyraud, *l'Immunité par les vaccins chimiques*. Paris, 1888

Enfin Roux et Chamberland font connaître, en décembre 1887, leurs belles recherches sur la septicémie gangréneuse et montrent que les bouillons de culture du vibrion septique injecté aux animaux confère à ces derniers l'immunité.

De leur côté, Chantemesse et Widal ont fait connaître, en février 1888, que l'on pouvait aussi par les leucomaïnes sécrétées par le *bacillus typhosus* conférer l'immunité. Enfin, Gamaleia (d'Odessa) affirme, en janvier 1888, qu'il en est de même pour le choléra. Le charbon lui-même pourrait rentrer, si l'on s'en rapporte aux expériences de Roger, dans le groupe des maladies infectieuses trouvant dans les liquides de culture un vaccin chimique.

Comme on le voit, cette question des vaccins chimiques tend à s'agrandir de jour en jour.

Comment expliquer cette action si curieuse des leucomaïnes sécrétées par les microbes pour conférer l'immunité aux animaux ?

Faut-il, comme le veut Bouchard, séparer les propriétés vaccinales des propriétés virulentes ? Faut-il, au contraire, supposer que la même substance chimique est à la fois vaccinante et virulente, et, si elle rend l'animal réfractaire à des inoculations ultérieures, c'est qu'il est, comme on dit, *mithridatisé*, c'est-à-dire que son économie s'est habituée aux toxines sécrétées par le microbe pathogène.

Ce sont là des questions d'une haute importance qui sont loin d'être résolues et la découverte des vaccins chimiques est trop proche de nous pour que nous puissions espérer, malgré l'ardeur des travaux entrepris à ce sujet, voir cette solution nous être prochainement donnée. Mais quoi qu'il en soit, il faut admettre comme démontrée aujourd'hui la réalité de ces vaccins chimiques, et il est probable que bientôt cette question passera du domaine du laboratoire dans le domaine de la pratique.

Des résultats pratiques des vaccinations pastoriennes.

Examinons maintenant quels résultats pratiques ont fourni les vaccinations pastoriennes et nous les envisagerons surtout dans deux ordres de maladies, le charbon pour les animaux domestiques, la rage chez l'homme.

Pour le charbon, nous avons des chiffres démonstratifs. Ce sont ceux fournis par Chamberland au Congrès de Vienne. Répondant aux détracteurs des inoculations charbonneuses qui soutenaient que ces inoculations ne donnaient aucun

résultat pratique, Chamberland fournit alors la statistique suivante :

Des
vaccinations
contre
le charbon.

RÉSULTAT DES VACCINATIONS CHARBONNEUSES.

Moutons.

	Animaux vaccinés.	Mortalité pendant la vaccination. Pour 100.	Mortalité après la vaccination. Pour 100.
1882.	243199	0,65	0,45
1883...	193119	0,36	0,41
1884...	231 693	0,47	0,50
1885...	280 107	0,57	0,33
1886...	202 064	0,46	0,29
		Moyenne 0,50	Moyenne 0,40

Bœufs ou vaches.

	Animaux vaccinés.	Mortalité pendant la vaccination. Pour 100.	Mortalité après la vaccination. Pour 100.
1882...	21 916	0,15	0,20
1883...	20 501	0,09	0,22
1884...	22 616	0,15	0,22
1885...	30 428	0,19	0,14
1886...	22 376	0,11	0,17
		Moyenne 0,14	Moyenne 0,19

Ces chiffres sont éloquents et montrent que, sur le terrain
pratique, les vaccinations pastoriennes donnent de remarquables
résultats et qu'elles tendent à se généraliser de jour en jour.

Des
vaccinations
antirabiques.

Mais la question qui nous intéresse le plus est à coup sûr celle
de la rage ; c'est là la première application pratique à l'homme
de la vaccination pastorienne.

Voyons d'abord quelle était la mortalité de la rage avant l'application de la méthode pastorienne. Les chiffres sont très variables. C'est ainsi que, pour les uns, la mortalité serait de 40 à
50 pour 100 des personnes mordues, suivant Govers ; suivant
Renault, de 33 pour 100 ; Bouley admettait le chiffre de 47
pour 100 ; enfin Leblanc celui de 16 pour 100. Si l'on admet
comme exact le plus faible de ces chiffres, et vous verrez tout à
l'heure qu'il s'approche beaucoup de la vérité, examinons maintenant quels sont les résultats que nous fournit la méthode pastorienne.

Chargé depuis bien des années, au Conseil d'hygiène et de salubrité du département de la Seine, d'examiner les cas de rage qui se produisent, j'ai dans des rapports successifs montré les faits suivants (1) :

Grâce à des listes fort bien établies par les commissaires de police d'une part, qui notent toutes les personnes mordues par des animaux enragés, grâce aux registres de l'Institut Pasteur d'autre part, nous avons pu établir pour les années 1887 et 1888 les chiffres qui suivent :

En 1887, 306 personnes se sont présentées à l'Institut Pasteur ; elles se classent ainsi :

64 avaient été mordues par des animaux dont la rage avait été reconnue expérimentalement ;

199 par des animaux dont la rage avait été attestée par des vétérinaires ;

43 par des animaux sur lesquels on n'avait aucun renseignements.

Ces 306 personnes ont fourni 3 décès, 2 en 1887 et 1 en 1888, ce qui donne une mortalité de 0,97 pour 100 et de 1,14 pour 100 si on ne prend que les 263 personnes mordues par des animaux sûrement enragés.

Pendant la même année, 44 personnes mordues par des animaux enragés ne s'étaient pas présentées à l'Institut Pasteur ; elles avaient fourni 7 décès, ce qui donnait une mortalité de 15,90 pour 100.

En 1888, le même travail a été entrepris.

385 personnes se sont présentées à l'Institut Pasteur. Parmi elles :

105 avaient été mordues par des animaux dont la rage avait été reconnue expérimentalement ;

231 par des animaux dont la rage avait été attestée par des vétérinaires ;

49 par des animaux sur lesquels on n'avait aucun renseignement.

Ces 385 personnes ont fourni 5 décès, 4 en 1888 et 1 en 1889. Ce qui fait une mortalité de 1,29 pour 100, et si on ne prend quel es 336 personnes mordues par des chiens sûrement enragés, une mortalité de 1,49 pour 100.

(1) Dujardin-Beaumetz, Rapports au Conseil d'hygiène : *Cas de rage humaine observés dans le département de la Seine pendant l'année* 1887. Paris, 1888. — *Cas de rage pendant l'année* 1888. Paris, 1889.

Pendant la même année, 105 personnes mordues par des chiens enragés ne se sont pas présentées à l'Institut Pasteur ; elles ont fourni 14 décès, ce qui fait une mortalité de 13,3 pour 100.

En résumé, la mortalité pour les personnes non traitées a été de : 15,90 pour 100 en 1887 ; 13,33 pour 100 en 1888. Ces chiffres, comme vous le voyez, se rapprochent beaucoup de ceux donnés par Leblanc.

Pour les personnes traitées qui avaient été mordues par des animaux sûrement enragés, la mortalité a été de 1,14 pour 100 en 1887 ; 1,49 pour 100 en 1888. Comme vous le voyez, les bénéfices du traitement pastorien sont indiscutables, puisque la mortalité est abaissée en moyenne de 15 à 16 pour 100 à 1 pour 100.

Ces résultats ne sont pas exclusifs à l'Institut Pasteur. Reportez-vous à cet égard au discours prononcé par Grancher à l'inauguration de l'Institut Pasteur (1) ; vous y trouverez des chiffres qui concordent absolument avec ceux que je viens de donner, et vous y verrez que la mortalité a été pour l'ensemble des individus qui se sont présentés à l'Institut Pasteur en 1886 de 1,34 pour 100 et en 1887 de 1,12. D'ailleurs, des instituts pastoriens se créent de toutes parts et on en peut compter vingt dans le monde entier. A Odessa, sous la direction de Gamaleia, la mortalité a été de 1,41 pour 100 en 1886, 1887 et 1888 ; à Moscou, elle a été de 1,27 en 1887 et de 1,60 en 1888 ; à Naples, elle a été de 1,5 ; à la Havane de 1,6.

On peut donc établir jusqu'à nouvel ordre que partout où a été appliquée la méthode pastorienne, la mortalité s'est abaissée en moyenne à 1,5 pour 100. C'est là un bienfait indiscutable et que l'on ne saurait trop opposer aux détracteurs de la méthode pastorienne.

Lorsqu'au lieu d'opérer chez l'homme on applique le traitement aux animaux, les résultats sont bien autrement probants. Dans les expériences faites par Pasteur, nous voyons les faits suivants : On prend 50 chiens auxquels on fait les inoculations préventives de la rage ; 50 autres chiens servent de témoins. Quand le traitement pastorien est fini, on inocule aux 100 animaux la rage des rues par inoculation intra-crânienne.

(1) Grancher, *Inauguration de l'Institut Pasteur*, 14 novembre 1888. Sceaux, 1888.

Les 50 non inoculés succombent tous ; aucun des autres ne prend la rage.

Il y a plus, on peut même empêcher chez les animaux, comme chez l'homme, le développement de la rage inoculée expérimentalement en employant les inoculations préventives. Mais, ici comme chez l'homme, il y a toujours une certaine mortalité.

De l'atténuation des virus par les microbes.

En terminant, je vous signalerai de récentes expériences faites par Bouchard (1), qui constituent un autre groupe de moyens d'atténuer les virus et d'en constituer les vaccins, c'est d'utiliser les microbes eux-mêmes.

Emmerich avait déjà combattu le charbon en inoculant aux animaux le streptocoque de l'érysipèle et Powlwski en se servant du pneumocoque.

Bouchard se sert du bacille pyocyanique ; il inocule à des lapins d'abord la bactéridie charbonneuse, puis le bacille pyocyanique et voici le résumé de ses expériences.

Sur vingt-six inoculations faites à des lapins soit avec des cultures, soit avec le sang charbonneux et auxquels on avait inoculé le bacille pyocyanique, il y a eu six morts par charbon, huit morts sans charbon et douze guérisons, tandis que les vingt lapins qui servaient de témoins et qui avaient été inoculés en même temps sont tous morts du charbon.

Cependant, dans ces circonstances, les lapins qui n'ont pas succombé n'ont pas obtenu, par cette inoculation du bacille pyocyanique, une immunité, car, inoculés quelques jours plus tard avec du sang charbonneux, ils ont tous succombé.

Charrin et Guignard (2) ont étudié cette action du bacille pyocyanique sur la bactéridie charbonneuse et se sont efforcés, par une série d'expériences, de démontrer le mécanisme de cette action. Leur conclusion est que l'atténuation du microbe du charbon par le microbe du pus bleu est surtout due aux leucomaïnes fabriquées par ce dernier. Les toxines produites par le microbe pyocyanique seraient plus nocives pour la cellule végétale que pour la cellule animale ; toutefois, cette action toxique

(1) Bouchard, *Influence qu'exerce sur la maladie charbonneuse l'inoculation du bacille pyocyanique* (*Comptes rendus de l'Académie des sciences*, 8 avril 1889, page 713).

(2) Charrin et Guignard, *Action du bacille pyocyanique sur la bactéridie charbonneuse* (*Comptes rendus de l'Académie des sciences*, 8 avril 1889, page 766).

ne suffirait pas pour expliquer la destruction complète des bactéridies, et il faudrait faire aussi intervenir la phagocytose, qui
profiterait de l'affaiblissement apporté à la vitalité des bactéries
charbonneuses par ces toxines pour les détruire. Il est probable
aussi que l'autre cause de cette atténuation résulte de l'épuisement de ces cultures par le microbe pyocyanique.

Je pourrais m'étendre encore longuement sur ce sujet, mais
il me semble vous avoir suffisamment montré quels sont les
bénéfices que la médecine peut tirer des méthodes créées par
notre illustre compatriote. L'ère de ces vaccinations est à son
début et tout fait espérer que, à mesure qu'elles se perfection-
neront, elles constitueront un des grands éléments de la préservation de l'homme et des animaux contre les maladies infectieuses.

DIXIÈME CONFÉRENCE

DE LA PROPHYLAXIE PAR L'ALIMENTATION.

MESSIEURS,

Dans les conférences précédentes, nous avons vu comment l'homme pouvait se préserver des maladies infectieuses par la désinfection, l'isolement, les vaccinations, il nous reste maintenant à montrer qu'on peut aussi, par l'examen rigoureux des substances alimentaires que l'homme absorbe chaque jour, s'opposer dans une large mesure soit aux intoxications, soit aux infections, soit aux toxi-infections auxquelles nous sommes exposés ; c'est ce que je vais faire dans cette leçon.

Les aliments peuvent être les vecteurs d'un certain nombre d'affections, les unes éminemment infectieuses et virulentes, comme la fièvre typhoïde et la tuberculose, les autres appartenant au groupe des affections parasitaires, tœnias et kystes hydatiques, les troisièmes enfin faisant partie du groupe des intoxications et résultant de la présence de ptomaïnes toxiques. Enfin nous pouvons, dans les cas d'auto-intoxication résultant d'insuffisance des divers émonctoires de l'économie, diminuer par une hygiène spéciale les dangers de l'empoisonnement et en retarder l'éclosion. Ce sont ces points que j'examinerai successivement devant vous.

Mais avant d'aborder ce sujet, je désire vous montrer, et cela aussi rapidement que possible, le rôle que jouent les micro-organismes dans la digestion. Déjà, dans des conférences précédentes, j'ai examiné les bases de l'antisepsie intestinale, je vous ai montré la production incessante de toxines dans toute l'étendue du tube digestif et leur élimination par les urines et par les matières fécales.

Je vous ai montré aussi que certains états du tube digestif, et en particulier la dilatation de l'estomac ou bien la constipation, favorisent et la formation de ces toxines et leur pénétration dans l'économie, et qu'il faut attribuer à cette intoxication un rôle dans les phénomènes si bizarres et si multiples que présentent les dilatés d'estomac.

Je vous ai dit aussi que l'embarras gastrique devait être rapproché de ces intoxications et que son traitement consiste à neutraliser et à expulser les toxines qui ont été introduites dans le tube digestif ou qui s'y sont formées. Je ne reviendrai pas sur tous ces points, vous renvoyant à ces conférences (1). Mais je veux aujourd'hui vous montrer le rôle favorable des micro·organismes dans l'acte digestif.

Du rôle des micro-organismes dans la digestion.

Remarquons tout d'abord que la cavité buccale recèle un grand nombre de microbes, les uns favorables, les autres nuisibles, et dans un travail qui a été fait par Vignal, il a trouvé dans la bouche dix-sept espèces de ces micro-organismes qui agiraient sur les substances alimentaires; les uns dissolveraient l'albumine, d'autres le gluten, d'autres la caséine, certains transformeraient l'amidon en sucre, quelques-uns intervertiraient le sucre cristallisé.

Des microbes du tube digestif.

D'ailleurs ce qui se passe du côté de la bouche se reproduit dans toute l'étendue du tube digestif, et il est des microbes qui sécrètent des diastases au même titre que les autres ferments, et de même que la levure de bière sécrète de la sucrase, nous voyons certains micro-organismes liquifier l'albumine et la peptoniser. Ainsi les bactéries charbonneuses, le vibrion de la septicémie dissolvent la gélatine et la liquéfient, de telle sorte que ces corps si dangereux lorsqu'on les introduit sous la peau pourraient jouer un rôle utile dans la digestion.

Des ferments digestifs et des micro-organismes.

Comme l'a très bien dit Duclaux, on peut dire que le bon fonctionnement du tube digestif résulte de l'équilibre entre la sécrétion régulière des ferments digestifs et le travail des micro-organismes. Cet équilibre, il faut le reconnaître, est souvent rompu, ou bien ce sont les micro-organismes qui dominent, et cela parce qu'ils ne sont pas détruits par le suc gastrique qui a perdu son acidité, ou bien parce qu'on en a introduit une trop grande quantité, ou bien enfin parce que les résidus de la digestion ne sont pas éliminés au dehors.

Dans l'autre cas, c'est la condition inverse qui se produit, il

(1) Dujardin-Beaumetz, *les Nouvelles Médications*, 3e édition. *De la médication intestinale antiseptique*, p. 55. Paris, 1887.

n'y a pas assez de microbes et il y a exagération de production de ferments digestifs. C'est ce qui arrive dans cet état spécial que G. Sée a décrit sous le nom d'*hyperchlorhydrie*. L'exagération de l'acidité du suc gastrique détruit les micro-organismes, et par cela même trouble le fonctionnement du tube digestif et arrête la digestion intestinale.

Que l'équilibre soit rompu par l'exagération des microbes ou l'exagération des ferments, il en résulte un ensemble symptomatique, véritable intoxication dont l'embarras gastrique et les congestions hépatiques seraient les manifestations les plus fréquentes.

N'oubliez pas, en effet, messieurs, le rôle important du foie dans cette pénétration dans l'économie des toxines produites à la surface du tube intestinal. Organe destructeur des alcaloïdes, le foie constitue une véritable barrière, une porte de sûreté qui s'oppose dans bien des cas à la pénétration de ces toxines dans l'économie tout entière ; mais leur présence n'en détermine pas moins une irritation locale du foie qui se traduit par une congestion de cet organe.

> Du rôle du foie.

Duclaux, avec juste raison, insiste en se basant toujours sur l'utilité de ces micro-organismes dans l'alimentation sur l'importance des aliments fermentés. Ils apportent, en effet, avec eux leur contingent de micro-organismes et de ferments qui vont aider au travail digestif. Parcourez l'hygiène alimentaire de tous les peuples, vous y trouverez toujours des aliments fermentés ; de là l'utilité reconnue depuis si longtemps au point de vue digestif de certains fromages, dits *fromages faits,* la digestibilité plus grande de la choucroûte sur le choux, etc.

> Des aliments fermentés.

Mais s'il existe des micro-organismes favorables, il en est d'autres, au contraire, dont le rôle est pernicieux, et puisque j'ai parlé de la cavité buccale, je vous dirai qu'un grand nombre d'affections dentaires, et en particulier la carie dentaire, sont d'origine parasitaire. Les travaux de Miller (de Berlin) et surtout ceux de Galippe et Vignal (1) sont à cet égard absolument démonstratifs. Ces derniers auteurs ont décrit six variétés de micro-organismes qui toutes déterminent la carie dentaire. Il y a plus ; il est probable qu'un certain nombre de maladies infectieuses, telles que certaines pneumonies, peuvent résulter de la

> Origine microbienne de la carie dentaire

(1) Galippe et Vignal, *Note sur les micro-organismes de la carie dentaire Gazette des hôpitaux*, 2 avril 1869, p. 365).

pénétration dans les voies aériennes de certains micro-organismes pathogènes séjournant dans la cavité buccale.

De l'hygiène de la bouche. Aussi, au point de vue de l'hygiène prophylactique, faut-il insister plus que jamais sur la nécessité de l'hygiène buccale et user surtout ici de dentifrices antiseptiques. Parmi ces derniers, je vous conseille particulièrement la formule suivante :

Acide phénique..........................	1ᵉ,00
Acide borique..........................	25 ,00
Thymol................................	0 ,50
Essence de menthe.....................	xx gouttes.
Teinture d'anis........................	10ᵉ,00
Eau...................................	1 litre.

On doit se rincer la bouche et frotter les dents avec de l'eau dans laquelle on mettra moitié de cette solution une ou deux fois par jour, et surtout après les repas. Il serait bon que, dans nos écoles et dans l'armée, on exigeât ces soins de propreté de la bouche au même titre que ceux des mains et du visage, et je passe maintenant au cœur même de ma question, c'est-à-dire au rôle que joue l'alimentation dans la propagation de certaines maladies, et en particulier de la tuberculose et de la fièvre typhoïde.

Transmission de la tuberculose par les aliments. Depuis que Villemin nous a prouvé expérimentalement que la tuberculose est une maladie virulente, contagieuse et transmissible, et depuis que Koch nous a montré le principe même de cette contagion par la découverte du bacille tuberculeux, l'attention des hygiénistes s'est portée sur l'idée de la possibilité de la transmission de la tuberculose par l'usage dans l'alimentation des viandes et du lait provenant d'animaux tuberculeux. Examinons séparément chacune de ces questions, celle des viandes tuberculeuses et celle du lait.

Des viandes tuberculeuses. Dans le récent congrès pour l'étude de la tuberculose qui s'est tenue en 1888 sous la présidence de Chauveau, cette question a été vivement et longuement débattue et je renverrai ceux qui voudraient connaître les discussions faites à ce congrès au volume où elles ont été recueillies (1).

Le congrès a adopté la proposition suivante formulée par Butel : Il y a lieu de poursuivre par tous les moyens l'application

(1) *Congrès pour l'étude de la tuberculose chez l'homme et les animaux,* première session, 1888. Paris, 1889.

générale du principe de la saisie et de la destruction totale pour toutes les viandes provenant d'animaux tuberculeux, quelle que soit la gravité des lésions spécifiques trouvées chez ces animaux.

Le gouvernement a donné raison à cette première conclusion, puisque par un décret à la date du 29 juillet 1888, il a placé la tuberculose parmi les maladies que peut atteindre la loi du 21 juillet 1881 qui règle la police sanitaire des animaux.

Aujourd'hui donc, les mesures sanitaires de cette loi, applicables aux animaux tuberculeux, sont les suivantes ; elles consistent dans la déclaration de l'animal tuberculeux, dans son isolement, puis dans la surveillance de l'animal malade par le vétérinaire délégué, dans l'exclusion des viandes de la consommation si les lésions tuberculeuses sont généralisées, enfin dans l'interdiction du lait de ces animaux tuberculeux pour la consommation de l'homme, consommation qui est autorisée si ce lait a été au préalable bouilli.

Cette possibilité de la propagation de la tuberculose par les viandes d'animaux tuberculeux est-elle véritablement démontrée? *Recherches expérimentales.* Les expériences à cet égard sont assez contradictoires. Tandis que Nocard, en pratiquant des injections intra-péritonéales à vingt et une séries de cobayes avec du jus de la viande de vingt et une vaches manifestement tuberculeuses, n'a obtenu qu'une seule fois un résultat positif; Chauveau et Arloing, dans deux séries, ont obtenu un résultat positif et Galtier, sur vingt-deux séries, cinq résultats positifs. Aussi, tandis qu'Arloing conclut au danger de ces viandes tuberculeuses et à leur fréquence, Nocard, au contraire, considère le fait comme absolument exceptionnel.

Je suis disposé à me ranger complètement à ce dernier avis ; en effet, dans les observations que je viens de citer, le jus de viande est introduit directement dans le péritoine et il n'a pas subi l'action destructive du suc gastrique et de la digestion intestinale. De plus, la viande n'a subi aucune préparation, ce qui fait que ces expériences ne réalisent nullement les conditions dans lesquelles on se place ordinairement pour l'alimentation.

Les expériences de Peuch (de Toulouse) se rapprochent plus de la réalité. Il donne à deux porcelets, âgés de deux mois et demi, cinq kilogrammes de viande crue pour chacun provenant d'une vache morte manifestement de la tuberculose. Il tue un de ces animaux deux mois et demi après et trouve quelques granulations tuberculeuses dans un ganglion mésentérique. L'autre animal, tué trois mois après, ne présentait pas de lésions plus avancées et c'est à peine si on apercevait quelques granulations tuberculeuses mésentériques; tous les autres organes étaient sains.

De la fréquence de la tuberculose chez les animaux.

Ajoutons que la tuberculose est beaucoup moins fréquente chez les animaux qu'on ne le suppose. Depuis l'application du décret du 21 juillet 1888, aux abattoirs de Paris, c'est-à-dire du 1er août au 31 décembre 1888, il est entré dans les abattoirs 24 724 vaches; je prends les vaches comme exemple parce qu'elles fournissent non seulement leur viande, mais encore du lait et que nous reviendrons sur ces chiffres à propos de la transmission de la tuberculose par le lait; sur ces 24 724 vaches, on a constaté 135 cas de tuberculose, ce qui représente une proportion de 0.5 pour 100.

Ainsi donc par la rareté de la tuberculose chez les animaux, par l'action destructive de la digestion stomacale et intestinale et enfin par la préparation que nous faisons subir aux viandes, on réduit à son minimum cette possibilité de la contagion et cela fait de cette transmission un cas absolument exceptionnel.

De la transmission de la tuberculose par le lait.

J'en dirai tout autant de la transmissibilité par le lait, et quoique Legroux ait affirmé que le lait de vache non bouilli est fréquemment la cause de la tuberculose chez les enfants, je persiste à considérer le fait comme extrêmement rare et cela pour les raisons suivantes :

D'abord il faut pour que le lait contienne des bacilles de Koch que non seulement l'animal soit tuberculeux, mais encore qu'il porte des lésions tuberculeuses de la mamelle, qu'il ait de la mammite tuberculeuse. D'autre part, il faut aussi compter avec l'action destructive du suc gastrique sur le bacille de Koch, enfin avec la rareté des vaches tuberculeuses.

De la pommelière.

Vous savez que l'on donne à la tuberculose de la vache le nom de *pommelière;* on a soutenu que, dans les vacheries de Paris, si nombreuses et si souvent mal installées, la pommelière est très fréquente. Eh bien ! si on se reporte aux chiffres donnés par Alexandre (1), chargé de l'inspection dans les halles et marchés, on voit que c'est à peine s'il existe dans toutes les vacheries du

(1) Alexandre, *Rapport au préfet de police sur les maladies contagieuses des animaux observées en* 1888. Paris, 1889.

département de la Seine douze vaches atteintes de pommélière et ajoutons, ce qui est capital, que la tuberculose de la vache n'est pas suffisante pour donner un lait tuberculeux, il faut que ses mamelles le soient. La valeur de ces vaches est assez grande, leur prix atteint près de 600 francs, aussi les nourrisseurs ont-ils intérêt à n'avoir que des bêtes en parfait état de santé. Donc, sans nier la possibilité de la transmission expérimentale de la tuberculose par le lait, il faut la considérer comme extraordinairement rare. D'ailleurs, on a un moyen bien simple d'éviter cette contagion, c'est de faire bouillir le lait ou de se servir du lait d'ânesse et de chèvre, animaux qui ont plus rarement la tuberculose.

Mais s'il est une maladie dans laquelle l'hygiène alimentaire joue un rôle prépondérant au point de vue de la prophylaxie, c'est à coup sûr la fièvre typhoïde.

De la transmission de la fièvre typhoïde par l'eau.

La fièvre typhoïde est une des maladies qui déciment le plus nos populations, et pour s'en convaincre il suffit de se rapporter aux chiffres que le professeur Brouardel nous a donnés il y a peu de temps et qui nous montrent que, chaque année, la fièvre typhoïde enlève environ 20 000 personnes. Ces chiffres sont encore plus significatifs quand on les fait porter sur une classe donnée de la population où la fièvre typhoïde a plus de prise, je veux parler de l'armée.

De 1872 à 1884, l'armée française, qui a vu passer dans ses rangs 5 375 609 hommes, en a perdu par maladies ou accidents, 55 189 et le tiers de cette mortalité a été produit par la fièvre typhoïde; il y a eu en effet 151 319 hommes atteints de cette affection et la mortalité a été de 17 652. En présence de pareils chiffres, on comprend tout l'intérêt que présente cette grande question de la préservation de la fièvre typhoïde par l'hygiène alimentaire.

Des eaux contaminées.

Depuis longtemps, on attribue à l'eau contaminée par les déjections des cholériques un rôle prépondérant dans le développement de cette maladie, et cela bien avant que les études microbiologiques nous aient fait connaître la présence du *bacillus typhosus* dans les eaux et dans ces déjections. Ici, l'observation clinique avait depuis longtemps devancé les recherches bactériologiques; mais il faut reconnaître que ces dernières ont donné un cachet scientifique indiscutable à cette question de la contamination de la fièvre typhoïde par les eaux potables.

Laissant de côté tous les travaux qu'ont suscités les théories fécales de la fièvre typhoïde et les discussions mémorables qui se sont élevées entre Murchisson et Budd, à ce propos, en 1874 et 1875, et tout ce qui a été dit sur le contage de la fièvre typhoïde, je n'insisterai que sur les points récents qu'a soulevés cette question de la contagion de la fièvre typhoïde.

Depuis longtemps, il paraissait démontré que la souillure des eaux par les déjections d'individus atteints de fièvre typhoïde était une des causes puissantes de contagion de cette maladie, et les rapports sur les épidémies envoyés chaque année à l'Académie de médecine signalaient des faits démonstratifs à cet égard. Je citerai particulièrement ceux de Lardier (de Rambervillers) qui nous montre dans les Vosges la fièvre typhoïde disparaissant dans certaines villes lorsque la population boit une eau qui n'a pas été contaminée.

Je signalerai surtout l'observation si précise de Dyonis des Carrières, à Auxerre, nous relatant ce fait important qu'il a suffi que les déjections d'un typhique pussent pénétrer dans une source captée et servant à alimenter la population de la ville pour déterminer une épidémie extrêmement meurtrière chez tous les habitants qui buvaient aux fontaines alimentées par cette source.

Je citerai aussi, en Autriche, la ville de Vienne où l'on voit la fièvre typhoïde disparaître complètement depuis que la population tout entière ne fait usage que d'eau de source. Ces faits viennent s'ajouter à bien d'autres extrêmement nombreux, et vous trouverez dans le travail de Mosny (1) des indications fort précises à ce sujet.

Présence du Bacillus typhosus dans les eaux.

Mais c'est à Chantemesse et Widal (2) que l'on doit la preuve expérimentale de la présence du bacille d'Eberth dans les eaux contaminées. Je n'ai pas à vous rappeler dans quelles circonstances douloureuses ces recherches ont été faites; vous vous rappelez tous cette famille qui fut décimée par la fièvre typhoïde, et cela à la suite de l'absorption de l'eau d'un puits de Pierrefonds dans lequel des matières fécales de dothiénentériques avaient été versées. A la suite de l'examen de cette eau, Chantemesse y retrouva la présence du *Bacillus typhosus*.

(1) Mosny, *L'eau potable à Vienne et la fièvre typhoïde* (*Revue d'hygiène*, janvier 1888).

(2) Chantemesse et Widal, *Recherches sur le bacille typhique* (*Archives de physiologie*, t. I, 1887).

Depuis, cette question a été reprise à un autre point de vue et dans un travail entrepris par Grancher et Deschamps (1), ces expérimentateurs se sont demandé ce que devenait le *Bacillus typhosus* lorsque les déjections des dothiénentériques sont jetées sur le sol ; ils ont démontré que le bacille ne filtre pas à travers le sol et qu'il s'arrête de 40 à 50 centimètres de profondeur et que là il peut séjourner et se développer de telle sorte que, cinq mois après, on peut encore l'y retrouver. De plus, ils ont signalé ce fait que ce bacille ne pénètre jamais dans la pulpe des légumes sains.

Du Bacillus typhosus dans le sol.

Je dois vous signaler aussi les expériences entreprises sur la vitalité du bacille typhique dans l'eau, par Straus et Dubarry. Ils ont montré que ce bacille vivait encore au bout de quatre-vingt-un jours. Dans des expériences antérieures, Meade-Bolton avait constaté leur présence après trois semaines. Pour Wolf-fhugel et Riedel, la durée de la vie de ces microbes serait de vingt-huit jours. L'influence de la pureté de l'eau sur cette pro-longation de la vie du *Bacillus typhosus* est peu appréciable et, dans l'eau distillée ou dans l'eau de la Vanne ou dans celle du canal de l'Ourcq, Straus et Dubarry ont vu ces microbes patho-gènes se développer d'une façon à peu près semblable. Quant à la virulence, elle est absolument intacte, quelle que soit la durée du séjour de ces microbes dans l'eau.

Vitalité du Bacillus typhosus dans l'eau.

Faut-il admettre, comme le veut Brouardel, que sur 100 cas de fièvre typhoïde, 90 aient pour origine l'usage d'eaux contami-nées ? C'est là un point qui mérite d'être discuté. Tout en recon-naissant qu'il est indéniable que la contamination de la fièvre typhoïde se fait par des eaux souillées, il est probable qu'il y a d'autres facteurs qui nous échappent encore ; nous voyons, en effet, la fièvre typhoïde apparaître et disparaître dans certaines villes, et cela sans qu'aucune modification réelle n'ait été appor-tée à l'usage de leurs eaux.

Prenez les villes si nombreuses en France où les déjections vont toutes ou à peu près dans la rivière qui les traversent, et où la population ne boit que l'eau de cette rivière. La fièvre typhoïde y apparaît sous forme d'épidémie plus ou moins meurtrière, puis tout cesse, on ne constate plus que quelques cas isolés, et nous ne pouvons expliquer pourquoi, à certains moments, l'épidémie

---

(1) Grancher et Deschamps, *Recherches sur le bacille typhique dans le sol* (*Archives de médecine expérimentale*, t. I, 1ᵉʳ janvier 1889, p. 33).

a fait tant de victimes et a été si bénigne dans d'autres moments.

Même dans les villes où on ne fait usage que d'eaux absolument pures, la fièvre typhoïde n'a pas complètement disparu. A Vienne que l'on se plaisait à citer à cet égard, de nouveaux cas se sont produits l'année dernière, de telle sorte qu'on est obligé d'admettre qu'il doit exister d'autres facteurs qui nous échappent encore.

Wernich a soutenu que les viandes en putréfaction pouvaient déterminer la fièvre typhoïde, et il se basait sur l'analogie qui existe entre le bacille de la putréfaction et le *Bacillus typhosus*. Je crois que c'est là une opinion erronée. Que les viandes altérées donnent lieu, comme nous le verrons tout à l'heure, à des intoxications à forme typhoïde, cela est certain, mais elles ne donnent pas la fièvre typhoïde, c'est à-dire cet état particulier caractérisé par la présence du *Bacillus typhosus*.

Cette question de la possibilité de la transmission de la fièvre typhoïde par la viande d'animaux malades a été l'objet de récentes études en Allemagne, et on a surtout étudié, à ce sujet, les épidémies d'Audelfingen, de Kloten, de Birmenstorff, de Vürenlos et de Spreitenbach. Dans ces épidémies, on a constaté des accidents graves et très fréquemment la mort, et l'autopsie a révélé des ulcérations intestinales, l'augmentation en volume des ganglions mésentériques, ainsi que celui de la rate. Aussi, certains auteurs soutiennent-ils qu'il s'agissait véritablement ici de fièvre typhoïde.

Je ne puis partager cette manière de voir ; il est difficile d'admettre que la fièvre typhoïde puisse se développer sans l'introduction de bacille d'Eberth, et comme il est acquis que la fièvre typhoïde n'atteint pas les animaux, je persiste à croire qu'il s'agissait de gastro-entérite infectieuse ou toxique, car si on se rapporte aux faits qu'a signalés Proust, la plupart des animaux, cause des accidents, étaient des vaches atteintes d'affection puerpérale, et on est en droit de se demander si les phénomènes observés sont dus soit aux ptomaïnes que renfermaient ces viandes, soit aux microbes qui y étaient contenus (1).

Quoi qu'il en soit, on doit encourager tous les efforts qui seront

(1) Proust, *Des épidémies de fièvre typhoïde provoquées par l'ingestion de la viande d'animaux malades (Bulletin médical,* 1887, p. 779).

faits pour donner aux populations des eaux saines et non conta- *Nécessité des eaux pures.*
minées, et quoique ce mouvement se soit produit bien lentement
en France, il faut constater cependant qu'aujourd'hui cette
question s'agite de toutes parts et presque toutes nos villes tiennent aujourd'hui à honneur de donner à leurs habitants des
eaux non polluées. Lorsque vous serez consultés dans ces cas,
votre devoir sera d'exiger un captage très exact, j'allais dire très
hermétique, de la source utilisée, de telle sorte qu'il soit impossible de la souiller et que les infiltrations du sol ne puissent y
pénétrer.

En tout cas, pendant les épidémies, vous devez recommander *De l'eau bouillie*
de faire usage soit d'eaux bouillies, soit d'eaux de table. Dans
les régiments où l'on possède des percolateurs pour faire le café,
vous pouvez utiliser ces appareils, qui vous donneront pour une
somme très minime de l'eau bouillie.

Pour la population riche, vous prescrirez les eaux de table *Des eaux de table.*
aujourd'hui si nombreuses, qui nous rendent en pareille circonstance de grands services. Vous repousserez les eaux de Seltz
artificielles parce que la présence de l'acide carbonique ne s'oppose nullement à la culture des micro-organismes que ces eaux
peuvent renfermer, et pour qu'elles fussent recommandables, il
faudrait que l'eau de Seltz fût toujours faite avec des eaux soit
bouillies, soit passées au filtre Chamberland.

Ce filtre, en effet, en privant l'eau de ses bacilles, est une *Du filtre Chamberland.*
garantie contre la propagation de la fièvre typhoïde, et vous devez
le recommander dans tous les cas où vous redoutez la contamination par les eaux. Je n'ai pas ici à vous faire la description de
ce filtre que vous connaissez tous ; il consiste dans le passage
de l'eau à travers une bougie de porcelaine.

Ce que je dois surtout vous signaler, c'est la nécessité de vé-
rifier si cette porcelaine est parfaitement intacte et ne possède
pas de fêlures d'une part, et d'autre part, celle de nettoyer fréquemment cette bougie en l'exposant à la chaleur du gaz ou
d'un foyer ardent.

En dehors de ce filtre et de tous ceux construits sur des types
analogues, les autres appareils filtrants doivent être tous repoussés, car, comme on l'a fait remarquer avec raison, si ces
filtres plus ou moins compliqués peuvent débarrasser l'eau des
principes nuisibles qu'elle contient, ils s'encrassent rapidement
et deviennent alors une source de contamination pour les eaux

même pures qui viendraient à les traverser; ils sont donc dans ce cas plus dangereux qu'utiles.

On a reproché au filtre Chamberland d'exiger une forte pression que l'on trouve rarement. Mais aujourd'hui on peut les associer en batterie et obtenir, avec une pression presque nulle, une quantité d'eau potable suffisante pour la consommation journalière.

Eaux de table, eaux bouillies, eaux filtrées avec des appareils qui les débarrassent des micro-organismes, tels sont les moyens que l'on doit mettre en œuvre pour faire disparaître une des causes les plus actives de la propagation de la fièvre typhoïde.

Mais jusqu'ici, dans cette question d'hygiène prophylactique, je ne me suis occupé que de la transmission possible par l'eau ou les aliments des maladies microbiennes. Il est d'autres affections d'un parasiticisme beaucoup plus élevé qui ont pour cause unique de leur transmission ces eaux et ces aliments, je veux parler des helminthes et en particulier du tænia, des kystes hydatiques et des trichines.

Influence de l'alimentation sur le parasiticisme.

Je n'ai pas à vous rappeler ici les évolutions des tænias et des hydatides; j'ai traité cette question avec toute l'ampleur qu'elle mérite dans mes leçons de clinique thérapeutique et je vous y renvoie (1).

Des tænias.

Je n'y reviendrai pas ici, je vous rappellerai seulement que pour le tænia, c'est par la consommation de viande de porcs ladres ou de bœufs atteints du cysticerque du tænia inerme que se fait cette propagation. Aussi, sur nos marchés, interdit-on avec grand soin la vente de ces viandes, ce qui n'empêche que les tænias sont devenus très fréquents et cela pour les raisons suivantes : c'est que s'il est facile pour le porc de reconnaître facilement la ladrerie, elle est beaucoup plus difficile à constater chez les bovidés, et qu'en outre l'usage de la viande crue en thérapeutique s'est grandement généralisée, car la cuisson est un moyen prophylactique qui, en détruisant le cysticerque, détruit par cela même le principe contagieux.

Sur ce point particulier de la cuisson, Decroix a soutenu la prétention suivante, qu'elle permettait, quand elle était complète, la consommation des animaux atteints de toutes les maladies réputées infectieuses et contagieuses et, au congrès d'hygiène

(1) Dujardin-Beaumetz, *Clinique thérapeutique,* 3e édition. *Traitement des tænias,* t. I, p. 804, et t. II, p. 145.

tenu à Paris, lors de l'exposition de 1878, il a soutenu par des expériences faites sur lui-même que l'on pouvait sans inconvénient manger les viandes d'animaux qui ont succombé à la morve, au charbon, au cancer, etc., pourvu qu'elles fussent cuites suffisamment.

Je crois que ce sont des principes qu'on ne saurait trop combattre. Nous ne pouvons jamais répondre de la cuisson absolue de nos aliments et comme il est démontré que le charbon peut se développer par l'absorption intestinale, il faut, au contraire, tenir sévèrement la main à ce que ces animaux soient absolument repoussés de nos halles et marchés, on ne saurait à cet égard se montrer trop sévère.

Cette cuisson joue encore le rôle le plus important dans la transmission de la trichine. Tandis que la trichinose a été observée en Allemagne où il y en a eu de très nombreuses épidémies, en particulier celle d'Emersleben, où quarante-six personnes ont succombé, et dont Brouardel et Grancher ont donné la relation, épidémies qu'on a aussi constatées en Amérique, ces cas, en France, sont extrêmement rares. On peut dire qu'ils n'existent pas, et le seul que nous puissions citer est celui observé par Jolivet, à Crépy-en-Valois, et dont Laboulbène a donné l'observation. Cette différence si tranchée résulte de ce fait que, tandis qu'en Allemagne on mange la viande de porc crue, en particulier des saucisses crues, en France nous faisons toujours subir à ces viandes un certain degré de cuisson.

Si les viandes sont les facteurs des tænias et de la trichine, ce sont les eaux qui transmettent les kystes hydatiques. Le tænia echinocoque a son habitat ordinaire dans l'intestin du chien et ses œufs sont expulsés avec les excréments de ce dernier. Lorsque l'eau des pluies a lavé les chemins, ces œufs sont entraînés et vont se rendre dans le ruisseau voisin ou dans la source proche et si l'on vient à boire ces eaux, on absorbe ainsi les germes du kyste hydatique qui, après avoir traversé le tube digestif sont arrêtés le plus souvent par le foie, mais peuvent franchir cette barrière et pénétrer alors dans tous les points de l'économie.

Il faut toujours avoir présente à l'esprit cette possibilité de la transmission d'une maladie grave par les eaux des ruisseaux ou des sources et ne jamais les boire sans les filtrer. Ici le filtre au charbon est parfaitement suffisant et vous trouverez dans le commerce des petits filtres de poche qui permettent de boire ces eaux sans inconvénient après filtration. Je passe maintenant à la dernière partie de mon sujet, c'est-à-dire aux intoxications déterminées par les viandes putréfiées.

Lorsque je vous ai parlé des ptomaïnes et des leucomaïnes, je vous ai dit que, à l'instant même où la mort survenait, il se produisait des ptomaïnes et que certaines de ces ptomaïnes jouissaient d'un pouvoir toxique extrêmement grand. Vous ne serez donc pas étonnés d'apprendre que l'ingestion de viandes altérées soit capable de déterminer des accidents de la plus haute gravité et même la mort.

On a signalé surtout ces phénomènes d'empoisonnement pour les conserves de viande, de homards, la morue, les saucisses, le pâté de lièvre, le fromage de cochon, etc., et je vous renvoie à cet égard aux faits publiés par Robert, Durier, Camus, Schaumont, Bérenger-Féraud, Baillon, Brouardel et Schmit (1).

Toutes ces intoxications se produisent de cinq à vingt-quatre heures après l'ingestion des substances altérées, et l'on peut alors distinguer deux périodes : l'une d'empoisonnement, l'autre d'élimination. La première est caractérisée surtout par de l'anxiété, des frissonnements et des frissons, de la céphalalgie avec vertige et éblouissements ; la seconde par des vomissements, une diarrhée extrêmement abondante, etc., enfin la présence de l'albumine en très grande quantité dans les urines. A ces symptômes se joignent une algidité profonde, une tendance au sommeil et un anéantissement complet.

Cet ensemble symptomatique est très analogue à celui q uedétermine l'empoisonnement par les champignons, et en particulier la fausse oronge, et cela se comprend puisque l'action de certaines ptomaïnes est tout à fait analogue à celle de la muscarine.

Comme on peut le prévoir, la cuisson joue encore ici un rôle très important, et toujours les symptômes d'intoxication sont

---

(1) Faits observés en 1843 et en 1856 à la manutention de Paris ; Robert (*Contribution à l'étude des ptomaïnes* (*Annales d'hygiène*, 1880); Duriez, *Note sur dix cas d'empoisonnement par les conserves de bœuf* (*Archives de médecine militaire*, 1884) ; Camus, *Note sur l'altération des conserves par les ptomaïnes* (*Archives de médecine militaire*, 1886); Schaumont, *Relation d'un empoisonnement par la morue* (*Archives de médecine militaire*, 1878) ; Bérenger-Féraud, *Recherches sur les accidents que provoque la morue altérée*. Paris, 1885; Baillon, pharmacien major, *Des ptomaïnes* (*Archives de médecine militaire*, 1885).

d'autant plus intenses que la cuisson a été plus imparfaite. Ces ptomaïnes sont assez toxiques pour qu'il suffise d'une très petite quantité de viandes putréfiées pour déterminer des accidents de la plus haute gravité.

Ces faits montrent avec quelle sévérité les municipalités doivent tenir la main à ce qu'une inspection très sévère soit faite dans les halles et marchés, en particulier pour ce qui concerne le gibier et le poisson. Le poisson, en effet, comme je vous l'ai dit, subit une altération très prompte ; il s'y développe des ptomaïnes et des amins d'une grande toxicité.

Cette même inspection doit porter aussi sur les mollusques et les crustacés. Les empoisonnements par les moules sont très fréquents et ont pour origine la mytilotoxine ; celui par les huîtres est non moins fréquent, et mon chef de laboratoire, Bardet, a donné la relation d'un de ces empoisonnements dont il a été la propre victime.

Empoisonnement par les moules et les huîtres.

Ces accidents sont d'autant plus intenses que les voies d'élimination sont obstruées, et en particulier la voie rénale, et à ce point de vue de l'insuffisance rénale, cette question des ptomaïnes et des leucomaïnes présente un grand intérêt.

De l'insuffisance rénale.

Il est reconnu aujourd'hui que les symptômes rattachés à l'urémie ou à la stercorémie résultent de la rétention des leucomaïnes et des ptomaïnes dans l'économie et que le traitement qui s'oppose au développement de ces accidents repose tout entier sur l'hygiène alimentaire, l'emploi des purgatifs et des diurétiques.

Pour l'hygiène alimentaire, son rôle consiste à introduire dans l'économie le moins de ptomaïnes possible et c'est ce qui explique, dans ces cas, le triomphe du régime végétarien.

J'ai bien souvent formulé ce régime qui me donne dans tous ces cas de si bons résultats et vous me permettrez de le reproduire encore ici. Voici la formule de ce régime végétarien :

Vous exigerez du malade qu'il se nourrisse exclusivement d'œufs, de féculents, de légumes verts et de fruits.

Du régime végétarien.

Les œufs seront très cuits (omelettes, œufs brouillés, crème).

Les féculents seront à l'état de purée (purée de pommes de terre, de haricots rouges ou blancs, de lentilles — révalescière, farine lactée, racahout — bouillies au gruau de blé, de riz, de maïs, d'orge et d'avoine, — panades passées — pâtes alimentaires, nouilles, macaroni).

Les légumes verts seront très cuits (purée de carottes, de navets, de julienne, salade cuite, épinards).

Les fruits seront en compote.

Si le rôti de porc frais et le jambon peuvent être autorisés dans un pareil régime, c'est que la cuisson prolongée du premier et la salaison du second sont un obstacle au développement des ptomaïnes.

Vous devez défendre absolument l'usage du poisson et du gibier.

De la dilatation de l'estomac. C'est toujours dans le même ordre d'idées que l'on doit diriger le traitement de la dilatation de l'estomac. Le séjour prolongé des aliments dans le ventricule gastrique y favorise les fermentations et par cela même la production des ptomaïnes et vous devez alors combattre et par l'alimentation et par tous les moyens de l'antisepsie intestinale les inconvénients qui résultent de ces fermentations vicieuses. Je n'ai pas ici le temps d'aborder cette grande question de l'antisepsie intestinale, que j'ai traitée d'ailleurs dans mes *Nouvelles Médications* (1) et qui est exposée d'une façon magistrale dans le récent ouvrage du professeur Bouchard (2).

Telles sont, messieurs, les considérations que je voulais présenter sur ce sujet ; vous trouverez d'ailleurs, dans mes leçons sur l'*Hygiène alimentaire* (3), le complément des indications que je viens de vous fournir et il me reste, pour terminer ces conférences, à vous parler de la législation de l'hygiène prophylactique, c'est ce que je ferai dans la prochaine séance.

(1) Dujardin-Beaumetz, *les Nouvelles Médications*, 3ᵉ édition, p. 55. Paris, 1887.

(2) Bouchard, *Thérapeutique des maladies infectieuses et antisepsie*. Paris, 1889.

(3) Dujardin-Beaumetz, *Hygiène alimentaire*, 2ᵉ édition. Paris, 1889.

ONZIÈME CONFÉRENCE

LÉGISLATION DE L'HYGIÈNE PROPHYLACTIQUE.

Messieurs,

Après vous avoir exposé dans les leçons précédentes par quelles mesures d'hygiène prophylactique le médecin peut s'opposer à la propagation des maladies infectieuses et au développement des intoxications, j'arrive au terme de ma tâche, c'est-à-dire à l'étude des moyens que la loi met à notre disposition pour appliquer ces mesures d'hygiène. Sur ce terrain absolument étranger à mes études, ma compétence est presque nulle, aussi si vous le permettez, je donnerai la parole à mon excellent ami le docteur A.-J. Martin, qui s'est acquis par ses nombreux travaux d'hygiène une compétence incontestable et incontestée sur le sujet qui nous occupe.

M. le docteur A.-J. Martin s'exprime ainsi :

« Messieurs,

« Les diverses mesures prophylactiques que M. Dujardin-Beaumetz vous a exposées dans ses conférences doivent, si l'on veut que l'application en soit assurée, trouver leur sanction dans un certain nombre de dispositions légales et administratives. C'est l'ensemble de ces dispositions qui constitue la législation sanitaire, dont le but est de préserver et de maintenir la santé publique.

« En effet, si l'autorité ne peut exercer qu'une action indirecte sur quelques-unes des causes de maladie et d'insalubrité, si elle doit souvent se borner à donner, avec le concours des hommes de l'art, l'enseignement d'une bonne hygiène sous toutes ses formes, il est des cas dans lesquels elle doit user de ses prérogatives. Ces cas sont surtout ceux pour lesquels l'insalubrité dépend d'une cause extérieure.

Bases
de
la législation
sanitaire.

« Nul ne peut imposer de lui-même à son voisin la suppression d'une mare infecte, d'un dépôt de matières pestilentielles, l'isolement d'un malade atteint d'une affection transmissible ; nul ne peut se soustraire de lui-même aux dangers dont le menace l'insalubrité d'une ville qui n'a ni égouts ni eau potable et forcer le pouvoir municipal à l'assainir. Les mesures d'assainissement impliquent une contrainte à l'égard soit des particuliers, soit des pouvoirs locaux, et il n'appartient qu'à l'autorité publique de l'exercer.

« S'agit-il d'assurer la salubrité de tous les produits qui font partie de l'alimentation, c'est par des restrictions spéciales qu'il faut procéder à l'égard de la liberté du commerce, par des visites, des pénalités, la confiscation, la destruction des objets avariés et falsifiés nuisibles à la santé. Ici, il est nécessaire de protéger la santé des enfants contre les mauvais soins des nourrices mercenaires ou contre les mauvais traitements des parents qui exploitent leurs forces prématurément en les livrant aux usines, ateliers, manufactures. Là, c'est contre l'invasion des maladies transmissibles qu'il devient indispensable de prémunir les populations, à l'aide de tout un ensemble de mesures qui viennent de vous être enseignées et qu'on peut résumer dans les termes suivants : information officielle des cas constatés, isolement dans les limites du possible, désinfection sous toutes ses formes, vaccination préventive pour quelques maladies seulement jusqu'ici.

« Il appartient sans doute à chacun des habitants d'une cité de prendre de lui-même les précautions qu'il croit nécessaires contre l'invasion et la propagation des maladies transmissibles ; il est loisible à chacun de nous de s'efforcer de trouver un abri contre les causes si nombreuses d'insalubrité du milieu où nous sommes appelés à vivre, ce sont toutefois affaires particulières dont on ne peut attendre une généralisation suffisante que des progrès des mœurs et de l'instruction. Ainsi personne n'a-t-il jamais prétendu qu'en un grand nombre de circonstances, les pouvoirs publics, comme la loi leur en confère d'ailleurs le droit, n'aient aussi le devoir de venir en aide aux efforts tentés par les citoyens eux-mêmes en ce sens. Il faut que de tels soucis soient le moins souvent possible confiés à la sollicitude et à l'action trop fréquemment débile de ces derniers. Que la puissance publique ne s'exerce alors qu'avec impartialité et compétence, que l'autorité ait en pareille matière une responsabilité et un contrôle suffisants pour que l'intérêt général soit soigneusement et complètement sauvegardé et l'on ne fera nulle difficulté de reconnaître que, si la prophylaxie peut et doit être personnelle à l'individu, il y a tout avantage à ce qu'elle appartienne aussi aux représentants du corps social tout entier.

« Tels sont les principes qui nous paraissent justifier toute la législation sanitaire. Voyons comment ils sont appliqués en France et quelles sont la nature et l'étendue des pouvoirs conférés à l'autorité publique en matière d'hygiène prophylactique.

« La législation sanitaire française, envisagée à ce point de vue, comprend un certain nombre de lois et de décrets et un grand nombre de règlements, pris en vertu des pouvoirs conférés par ces lois et décrets aux autorités qu'ils ont désignées à cet effet. Quelques-unes de ces dispositions légales engagent toutes les autorités du pays; d'autres sont laissées à leur discrétion personnelle ; il en est enfin qui tiennent à l'essence même de notre organisation sociale.

Législation sanitaire française.

« C'est au pouvoir municipal que le souci de la santé publique est confié en France au point de vue général ; la législation sur l'organisation municipale renferme les dispositions essentielles à cet égard. De même, une loi spéciale sur les logements insalubres confère des pouvoirs particuliers aux conseils municipaux et la loi sur la protection des enfants du premier âge permet aux départements de prendre des mesures déterminées pour ce qui concerne l'hygiène de la première enfance. L'État, d'autre part, s'est réservé plus directement la police sanitaire des épidémies de choléra et celle des épizooties, les travaux généraux d'assainissement et de salubrité, les établissements insalubres, la salubrité des substances alimentaires. Enfin, certaines dispositions des codes sont directement applicables à la santé publique.

Du pouvoir municipal.

« Nous ne saurions examiner ici en détail toute cette législation à laquelle des ouvrages volumineux ont pu être consacrés ; il nous suffira d'en indiquer les parties les plus essentielles et de rechercher si elle donne satisfaction aux légitimes exigences de la santé publique, tout en sauvegardant dans la mesure du possible les intérêts particuliers.

« En France, nous venons de le dire, la base de la législation sanitaire réside dans la compétence que l'autorité municipale possède, quant à la salubrité, depuis la Révolution. C'est le maire

Du rôle du maire.

qui est le principal agent de salubrité ; les préfets ont bien aussi le soin et la charge d'assurer celle-ci dans leurs départements respectifs, mais leur action est dans une certaine mesure entravée et bornée par l'autorité locale. L'article 97 de notre dernière loi municipale (5 avril 1884) reproduit les dispositions insérées à cet effet dans les lois qui ont été successivement élaborées sur ce sujet depuis 1789-1790 et s'exprime comme il suit dans son article 96 :

« La police municipale a pour objet d'assurer le bon ordre, « la sûreté et la salubrité publiques. Elle comprend notamment : « ...6° le soin de prévenir par des précautions convenables et « celui de faire cesser, par la distribution de secours nécessaires, « les accidents et les fléaux calamiteux, tels que... les ma- « ladies épidémiques ou contagieuses,... en provoquant, s'il y a « lieu, l'intervention de l'administration supérieure... »

« Ainsi, l'autorité municipale doit veiller avec le plus grand soin à la salubrité de la commune ; elle ne peut accomplir complètement le devoir qui lui est tracé sans apporter des restrictions à l'exercice de la propriété privée. Il est de règle à ce sujet que, si un propriétaire est maître de faire chez lui ce qui lui convient, il ne lui est permis de se livrer à aucun acte qui pourrait avoir des conséquences extérieures nuisibles à la santé publique ; dans ce cas, l'autorité réglementaire de la municipalité peut intervenir légalement.

« Mais le maire ne possède aucun pouvoir qui lui permette d'être juge des *moyens* qui permettent d'atteindre le but que la loi assigne ainsi à son intervention en matière d'hygiène prophylactique et il ne peut davantage prendre de lui-même une mesure quelconque qui puisse engager les finances de la commune, d'une manière quelconque, même en cas d'urgence absolue. Telles sont les restrictions que la loi et la jurisprudence apportent à ses pouvoirs ; elles sont encore accrues par l'obligation où elles le placent constamment de ne pouvoir prescrire un moyen exclusivement obligatoire de faire disparaître la cause d'insalubrité.

« Au cours de ces dernières années, depuis l'épidémie cholérique de 1884, l'attention a été plus vivement portée sur ces divers points. Deux arrêts importants ont montré combien la jurisprudence reste étroite à ce sujet.

« Dans le premier, le maire de la ville de Caen avait, le 27 septembre 1884, sur l'avis de la commission d'hygiène, ordonné la

suppression d'un puisard situé dans une cour servant d'accès à
diverses propriétés. Les mauvaises odeurs qui s'exhalaient des matières en putréfaction qui y étaient contenues en rendaient le
voisinage des plus incommodes et les infiltrations pouvaient con-
taminer les eaux souterraines servant à l'alimentation des habitants du quartier. M. H. Monod nous apprend, dans un important
mémoire récent, que la Cour de cassation jugea, à la date du
25 juillet 1885, que la suppression de ce puisard comme moyen
exclusivement obligatoire d'en faire disparaître les émanations,
lorsqu'il pouvait en exister d'autres tout aussi efficaces et moins
onéreux pour le propriétaire, constitue une atteinte au droit de
propriété et un excès de pouvoir, « les maires n'étant pas auto-
« risés à déterminer eux-mêmes la nature et l'importance des
« travaux d'assainissement à effectuer. » Dans un second cas, il
s'agissait du blanchiment au lait de chaux de l'intérieur des maisons, au cours d'une épidémie de variole, blanchiment prescrit par
le maire de Toulon. L'un des habitants auquel cette prescription
s'appliquait s'y refusa ; il s'adressa au tribunal de simple police
qui reconnut le bien-fondé de l'arrêté municipal ; mais il n'en
fut pas de même devant la Cour de cassation qui déclara de
nouveau qu'un arrêté municipal est entaché d'excès de pouvoir,
c'est-à-dire qu'il est illégal, s'il prescrit des mesures d'assainissement dans de pareilles conditions. Il ne peut indiquer un
moyen limitatif d'hygiène prophylactique, alors qu'il en existe
peut-être d'autres aboutissant au même résultat. Et cependant
le recueil de Dalloz s'exprime justement en ces termes : « Con-
« férer à l'autorité municipale le droit de prendre des précautions
« convenables pour prévenir les épidémies, c'est évidemment
« l'établir juge des moyens qui peuvent atteindre ce but. Com-
« ment cette autorité pourrait-elle remplir l'importante mission
« confiée à sa vigilance si elle devait s'en rapporter aux essais
« divers que feraient les habitants, et si elle n'avait pas le droit
« de prescrire l'emploi des moyens dont elle fait étudier et con-
« stater l'efficacité ? »

    « La même observation s'applique aux pouvoirs conférés aux Du
rôle du préfet.
préfets en vertu de l'article 97 de la loi municipale du 5 avril
1884. Cette loi leur a maintenu le droit de faire des règlements
généraux dans les matières suivantes : sûreté, salubrité, tranquillité, et seulement dans ces matières ; elle leur permet d'en
faire de moins généraux, applicables à un groupe de communes,

sans réquisition préalable adressée aux maires; de plus, elle les autorise à se substituer à un maire négligent ou de mauvaise volonté pour prendre, après une injonction restée sans résultat, les arrêtés locaux que peut exiger le maintien de la salubrité, de la sûreté et de la tranquillité publiques. Mais le préfet n'a le droit de prendre de telles mesures de police sanitaire dans une commune que dans les limites tracées aux pouvoirs du maire lui-même, c'est-à-dire qu'il n'a d'action que là où ce dernier en possède et qu'il éprouve, par contre, les mêmes entraves. Il n'a pas le droit d'indiquer un moyen particulier d'hygiène prophylactique dans un cas donné et il ne peut engager aucune dépense sans l'autorisation du conseil municipal de la commune. Car les dépenses d'hygiène ne sont pas comprises par la loi parmi celles qui sont obligatoires; si bien que les arrêtés des maires en ces diverses matières ne peuvent que rester dans des termes assez généraux et surtout n'entraîner aucune dépense à la charge d'aucun budget, sans une délibération des pouvoirs électifs.

« D'où il suit que toutes les mesures qui ne rentrent pas dans ces catégories peuvent être prescrites par les maires, ou par les préfets à défaut de ces magistrats. C'est ainsi que la déclaration des maladies, même par les médecins, pourrait être ordonnée par eux, dans les limites encore imparties au secret professionnel; qu'ils peuvent même prescrire la vaccination dans leur commune, la désinfection, l'isolement, etc., pourvu qu'ils ne rendent obligatoire aucun moyen de les exécuter. Mais jusqu'ici la pusillanimité et l'ignorance des maires et des préfets ont eu trop souvent raison des meilleures volontés; il n'est pas de maire qui ait osé en prendre la responsabilité, quels qu'en puissent être les avantages pour ses administrés, et le gouvernement n'a pas encore voulu ni osé, en France, du moins à notre connaissance, aider la municipalité à cet égard en s'appuyant sur l'article 97 de la loi municipale.

« Il est vrai que les arrêtés municipaux et les ordonnances de police ont seulement pour sanctions : 1° les peines portées par les articles 471 et 474 du Code pénal qui punissent leur infraction d'une amende de 1 à 5 francs inclusivement, sans préjudice de l'emprisonnement pendant trois jours ou plus en cas de récidive; 2° la répression civile, c'est-à-dire la condamnation du prévenu à faire cesser l'état de choses qui a donné lieu à la poursuite, conformément à l'article 161 du Code d'instruction criminelle, et des dommages-intérêts, accordés aux tiers et fixés par le Tribunal, s'il y a lieu, en cas de contravention de police, conformément à l'article 192, sauf si la prescription de l'article 640 du même Code était acquise. Peut-être y aurait-il lieu aussi de mentionner ici le principe inscrit, dans le Code pénal français, et aux termes duquel tout dommage, même involontaire, causé à autrui peut donner lieu non seulement à une réparation civile, mais encore à l'application d'une peine s'il y a eu maladresse, imprudence, inattention, négligence, etc. Mais l'application de ce principe, fréquente dans certains pays étrangers, est tellement inconnue en France au point de vue sanitaire que la jurisprudence n'en cite pas d'exemple !

« Lorsque la France a eu à se préoccuper des dangers que présentait l'importation des maladies pestilentielles exotiques, c'est-à-dire la fièvre jaune, le choléra et la peste, le gouvernement reconnut que la législation existant alors et qui n'a pas été modifiée davantage, était notoirement insuffisante; si bien qu'une loi spéciale fut édictée contre ces fléaux, et limitée seulement à ceux-ci. C'est la loi du 3 mars 1822, la seule loi de police sanitaire applicable à l'homme, que la France possède ; elle est assez complète et sa rigueur est des plus grandes, comme si les fléaux épidémiques qui viennent de temps à autre de l'étranger étaient plus spécialement à redouter. D'après cette loi, le gouvernement détermine par des ordonnances : 1° les pays dont les provenances doivent être habituellement ou temporairement soumises au régime sanitaire; 2° les mesures à observer sur les côtes, dans les ports et rades, dans les logements ou autres lieux réservés; 3° les mesures extraordinaires que l'invasion ou la crainte d'une maladie pestilentielle rendrait nécessaires sur les frontières de terre ou dans l'intérieur. Il règle les attributions, la composition et le ressort des autorités et administrations chargées de l'exécution de ces mesures et leur délègue le pouvoir d'appliquer provisoirement, dans les cas d'urgence, le régime sanitaire aux portions du territoire qui seraient inopinément menacées.

« Les termes de cette loi sont, on le voit, des plus généraux, et ils donnent aux pouvoirs publics des pouvoirs presque illimités... en cas de choléra, peste ou fièvre jaune, et seulement dans ces cas. Les prescriptions de la police sanitaire, c'est-à-dire l'ensemble de nos règlements sanitaires de police maritime, peuvent devenir alors applicables à tout ou partie du territoire lui-même si son invasion a été reconnue. Les peines qu'elle édicte sont des plus graves : depuis un an de prison et l'amende jusqu'à la réclusion, les travaux forcés et même la mort pour tous ceux qui éludent les prescriptions sanitaires, font des déclarations mensongères ou négligent de prévenir l'autorité. Ces peines, à bien des égards excessives, n'en montrent pas moins l'appréhension que causent les maladies pour lesquelles elles ont été spécifiées. La loi du 3 mars 1822 permet, en effet, en pareil cas, de faire exécuter toutes les mesures sanitaires indiquées dans les leçons précédentes, et l'on se demande vraiment pourquoi elle n'est applicable qu'à des maladies relativement rares dans notre pays et non pas à celles qui déciment d'une manière continue nos populations, et pour lesquelles les mêmes mesures prophylactiques sont tout aussi efficaces !

« Quelle que soit la théorie que l'on admette au point de vue de la pathogénie et de l'étiologie des maladies transmissibles, chacun reconnaît qu'elles ont des rapports étroits avec l'état d'insalubrité du milieu dans lequel elles naissent ou se propagent, de même que l'organisme humain sur lequel elles évoluent est influencé par l'état de salubrité du milieu dans lequel il est appelé à vivre. D'où la nécessité d'assurer l'assainissement des localités habitées et des maisons.

Loi du 16 septembre 1807.

« Une loi d'État, en date du 16 septembre 1807, prescrit en son article 35, que tous les travaux de salubrité qui intéressent les villes et les communes seront ordonnés par le gouvernement et les dépenses supportées par les communes intéressées.

« Elle a même prévu, par l'article suivant, que tout ce qui est relatif aux travaux de salubrité devra être réglé par l'administration publique, en ayant égard, lors de la rédaction du rôle de la contribution spéciale destinée à faire face aux dépenses de ce genre de travaux, aux avantages immédiats qu'acquerront telles ou telles propriétés privées, pour les faire contribuer à la décharge de la commune dans des proportions variées et justifiées par les circonstances.

« Aucun principe ne saurait mieux se justifier que celui qui est appliqué dans ce paragraphe. C'est bien à l'État qu'il appartient de vaincre les inerties ou les compétitions locales et d'empêcher qu'un foyer permanent d'insalubrité devienne un danger pour le territoire tout entier ; de même, c'est bien à celui auquel profite le travail d'assainissement qu'il convient d'en demander le payement au prorata des bénéfices qu'il en retire ; mais, dans la pratique, ces dispositions légales sont entourées de tant de difficultés administratives et les travaux d'assainissement sont encore si peu dans nos mœurs nationales, qu'elles n'ont été appliquées qu'un très petit nombre de fois, et sauf, dans un cas où des intérêts étrangers étaient en cause, pour des affaires locales d'une minime importance.

« Il en est à peu près de même de notre législation pour les cours d'eau, dont la pollution est si fréquente par les résidus des villes et par ceux des établissements industriels. Ceux-ci sont soumis à une législation spéciale, dont la partie principale est fournie par le décret de 1810 qui en a déterminé le classement en trois catégories, suivant les dangers qu'ils peuvent faire courir et suivant l'agglomération où ils doivent être placés.

« Il reste dans cette revue très rapide de notre législation sanitaire, à examiner ce qui est applicable aux habitations elles-mêmes. La salubrité des habitations ne peut être garantie qu'autant que, d'une part, la loi ne laisse en dehors de son action aucune des charges propres à annihiler ou à détruire cette salubrité, qu'elle oblige, sous une sanction efficace, tous les citoyens à les réaliser et à les maintenir, et que, d'autre part, un service de surveillance, d'entretien et de contrôle, est organisé à cet effet sur tous les points du territoire et pour tous les genres d'habitations. *Hygiène de l'habitation*

« Notre loi du 13 avril 1850 ne s'applique qu'aux logements et dépendances insalubres, mis en location ou occupés par d'autres que le propriétaire, l'usufruitier ou l'usager ; suivant l'expression de son rapporteur à l'Assemblée législative, M. de Riancey, « quand le propriétaire habite lui-même l'intérieur de « sa maison... la loi s'arrête et le laisse libre ;... s'il veut se « nuire à lui-même, elle ne saurait l'en empêcher. » Cette liberté du suicide, comme on l'a dit, ne pouvait manquer d'enlever une partie de son efficacité à la loi. On comprend aujourd'hui que le propriétaire qui habite un logement insalubre peut nuire à d'autres qu'à lui-même, à sa famille, à ses employés, à ses domestiques, à ses voisins, et tous ont également droit à la protection de l'autorité publique. Personne n'a le droit de créer chez lui un foyer d'infection. Il est d'ailleurs intéressant de remarquer que ce sont les peuples qui ont le plus de souci de la liberté individuelle qui n'ont pas manqué de promulguer les lois *Loi du 13 avril 1850.*

les plus restrictives, souvent même des dispositions que l'on peut
taxer de draconiennes.

« D'un autre côté, il est équitable de reconnaître également
la responsabilité des locataires, en certains cas ; les abus de
jouissance de leur part ne sont pas rares, ils amènent trop fréquemment l'insalubrité et il y a souvent une criante injustice,
comme la loi de 1850 et une jurisprudence constante l'ont établi, à ce que le propriétaire soit seul mis en cause. M. Marjolin
le faisait remarquer, il y a quelques années, devant l'Académie
de médecine. Un propriétaire, disait-il, loue un grenier sans
fenêtre ou une remise, pour en faire une pièce de débarras, un
magasin ; au bout de quelque temps, le locataire s'établit, lui
et les siens, dans cet endroit et y couche ; la commission des logements insalubres intervient à bon droit. Qui va-t-elle poursuivre ? Sera-ce le locataire qui a transformé la chose louée ?
Nullement. Elle poursuivra et fera condamner le propriétaire
qui a loué le grenier ou la remise... La loi actuelle ne prend, en
effet, à partie que le propriétaire, l'usufruitier ou l'usager. Elle
semble ne pas admettre que si les locataires sont souvent victimes de l'insouciance des propriétaires, ils le sont parfois aussi
de leur propre incurie. Aussi serait-il plus équitable que les propriétaires soient responsables de l'insalubrité de l'immeuble, et
les locataires ou occupants responsables de l'insalubrité, résultant de l'abus de jouissance des locaux loués ou occupés à un
titre quelconque.

« On a depuis longtemps reconnu la nécessité de fixer légalement, avec plus de précision, les causes d'insalubrité qui exigent des prescriptions spéciales plus ou moins immédiates, et
d'assurer, par des dispositions législatives nouvelles, l'application de mesures reconnues indispensables. La loi du 13 avril 1850
se borne en effet à réputer insalubres « les logements qui se trou-
« vent dans des conditions de nature à porter atteinte à la vie
« ou à la santé de leurs habitants ». Toutes les autorités qui ont
eu à s'occuper de l'assainissement des habitations, et notamment les commissions des logements insalubres, n'ont pas manqué de faire remarquer le défaut de précision des causes d'insalubrité, telles qu'elles sont définies dans le texte de la loi. Il en est
résulté de fréquentes difficultés soulevées, soit devant les conseils municipaux, soit surtout devant les conseils de préfecture
et le conseil d'État. Aussi convient-il, « en vue de réduire le

« nombre, si considérable jusqu'à présent, des contestations
« amenées par le laconisme et le vague de la loi à cet égard,
« d'énumérer dans la loi, sinon d'une manière limitative, au
« moins à l'aide d'une énonciation suffisante, les causes géné-
« rales d'insalubrité qui ont été le plus fréquemment indiquées
« par l'expérience ». Il faut éviter, par exemple, que le conseil
de préfecture de la Seine et même le conseil d'État puissent con-
tinuer à se refuser légalement à considérer l'eau comme un des
éléments indispensables à l'entretien de la salubrité dans les habitations, ainsi qu'il est résulté de plusieurs arrêts. Nous croyons
aussi qu'il est urgent de modifier une loi telle que celle dont nous
nous occupons, lorsqu'elle a permis, au tribunal de simple
police à Paris et à la date du 7 février 1883, de déclarer que
« l'arrêté qui ordonne à un propriétaire d'amener l'eau dans une
« maison particulière porte atteinte au droit de propriété. Ce
« n'est pas là, dit le juge du fait, une mesure intéressant la salu-
« brité publique, mais seulement le bien-être et la commodité
« des locataires ».

« Cette loi a spécifié que les municipalités seraient tenues d'ins-
tituer des commissions dites des logements insalubres, chargées
de rechercher et d'indiquer les mesures indispensables d'assainissement des logements et dépendances insalubres mis en location ou occupés par d'autres que le propriétaire, l'usufruitier ou
l'usager. Cette prescription de la loi est restée à l'état de lettre
morte dans la quasi-unanimité de nos villes, ce qui tient surtout
à ce que ces mêmes attributions sanitaires appartiennent également aux conseils et commissions d'hygiène, créés en 1848, et
que de la multiplicité des commissions ayant même but naît
toujours, sinon des conflits, du moins des atermoiements, si ce
n'est même l'absence complète d'action. Il est d'ailleurs difficile,
dans la plupart des communes, de trouver les éléments nécessaires pour constituer de telles commissions.

« Il faut, il est vrai, reconnaître que le public sait parfaitement
apprécier les avantages de la surveillance sanitaire des habitations
et qu'il n'est pas nécessaire, dans la plupart des cas, de faire
usage des pénalités inscrites dans les lois. La pénalité la plus
efficace n'est-elle pas l'exécution d'office des travaux prescrits,
et aux frais des contrevenants, en cas de mauvais vouloir mani-
feste ? Mais il est tout aussi nécessaire d'obtenir une procédure
plus rapide dans toutes les affaires litigieuses : tels procès se

prolongent au détriment de la salubrité pendant plusieurs années, jusqu'à sept ou huit ans ; lorsque le conseil de préfecture a ordonné une enquête, la procédure devient alors parfois inextricable et souvent, lorsqu'une décision intervient, elle n'est plus susceptible d'être appliquée.

« Tels sont, au point de vue des épidémies et des maladies transmissibles humaines, les points principaux de la législation sanitaire française, tant en ce qui concerne leur prophylaxie que l'assainissement des milieux où elles se produisent. Nous en tenant à ce point limité, nous voyons que cette législation est à la fois trop générale, trop large et trop étroite : trop générale et trop large, car elle ne définit pas les pouvoirs de l'administration et laisse croire qu'en théorie elle lui en accorde de considérables, absolus, dictatoriaux ; trop étroite, puisque, dans la pratique, ces pouvoirs sont le plus souvent sans effet en raison des entraves dont ils sont entourés. Les pouvoirs publics ont le droit d'ordonner toutes les mesures d'hygiène prophylactique, mais ils sont tenus de n'en pas spécifier les moyens d'exécution, et les dépenses, même les plus urgentes, ne peuvent être effectuées sans des retards quelquefois considérables ; ils peuvent en principe assurer l'assainissement, mais après des formalités sans nombre et sans règles précises.

« Aussi la nécessité d'une revision de notre législation sanitaire se fait-elle impérieusement sentir, en raison surtout des progrès si considérables que l'hygiène prophylactique a fait dans ces dernières années. Il convient que la salubrité devienne une réalité et soit facilitée et non entravée par la loi ; il faut que la prophylaxie suive de près l'information de la maladie. Sans apporter à la législation actuelle des modifications par trop profondes, l'intérêt public exige que les dépenses sanitaires soient comprises parmi les dépenses obligatoires, que la déclaration des cas de maladies transmissibles, nettement spécifiées, soit régulièrement faite par toutes les personnes qui en ont connaissance, y compris le médecin. D'autre part, la loi doit indiquer, parmi les mesures à prendre en matière de salubrité des habitations, celles qui sont urgentes et celles qui peuvent être différées. Dans le premier cas, alors que l'urgence a été déclarée par une délibération expresse du conseil ou de la commission compétente, c'est-à-dire en cas d'épidémie, d'inondation, d'incendie ou d'autres dangers publics, et lorsque la salubrité immédiate de l'habitation est intéressée, les mesures de première nécessité ne doivent souffrir aucune lenteur. L'autorité, qui en pareil cas encourt toute responsabilité légale, doit être mise immédiatement en demeure d'agir et les représentants de l'État, c'est-à-dire les préfets et en cas de besoin, le ministre, doivent être aussitôt mis à même de surveiller, à tous les degrés de leurs hiérarchies respectives et conformément aux prescriptions légales, l'exécution des mesures prescrites. Dans tous les autres cas, il n'y aurait aucun inconvénient à accorder les délais nécessaires pour procéder à des examens contradictoires et porter les affaires devant la juridiction administrative et judiciaire suivant les cas, mais non sans que cette juridiction ait pris l'avis du conseil ou de la commission dont la délibération est l'objet d'un recours.

« Nous avons la ferme conviction, basée en particulier sur les résultats obtenus par les législations étrangères qui comprennent ces dispositions, qu'elles suffiraient à éveiller dans l'esprit public le réel désir d'aider les pouvoirs publics dans la tâche qui leur incombe de maintenir et de préserver la santé publique. C'est là une œuvre pour laquelle une confiance réciproque s'impose et grâce à laquelle le médecin, plus que tout autre, est appelé à acquérir la considération de ses concitoyens et la satisfaction du devoir accompli. »

Je remercie, en votre nom, M. A.-J. Martin de l'exposé si clair, si lucide et si intéressant qu'il vient de faire de la législation de l'hygiène prophylactique. Cet exposé nous montre combien nous sommes souvent désarmés en présence des épidémics menaçantes et combien il est nécessaire d'apporter sur ce point de sérieuses et urgentes réformes.

Je termine ici ces conférences ; j'espère vous avoir montré l'importance de ce sujet et surtout la direction nouvelle que les recherches bactériologiques d'une part, et chimiques de l'autre, ont imprimées à cette hygiène prophylactique. Basée désormais sur des données scientifiques indiscutables, objet de travaux incessants, l'hygiène prophylactique ne peut que voir grandir son domaine et j'ai tenu, dès aujourd'hui, à vous montrer quelle part considérable lui revient dans la pratique médicale journalière et, en agissant ainsi, j'ai cru faire œuvre utile et profitable.

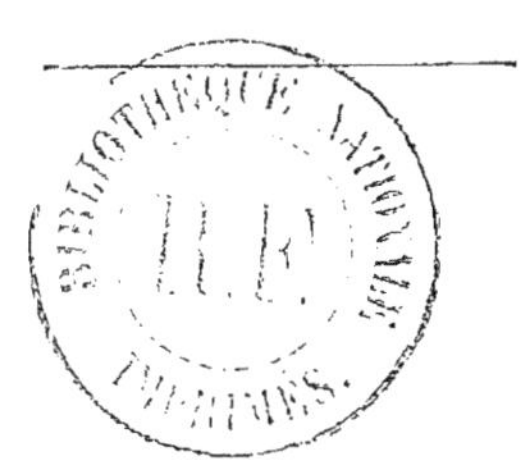

BIBLIOTHÈQUE NATIONALE

TABLE DES MATIÈRES

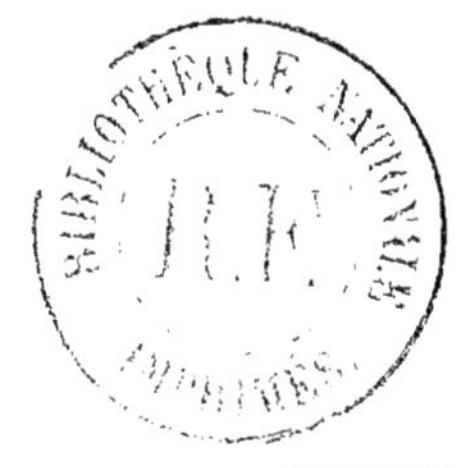

BIBLIOTHÈQUE NATIONALE
R. F.
IMPRIMÉS

A LA MÊME LIBRAIRIE

DICTIONNAIRE DE THÉRAPEUTIQUE

De matière médicale, de pharmacologie, de toxicologie

ET DES EAUX MINÉRALES

PAR

Le Dr DUJARDIN-BEAUMETZ

Membre de l'Académie de médecine et du Conseil d'hygiène
et de salubrité de la Seine, médecin de l'hôpital Cochin

AVEC LA COLLABORATION DE

MM. BARDET, DEBIERRE, ÉGASSE, HÉTET ET MACQUARIE

L'OUVRAGE EST MAINTENANT COMPLET

Quatre forts volumes in-4° de 900 pages chacun, imprimé
à deux colonnes, avec 800 figures dans le texte.

Prix : broché, **100 fr.**; relié maroquin tranches peignes, **120 fr.**

Le *Dictionnaire de Thérapeutique* est terminé et un addenda placé dans le dernier fascicule met cet ouvrage au courant des progrès que la Thérapeutique a faits pendant le cours de sa publication. C'est donc une œuvre que l'on peut considérer comme complète au moment de son apparition.

Comme le dit fort justement M. Dujardin-Beaumetz dans son introduction, ce *Dictionnaire* a pour but « d'inventorier à nouveau les nombreux agents médicamenteux qui constituent à votre époque l'arsenal thérapeutique ». Les progrès incessants de la Thérapeutique, progrès tels qu'ils créent pour ainsi dire chaque jour de nouveaux médicaments, rendaient ce classement et cet inventaire absolument indispensables, et c'était faire œuvre utile pour le praticien que de réunir sous la forme d'un dictionnaire tous les éléments de la matière médicale ; nul n'était plus à même que le savant médecin de l'hôpital Cochin pour mener à bien un pareil travail.

On trouvera dans tous les articles de ce *Dictionnaire* la clarté d'exposition et la méthode qui ont fait le succès des œuvres de M. Dujardin-Beaumetz et qui font de ce monument élevé à la Thérapeutique un ouvrage éminemment pratique. La partie des eaux minérales a été traitée avec un grand développement et de telle sorte que non seulement les eaux minérales de notre pays y sont étudiées avec tout le soin qu'elles comportent, mais encore presque toutes les eaux minérales étrangères.

En résumé, cet ouvrage, par les services qu'il est appelé à rendre, doit désormais faire partie de la bibliothèque de tout médecin soucieux de se tenir au courant de la science et de la pratique de son art.

ANNUAIRE DE THÉRAPEUTIQUE

PREMIÈRE ANNÉE. — 1888

Précédé d'une introduction sur les progrès de la thérapeutique en 1888

Par le Dr DUJARDIN-BEAUMETZ

Un volume in-18 cartonné de 400 pages. Prix : **2 francs.**

PARIS. — TYPOGRAPHIE A. HENNUYER, RUE DARCET, 7.

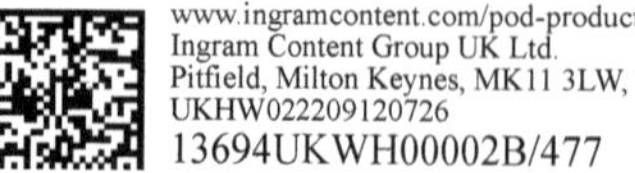
www.ingramcontent.com/pod-product-compliance
Ingram Content Group UK Ltd.
Pitfield, Milton Keynes, MK11 3LW, UK
UKHW022209120726
13694UKWH00002B/477

9 782013 720427